비만의 종말

비만의 종말

어느 비만수술 전문의사의 고백

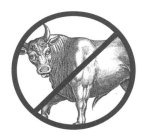

가쓰 데이비스 지음 | 김진영 · 강신원 번역

사이몬북스

비만의 종말
어느 비만수술 전문의사의 고백

초판 1쇄 발행 2021년 4월 15일

지은이 가쓰 데이비스
옮긴이 김진영, 강신원
디자인 책만드는사람(010-5526-0928)
교정 김우현(010-4356-5100)
인쇄 더블비
유통 협진출판물류
펴낸곳 사이몬북스
펴낸이 강신원
출판등록 2006년 5월 9일 제16-3895호
주소 서울시 마포구 월드컵북로1길 26-13, g하우스 202호
전화 02-337-6389
팩스 02-325-7282
이메일 simonbooks@naver.com
등록번호 ISBN 979-11-87330-19-6 13510

* 잘못된 책은 구입처에서 바꾸어 드립니다.
* 값은 뒤표지에 있습니다.

"나는 수년 전부터

이 책의 국내 출판을

손꼽아 기다렸다."

– 이의철(직업환경의학 전문의, 〈조금씩 천천히 자연식물식〉 저자, 베지닥터 사무국장)

〈비만의 종말〉은 탄수화물도 지방도 아닌, 현대 영양학의 절대 선(善), 단백질이 비만과 수많은 만성질환의 원인이라는 사실을 본인의 경험과 다양한 연구결과들을 근거로 설명하는 책이다. 이 책의 영어 제목 'Proteinaholic'은 단백질 중독에서 헤어나지 못한 채 다양한 만성질환에 허덕이는 현대 서구사회에 대한 탁월한 표현이다. 그래서 나는 수년 전부터 이 책의 국내 출간을 손꼽아 기다려왔다.

저자 가쓰 데이비스Garth Davis는 의료전문가로서의 자긍심과 환자에 대한 사랑이 넘치는 의사임에 틀림이 없다. 고된 의대생과 외과 레지던트 시절을 보내고, 2000년대 초반 이제 막 주목받기 시작한 비만수술로 부와 명예를 거머쥐기 시작한 전도유망한 35세의 비만수술 전문의가 자신의 전공인 비만수술을 포기하고, 자연식물식Whole food, plant-based diet으로 비만을 치료하기 시작했다면, 이를 어떻게 이해할 수 있 겠는가? 동종 업계에 종사하는 사람으로서 환자에 대한 사랑, 전문가 로서의 자긍심, 그리고 경제적 이득을 포기하더라도 결코 외면할 수 없는 진실을 알게 되었다는 것 말고는 달리 이런 결단을 이해할 수 없다.

저자는 자연식물식을 실천하기 전, 자신의 건강상태와 진료행태, 그리고 관행적인 치료의 초라한 결과에 대해 아주 솔직하게 고백한 다. 비만수술 전문가였음에도 비만의 원인에 대해 제대로 이해를 하 지 못했고, 탄수화물을 줄이고, 닭가슴살과 계란, 단백질 파우더를 챙 겨 먹으라는 잘못된 권고를 했고, 그 결과 자신의 건강이 악화됐고, 환자들 또한 모두 일시적인 체중감량 후 다시 예전의 체중으로 되돌 아가거나 예전보다 체중이 더 증가했다. 심지어 위를 졸라매거나 잘 라내는 극단적인 수술을 하더라도 1~2년 후엔 다시 체중이 증가했 다. 이것이 현재 유행하고 있는 영양학, 의학, 비만의학의 실상이다. 하지만 저자는 아무리 달콤한 경제적 보상이 있더라도, 도저히 이런 암담한 관행을 자신의 이름으로 실행할 수는 없었다. 그리고 현대 만 성질환의 핵심 원인 중 하나인 단백질, 동물성 단백질의 본질을 깨닫 고, 그 과정을 이 책에 기록했다. 그 결과 그는 날씬한 몸과, 철인3종 경기를 치를 수 있을 정도의 운동능력과 넘치는 에너지를 얻게 되었 고, 환자들에게 영구적인 건강을 안내할 수 있게 되었다.

이 책이 다른 어떤 건강 관련 책보다 의미 있는 것은, 현대 영양학과 의학이 추앙해 마지않는 동물성 단백질이 현대인들이 겪고 있는 건강문제들의 핵심 원인이라고 강도 높게 비판하고 있다는 것이다. 저자는 1950년대 이전의 미국과 현재를 비교하면서 동물성 단백질 증가가 건강악화의 주범이라고 지적한다. 동물성 단백질이 설탕보다 더 많은 인슐린을 분비시켜 당뇨병을 유발하고, 붉은 육류의 장점으로 꼽히는 헴철이 체내 염증을 증가시켜 심혈관질환 및 다양한 염증성 질환을 유발한다는 사실은 동물성 단백질이 인간의 건강에 미치는 수많은 해악의 일부일 뿐이다.

나는 매일 닭가슴살, 달걀, 단백질 파우더로 단기적으로 체중을 감량하고, 콜레스테롤과 혈압, 혈당, 요산 수치가 치솟은 사람들을 만나고 있다. 저탄고지 다이어트, 케톤다이어트 등이 유행하고, 서점가에 관련 책들이 넘쳐나면서 이런 환자들이 점점 더 늘어나고 있다. 만약 다이어트를 하며 체중이 감소했지만, 건강검진 결과나 컨디션이 만족스럽지 않은 사람들이라면, 이 책 〈비만의 종말〉을 강력 추천한다. 물론 다이어트를 고민 중인 사람들에게도 강력 추천한다. 일시적 체중감량이 아닌, 영구적으로 날씬한 몸매와 건강을 얻게 될 것이다.

세상을 놀라게 한 명품 다큐 〈왓더헬스〉What The Health에서 목소리를 높이던 패기
만만한 의사가 걸작을 탄생시켰다. 〈비만의 종말〉은 현장에서 직접 겪은 자신의
경험과 방대한 자료를 바탕으로 초등학생도 이해할 수 있도록 쉽게 풀어쓴 이
시대의 필독서다. 상업자본주의 광고와 홍보에 속지 마시라. 동물성 단백질이 어
떻게 인간을 죽이는지, 그리고 채식(자연식물식)이 어떻게 비만과 질병에서 인
간을 구원하는지 깨닫게 될 것이다.

— 존 맥두걸 박사John A. Macdougall, 전 클린턴 대통령 주치의, 〈어느 채식의사의 고백〉,

〈맥두걸 박사의 자연식물식〉 저자

내가 배스킨라빈스의 후계자를 포기하고 섬에 가서 살았던 것처럼, 그는 돈을
포기하고 양심을 선택했다. 비만과 질병은 약물과 수술이 아니라 음식으로 치료
된다는 사실을 체험으로 깨달았기 때문이다. 이 책은 그의 생생한 체험담과 치
밀한 논리로 구성된 역작이다. 아무도 이 젊고 패기만만한 의사에 대적하지 못
할 것이다. 그의 의견에 반대하기에는 그의 증거가 너무도 확연하고 그의 체험
은 너무도 명징하다.

— 존 로빈스John Robins, 배스킨 라빈스 후계자, 〈음식혁명〉 저자

나는 〈지방의 범인〉에서 세상의 모든 비만과 질병은 지방으로부터 나온다고 갈

파한 바 있다. 모든 육류는 단백질과 지방의 결합물이다. 나는 지방을 통해서, 그는 단백질을 통해서 육류가 어떻게 인간을 파괴하는지 보여주었다. 또한 채식이 어떻게 살을 빼고 질병을 이겨내게 하는지 구체적으로 보여주었다. 가쓰 박사는 나의 친구이자 '젊은 스승'이다. 생생한 체험과 반박할 수 없는 논리에 경의를 표한다.

— 콜드웰 에셀스틴 박사 Caldwell B. Esselstyn, **전 클린턴 대통령 자문의,**
벤자민 스피크 어워드 최초의 수상자, 〈지방이 범인〉 저자

그는 충격적인 다큐멘터리 〈왓더헬스〉What The Health에서 행동대장을 맡았었다. 그가 왜 그렇게 목소리를 높였는지, 그가 왜 돈 버는 의사를 포기했는지 〈비만의 종말〉에서 확인할 수 있다. 그는 상업자본주의에 정면으로 도전하는 성난 황소와 같다. 이 책은 〈왓더헬스〉의 속편으로 전혀 손색이 없다.

— 뉴욕 타임즈 The New York Times

그는 의료계의 내부고발자다. 위수술을 받은 환자들은 모두 더 살이 쪄서 돌아왔기 때문이다. 약물과 수술은 왜 인간을 구원하지 못할까? 채식은 어떻게 인류를 구원할까? 논리로 무장하고 체험으로 완성했기에 반박하기 힘든 책이다. 왜 그가 돈 버는 의사를 포기했는지, 이 시대 또 한 명 양심의사의 말에 귀 기울여보자.

— 워싱턴 타임즈 The Washington Times

직접 비만수술을 집도한 현장의사가 자신을 부정하고 의료계를 반박하는 책을 쓰는 일은 쉽지 않다. 그는 스스로 내부고발자가 되어 과거의 자신을 부정하고 새로운 길을 의연하게 걸어간다. 왜 그런 선택을 한 것일까? 현장을 반성하고 방대한 자료를 섭렵한 후 변화한 그의 여정은 참으로 감명 깊다.

— 퍼블리셔 위클리 Publishers Weekly

차
례

PROTEINAHOLIC

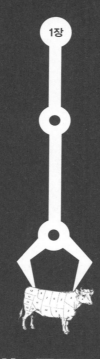

1장

나는 뚱뚱하고
늙어 보이는 의사였다

"나는 35살의 이른 나이에 비만수술의 전문가가 되었다. 많은 돈을 벌고 있었고 성공에 대한 성취감에 한 껏 고무되어 있었다. 나는 이것이 얼마나 미친 짓인지 그때는 알지 못했다. 위수술을 받은 사람들은 거의 대부분 1~2년 후에 몸무게가 원래대로 복귀되어 나를 찾아왔다. 수술 전보다 더 체중을 늘려 찾아오는 환자도 다반사였다."

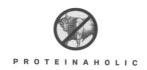

PROTEINAHOLIC

나는 거울에 비친 내 모습이 마음에 들지 않았다. 볼은 빵빵했고 몸은 둔해 보였고 뱃살은 출렁거렸다. 나는 그때 고작 35살이었는데 폭삭 늙어 보였다. 얼굴 살은 늘어져 있었고 눈에는 다크서클이 깊게 드리워져 있었다. 얼굴은 아침에 겨우 잠에서 깬 사람처럼 피곤에 절어서 의욕이 하나도 없어 보였다. 나는 외과의사였다. 그것도 비만수술 전문의였다. 그러나 내 몸은 전혀 날씬하지도 않았고 심지어 건강해 보이지도 않았다. 나는 내 몸이 느끼는 그대로였다. 뚱뚱하고 늙어 보이는 젊은 의사….

이해가 가지 않았다. 나는 특별히 건강하지는 않아도 최소한 정상이라고 생각했다. 또한 내가 아는 모든 의사들이 건강하다고 생각했던 음식습관을 가졌었다. 매일 아침 달걀과 베이컨을 먹었다. 점심에는 더블 치즈버거나 빵 사이에 두꺼운 고기가 들어있는 칠면조 샌드위치를 먹었다. 저녁에는 스테이크나 바비큐나 스파게티나 미트볼을 먹었다. 단백질이 풍부한 식단이었다. 단백질이 매우 매우 풍부했다.

나는 환자들에게도 그렇게 먹으라고 권장했고 환자들은 그대로 따랐다. 사실 일부 의욕이 넘치는 환자들은 권장량보다 더 많이 먹었다. 그리고 운동도 권장했는데 실제로 실천한 환자는 거의 없었다. 나 역시 운동을 하지 않았다. 너무 피곤하고 지쳐서 몸을 움직일 수조차도 없었기 때문이다.

나는 신문사 기자들을 멋있게 속였다

그러다가 휴스턴 크로니클Houston Chronicle의 어느 신문사 때문에 내 실체가 밝혀질 위기에 놓였다. 그 신문사에서 건강잡지의 표지 인물이 되어 달라고 연락이 온 것이다. 내가 비만수술 및 체중감량 전문의사라서 건강과 다이어트에 대해 잘 알 거라고 생각한 것 같았다. 편집자가 나에게 건강과 다이어트를 위해 무엇을 하고 있는지 물었을 때 나는 당황해서 '라이스 대학교Rice University 운동장에 있는 계단을 뛰어다닌다'고 대답해버렸다. 사실 내가 말하려던 것은 '옛날에는 가끔씩 계단을 뛰어다녔습니다'였다. "계단을 뛰어다닌다고요?" 기자가 물었다. "아주 좋습니다. 그럼 사진촬영을 준비하죠!"

아뿔싸! 나는 바로 실전에 돌입해야 했다. 나는 새로 구입한 조깅

복을 입고 촬영장에 나타나서 밑도 끝도 없이 계단을 뛰어다녔다. 얼마나 열심히 뛰었는지 뛸 때마다 아드레날린Adrenaline이 분출하는 것 같았다. 카메라가 찰칵거리는 소리가 들리면 더 오버해서 뛰었다. 그런데 갑자기 다리가 심하게 떨리면서 그냥 서 있을 수도 없는 상태가 되었다. 아침에 먹었던 달걀과 베이컨이 밖으로 쏟아져 나올 것같이 속이 메스꺼웠다. "저기요, 환자 스케줄 때문에 이제 병원에 가봐야 할 것 같습니다." 나는 겨우 몸을 추스르며 말했다. "잠깐만요, 표지 사진 한 장만 더 찍고요." 사진작가가 말했다.

나는 포즈를 취했다. 다리 한쪽은 계단에 올려놓고 머리를 높게 들었다. 가슴은 한껏 내밀고 사악한 전사(戰士)의 미소를 지으면서 말이다. 지금 그 사진을 보면 웃음이 터져 나온다. 실제로 건장한 전사처럼 보이기 때문이다. 나는 겨우 사진촬영을 끝내고 그들과 악수를 했고 최대한 태연한 척하면서 가까운 화장실로 재빨리 걸어 들어갔다. 화장실 첫 번째 칸으로 돌진했고 욱신욱신 쑤시는 배 속에서 모든 단백질을 토해 냈다.

나는 신문사 사람들을 속였다. 나 자신이 완전히 위선자처럼 느껴졌다. 나는 늘 컨디션이 안 좋다는 사실을 알고 있었다. 환자들이 앓고 있는 고혈압과 심장병과 당뇨병과 같은 만성질환에 심각하게 노출되어 있다는 사실을 알고 있었다. 나 자신도 잘 관리하지 못하면서 누구한테 조언을 하겠는가? 물론 그저 기술자로서 기계처럼 비만수술을 계속할 수도 있었고 체중감량에 대한 조언을 할 수도 있었다.

그러나 비만과 질병에 찌든 나 자신이 형편없이 무능하게 느껴졌다. 나는 환자들이 살을 빼도록 도와주는 것뿐만 아니라 그들이 건강해지도록 돕고 싶었다.

나는 내가 배운 모든 것들에 대해 의문을 품기 시작했다. 나는 의대에서 '질병은 인간에게 불가피한 숙명'이라고 배웠다. 인간이란 심장병과 당뇨병과 암과 알츠하이머병 같은 만성질환에 걸릴 수밖에 없는 '필연적인 존재'로 알고 있었다. 우리가 질병을 막기 위해 할 수 있는 일은 별로 없었다. 그저 약을 복용하는 것이 전부였다. 만일 약에 부작용이 생기면 또 다른 약으로 치료했다. 물론 수술도 한 가지 방법이었다. 내가 의대에 갓 입학했을 때에는 비만수술이 그리 흔하지 않았지만, 나는 그때 35살의 이른 나이에 이 분야의 전문가가 되어 있었다.

많은 돈을 벌고 있었고 성공에 대한 성취감에 한껏 고무되어 있었다. 나는 이것이 얼마나 미친 짓인지 그때는 알지 못했다. 환자의 위를 절제하거나(위절제술) 위의 윗부분에 밴드를 두르거나(위밴드술) 음식물이 위를 통과하지 못하게 하거나(위우회술) 하는 것들을 가장 먼저 해야 한다고 환자들을 설득했다. 그러나 그들은 거의 대부분 1~2년 후에 몸무게가 원래대로 복귀되어 다시 나를 찾아왔다. 수술 전보다 더 체중을 늘려 찾아오는 환자도 다반사였다. 나는 더 나은 수술법이 곧 개발될 것이라고 스스로 합리화했다. 위우회술을 받은 그 부위에 다시 밴드를 두르는 수술법도 막 등장하기 시작했다.

나는 인간의 몸을 '비싸지만 신뢰할 수 없는 자동차'라고 생각했었다. 고장이 잘 나고 그때마다 수리가 필요한 자동차라고 생각했다. 나는 그저 질병을 치료하는 데 전념했다. 약을 먹고 병원에서 치료받는 행위가 '도둑이 들어왔는데 시끄럽다고 경고음 스위치를 끄고 다시 잠에 드는 행위'라는 사실을 나는 그때 몰랐다. 당연히 질병을 미리 예방해야 한다는 생각도 해본 적이 없었다.

환자들도 나와 똑같았다. 내가 환자들에게 심각한 질환, 즉 당뇨나 심장병에 걸렸다고 말하면 환자들은 대부분 체념하는 표정을 지었다. 언젠가는 이럴 줄 알았다는 표정이었다. 내가 건강할 거라고는 기대하지도 않았어요. 언젠가 이런 통보를 받을 줄 알았어요…. 환자들의 고통이 나의 고통으로 받아들여지면서 나는 의문이 들기 시작했다. 인간의 몸은 원래 그리 허술한 것일까? 야생동물은 저리 팔팔하고 질병과 비만이 없는데, 왜 우리 인간은 평생을 골골대면서 사는 것일까? 우리의 치솟는 혈당과 막힌 동맥은 당연한 것일까? 왜 우리 미국은 지구상의 가장 뚱뚱한 나라여야만 하는 것일까? 왜 우리 미국인은 지구상에서 가장 의료비를 많이 지출하면서도 가장 질병으로 고통받는 사람이 된 것일까? 분명히 다른 방법이 있을 것이다.

그날 이후로 나는 결심했다. 이대로 둘 수는 없다. 나는 더 이상 건강관리는 철저히 무시한 채 '질병치료'에만 전념하지는 않을 것이다. 나는 더 이상 고통받는 환자들에게 무리한 요구를 하지 않을 것이다. 나는 서양의학이 저지른 실수를 만회하고 싶었다. 나는 우리를 튼튼하고 활기차고 건강하게 해주는 비법을 찾아내고 싶었다.

이 임무를 위해 나는 세계 도처에 있는 과학문헌을 샅샅이 뒤지기 시작했다. 나는 비만과 심장병과 당뇨병과 암과 같은 전형적인 서구 사회의 질병이 발생하지 않는 문화를 연구하기 시작했다. 나는 그들이 매일 어떤 음식을 먹는지, 그리고 그들이 왜 건강한지 이유를 알아내고 싶었다. 그들은 분명히 우리가 모르는 것을 알고 있었다. 그것이 무엇인지 알아내야 한다.

나는 전혀 다른 음식습관을 찾고 싶었을 뿐이었다. 또 다른 제3의 다이어트비법을 원하지 않았다는 말이다. 사람들은 황제 다이어트, 구석기 다이어트, 저탄고지 다이어트 등 수없이 많은 다이어트를 시도했지만 모두 실패했다. 물론 몇 명은 첫 달에 몇kg 정도 살을 빼기도 했을 것이다. 또한 6개월 동안 10~20kg 살을 뺀 사람도 있을 것이다. 그러나 대부분은 1년 안에 체중이 원상 복귀되어 다시 나를 찾아왔다. 오히려 처음보다 체중이 더 늘어난 환자도 많았다. 엄청난 비용을 들여 위수술을 받은 환자들도 체중이 원래대로 돌아왔거나 더 불어서 찾아왔다. 이것은 절대로 일어나서는 안 되는 일이었다.

그렇다. 더 이상의 다이어트는 없다. 끼니때마다 칼로리를 계산하거나, 음식의 유혹에 저항하는 따위의 긴급처방으로는 해결이 안 된다. 그 대신 건강한 음식습관을 배워야 했다. 나는 서양의학의 창시자인 히포크라테스의 지혜를 따르고 싶었다. "음식이 약이 되게 하고 약이 음식이 되게 하라." 히포크라테스는 이미 2,500년 전에 이렇게 말했다. 나는 그때부터 하얀 가운의 권위를 벗어던지고 다른 사람들의 말에 귀 기울이기 시작했다. 나는 그때부터 비과학적이라고 냉담했던 현자(賢者)들과 선인(仙人)들의 가르침에 가까이 다가가기 시작했다.

어느 따뜻한 햇살이 내리쬐는 오후에 나는 이런 결심을 했다. 그리고 그 결심이 실천으로 이어져 마침내 이 책이 탄생하게 된 것이다. 나는 신선한 과일과 채소와 통곡물을 먹으면 비만도 질병도 없다는 현자들과 선인들의 가르침에 따랐을 뿐이다. 가장 먼저 살이 빠지기 시작했다. 지방은 근육으로 바뀌었고 무기력함은 에너지로 대체되었다. 나는 이제 넘쳐나는 에너지를 감당할 수 없어서 마라톤을 하고 있으며 철인3종경기Triathlon에 도전하고 있다. 나는 더 이상 배고프지도 않고 질병도 사라졌다. 건강검진 결과의 모든 수치도 거의 완벽해졌다. 불과 몇 달 만에 일어난 일이다. 나는 지금 거짓말을 하고 있는 것이 아니다.

더 중요한 것은 나와 함께 실천한 환자들 모두 똑같은 결과를 갖게 되었다는 엄연한 사실이다. 채식(자연식물식)에 도전하기로 동의한 환자들은 위수술을 받지 않게 되었다. 그들은 다른 어떤 노력도 없이 순전히 음식으로만 몸을 바꾸었다. 그들은 칼로리를 계산하지 않았고 먹는 것을 제한하지 않았지만 배고픔을 거의 느끼지 않았다. 그들 역시 건강수치가 매우 양호하고 에너지가 넘친다. 이전에 위수술을 받은 후 음식을 바꾼 환자들 역시, 체중과 건강 모든 면에 있어서 기대치를 훨씬 능가하고 있다. 나는 예전처럼 돈을 많이 벌지는 못하게 됐지만 자존감을 회복했다. 나는 '질병을 치료하는 진정한 의사'가 된 것이다.

나는 지금 나 자신의 경험만을 얘기하고 있는 것이 아니다. 또한 나는 지금 내가 경험한 환자들만의 이야기를 하고 있는 것이 아니다. 이제 미국을 비롯한 서양국가들, 그리고 중국과 일본과 한국과 같은 나라들도 단백질 중독자들의 나라가 되었다. 그들은 모두 수없이 많은 다이어트를 경험했고 수없이 많은 금액을 병원에 지불했는데도 말이다. 어찌된 일인가?

아버지처럼 멋진 의사가 되고 싶었다

어떤 아이들은 아빠와 공던지기를 하고 논다. 나는 어렸을 때 아버지와 함께 병원에서 회진을 돌았다. 당연히 나의 장래희망은 처음부터 의사였다. 내 친구들은 아직도 고등학교 때 일화를 얘기하면서 나를 놀린다. 나는 미식축구팀에 속해 있었는데 상대편 수비수의 화려한 태클에 걸려 넘어져서 그대로 바닥에 뻗어버렸다. 비틀거리고 어지러운 와중에 내 입 밖으로 나온 첫마디는 '이래도 내가 의사가 될 수 있을까?'였다.

내가 왜 그렇게 의사가 되려고 했는지 많은 생각을 해보았다. 분명히 아버지의 영향이 컸다. 아버지를 꼭 닮고 싶었던 것은 아니지만, 아버지가 그랬듯이 확고한 목적이 있는 일을 하고 싶었다. 내 친구들의 아버지들과는 달리, 내 아버지는 출근해서 월급이 나오기만을 기다리는 사람이 아니었다. 아버지는 매일 임무를 가지고 출근했고 오후 5시에 바로 퇴근하지도 않았다. 항상 병원에 가서 환자의 상태를 확인하거나 병원에 전화를 걸어 환자의 수술 후 최근 상태를 확인했다. 아버지의 직업은 분명히 특별했고 매력적으로 느껴졌다. 그것은 직업이 아니라 타인에 대한 헌신으로 보였다.

그래서 나는 의대에 진학했고 세포생물학과 유기화학과 생리학 등의 커리큘럼에 등록했다. 그때는 깨닫지 못했지만 한 가지 빠진 것이 바로 영양학이었다. 내가 대학에서 '음식이 인체에 미치는 영향'을 연구하는 데 투자한 시간이 얼마인지 짐작하시는가? 총 1시간이다. 이 60분 동안 '어떤 음식이 몸을 건강하게 하고 어떤 음식이 몸을 아프게 하는지'에 대해 배웠다고 생각하시는가? 전혀 그렇지 않다. 우리가 영양학 수업 1시간 동안 배운 것은 너무 아파서 혼자서는 먹을 수 없는 환자에게 정맥주사를 투여하는 방법뿐이었다. 인간이 어떤 종류의 음식을 먹어야 건강한지에 대해서는 배우지 못했다. 배운 것이 제로라는 말이다. 방송에 나와 '이런 음식을 먹어야 살이 빠진다'고 말하는 의사 또한 당연히 그것에 대해 배운 적이 거의 없다.

나는 마침내 석사학위를 받게 되었다. 그것은 평생 잊지 못할 뿌듯한 순간이었다. 우리는 모두 '환자에게 절대로 해가 되는 행동을 해서는 안 된다'는 서약을 했다. 그러나 세월이 흘러 나는 이 서약이 계속 떠올라 괴로웠다. 우리는 환자들에게 계속해서 '단백질, 단백질,

더 많은 단백질'을 먹으라고 조언하는 범죄를 저질렀다. 그 때문에 얼마나 많은 사람들이 비만과 고혈압과 심장병과 암에 걸리게 되었는지 나는 알 수가 없다. 영양학에 대해 단 한 가지도 배우지 않은 사람들에게 무엇을 기대할 수 있었겠는가?

저탄고지에 빠졌던 의대생 시절

그렇다고 내가 다이어트의 문외한은 아니었다. 어렸을 때는 나도 시리얼이나 사탕과 같은 공장음식을 자주 먹었지만 20대가 되면서 이런 음식들을 확연히 줄였다. 설탕과 정제탄수화물이 해롭다는 것은 일반적인 상식이었다. 다이어트 중인 다른 모든 사람들과 마찬가지로 나 역시 그 유혹을 뿌리치려고 노력했다. 그나마 단백질을 마음껏 먹을 수 있었던 것은 다행이었다. 어쨌든 단백질은 다이어트 식품이지 않은가?

레지던트가 되었을 무렵 나는 이미 꽤 살이 찐 상태였다. 그러나 나는 저탄고지(탄수화물을 적게 먹고 지방을 많이 먹는) 식단이 문제가 될 거라고는 단 한 번도 생각해본 적이 없었다. 다행스럽게도 우리 의사들은 모든 유니폼 중에서 가장 편한 수술복 차림으로 살았다. 우리 병원 안에 있는 햄버거점에서 편리하게 음식을 먹을 수 있었던 것도 행운이었다. 우리 병원은 패스트푸드 음식 때문에 생긴 비만과 질병을 치료하는 것으로 유명했다.

그런데 햄버거점이 병원 1층에 버젓이 자리 잡고 있다니 참으로 아이러니하지 않을 수 없었다. 환자들이 심장전문의들을 만나기 전에 베이컨 치즈버거를 사려고 줄 서서 기다리는 모습을 매일 볼 수 있었다. 그러나 그 당시 나는 이처럼 아이러니한 상황을 전혀 느끼지 못했다. 그저 나 자신이 열심히 일하고 있다는 사실이 중요했다. 그리고 계속 일하기 위해서 맛있고 따뜻한 음식이 필요했을 뿐이었다. 물론 나는 살이 더 쪘다. 그러나 그건 나 혼자만이 아니었다. 대학에 입학할 때 우리는 'Freshman Fifteen'으로 불렸다. 대학 신입생들의 몸무게가 15파운드, 그러니까 약 7kg 증가한다는 의미였다. 그런데 그 후 우리는 'Intern Thirty'라고 불렸다. 병원 인턴의 몸무게가 30파운드, 약 14kg 증가한다는 의미다. 우리는 펑퍼짐한 하얀 가운에 감사를 표했을 뿐이다.

그래서 우리는 모두 다이어트를 시작했다. 그러나 건강을 위해서가 아니었다. 우리는 비만과 콜레스테롤이 심장병과 뇌졸중을 일으킨다는 사실을 누구보다 잘 알고 있었다. 우리는 다만 데이트를 하거나 해변에 놀러 가려고 다이어트를 하고 싶을 뿐이었다. 우리는 수술복도 우릴 구제해줄 수 없는 것 같다고 느꼈고 앳킨스 박사님^{Dr. Atkins}에게 도움을 요청했다.

그렇다. 탄수화물을 멀리하고 지방과 단백질을 마음껏 먹는 앳킨스 다이어트^{Atkins Diet} 말이다. 유명 햄버거집이 바로 병원 안에 있는데 앳킨스는 안 될 이유가 있겠는가? 황제 다이어트라고 불리는 앳킨스 다이어트는 그 당시 크게 유행하던 다이어트였다. 내 주변에는 즉각적인 체중감량과 베이컨을 무제한 먹을 수 있다는 사실 때문에 이 다이어트를 극찬하는 친구가 여러 명 있었다. 그러나 두통과 변비와 입 냄새에 대해 얘기하는 친구는 없었다. 이러한 증상들을 경험하긴 했지만 비밀에 부친 것이다.

채식(자연식물식)을 하는 레지던트는 단 한 명도 없었다. 우리 중 그 누구도 관심을 가지지 않았다. 우리는 모든 의학 데이터베이스에 접근할 수 있었고 연구 자료를 읽는 습관이 있었는데도 불구하고 그것을 쳐다보지도 않았다. 다이어트에 관한 지식에 있어서 우리는 환자들과 다를 바가 없었다. 당연히 나는 앳킨스 다이어트가 마음에 들었다. 적어도 처음에는 그랬다. 아침에는 달걀과 베이컨을 먹었고 점심에는 빵을 뺀 햄버거를 먹었으며 저녁엔 소고기나 스테이크를 구워 먹었다. 식사시간에 마음껏 고기축제를 벌였다. 이 축제를 어떻게 사랑하지 않을 수 있었겠는가? 내가 평생 먹던 식단과 다를 것도 없는데 말이다. 그것은 '고기 천국'이었다.

그런데 나는 몸이 아프기 시작했다. 아침에 일어나 화장실에 가지 않아도 되므로 몇 시간은 절약했으리라. 그러나 큰 대가를 치렀다. 나는 더 이상 버틸 수 없었다. 1달도 안 돼서 앳킨스를 포기할 수밖에 없었다. 친구들 대부분은 나보다 오래 버텼다. 몇몇 친구들은 6개월 만에 상당히 살을 빼기도 했다. 그러나 머지않아 모두 체중이 원상 복귀되었고 오히려 좀 더 증가한 경우도 있었다.

칼을 들고 수술실로 들어갔다

수술 실습을 하면서도 식이요법에 대한 나의 무지는 계속되었다. 나는 늘 먹던 대로 먹었고 음식을 질병과 연결시켜 생각해본 적이 없었다. 내 환자들의 오랜 병력에도 불구하고, 나는 그들이 어떤 음식을 먹었는지 단 한 번도 물어본 적이 없었다.

내가 조금만 관심을 가졌더라면 음식과 생활습관과 질병 사이의 연결고리가 어디에나 있음을 알았을 것이다. 나는 거의 매일 뚱뚱한 40대 여성 환자들의 쓸개(담낭)를 1개, 2개 또는 심지어 3개까지 제거했다. 하루 3명의 환자까지 수술했다는 말이다. 나는 쓸개 제거수술과 비만의 연관성에 대해서는 심각하게 고민하지 않았다. 나는 쓸개를 제거했고 환자가 완치되었다고 선언했다.

나는 또한 대장 조직이 부풀어서 튀어나오는 질병, 즉 게실을 제거하는 수술도 많이 했다. 나는 게실염Diverticular disease의 직접적인 원인이 섬유질 부족이라는 사실을 알지 못했다. 섬유질이 부족하면 제대로 대변을 볼 수 없다. 배설물이 결장(맹장과 직장 사이에 있는 대장의 한 부분)에 쌓여있을 때는 힘을 많이 줘야 배설물을 밀어낼 수 있다. 따라서 대장 벽에 가해지는 압력으로 인해 대장 벽이 망가져서 부풀어 오르거나 터지기도 한다.

게실염은 옛날부터 의사들이 식이요법을 권장하는 몇 안 되는 질병 중 하나다. 미국인은 평균적으로 매일 15g 미만의 섬유질을 소비하기 때문에 나는 '치료 표준'에 따라 환자들에게 25~30g의 섬유질을 섭취하라고 말했다. 이것은 아침에 약간의 딸기를 곁들인 식사, 점심에 통밀빵 샌드위치, 간식으로 아몬드를 곁들인 사과, 저녁에는 채소와 콩이 들어간 통밀 파스타를 먹으면 쉽게 얻을 수 있는 양이다. 그렇게 높은 목표는 아니지만 환자들의 입장에서는 쉽지 않은 도전이었을 것이다.

게실염 환자들에게 나는 신선한 과일과 채소와 각종 씨앗류와 통곡물 등 섬유질이 풍부한 음식이 적힌 종이를 건네주었다. 거의 예외 없이 환자들은 그 종이를 지갑에 구겨 넣거나 심지어 내 진료실에 놓고 갔다. '식이요법이라니, 이 의사가 제정신인가?' 그들의 멍한 시선은 내게 이렇게 말하는 듯했다. '그냥 약이나 주고 수술이나 해주지, 빨리 일하러 가야 하는데….'

나 또한 환자들의 반응에 개의치 않았다. 나는 환자들이 실제로 섬유질 섭취를 늘릴 것이라고 믿지 않았다. 나 자신도 그 방법이 변화를 일으킬 것이라고 확신하지 못했기 때문이었다. 환자들 또한 자기 몸에 대해 기본적으로 방관자였다. 나는 유방암 수술도 많이 해보았다. 지금은 음식습관이 유방암에 지대한 영향을 주는지 모두들 알고 있지만 그 당시에는 유방암이 단순히 '운이 없어서 걸리는 질병'이라고 생각하는 사람들이 대부분이었다.

한편 음식습관의 급격한 변화로 뚱뚱한 사람들이 많아지자 '비만 수술'이라는 새로운 영역이 등장했다. 외과의사들은 식이요법으로는 치솟는 비만을 막지 못하지만 수술은 성공할 것이라고 자신감을 보였다. 그것이 오만함이라는 것은 너무 많은 시간이 지난 후에 증명되었다.

환자들은 살이 빠졌고 나는 영웅이 되었다

솔직히 말하면 나도 처음에는 회의적이었다. 나는 수술이 비만을 치료할 수 있다고 믿지 않았다. 나 스스로도 굵은 허리선을 가지고 있었지만 나 또한 비만인들에 대해 편견을 가지고 있었다. 대부분의 사람들처럼 나 또한 과체중인 사람들은 의지력이 부족하다고 생각했다. 이러한 비만이 '단백질에 대한 상업자본주의의 왜곡된 선전선동'에서 비롯된 것이라면 상황은 더 슬퍼진다. 나아가서 의사들이 단백질에 대한 집착을 부채질하고 심지어 홍보까지 하게 되었다는 생각을 하면 상황은 완전히 비극적이 된다.

그러나 10년 전만 해도 나 역시 이런 사실들을 전혀 몰랐다. 의대 학과장이 이 흥미진진한 새로운 분야(비만수술 전문의사)에 도전해보자고 했을 때 나는 흔쾌히 동의했다. 초기에는 위 일부를 잘라낸 후 위를 작은 주머니로 만들어 장에 붙이는 것이 이 수술의 기본개념이었다. 우리 몸은 잦은 기근의 시기에 진화를 계속했고 가끔 열리는 축제 중에는 진화가 중단되었다. 우리 조상들은 몇 주 동안 척박한 환경에서 열매나 풀 등을 있는 대로 찾아다녔다. 그러다가 가끔 풍성한 농작물을 만나거나 사냥에 성공하게 되면 풍부한 칼로리를 섭취할 수 있었다. 우리의 위는 이에 맞게 진화하여 초과된 음식을 수용할 수 있을 만큼 늘어나게 되었다. 1만 년 전(인류역사 700만 년을 감안해볼 때 최근의 일이다) 농업이 발달함에 따라 추수 후에는 음식으로 가득 차서 위가 늘어나게 되었다. 이는 우리 조상들이 겨울을 대비하여 필사적으로 체지방을 저장하려고 노력했기 때문이다.

그러나 우리는 이제 어디를 가든 패스트푸드점이 있으므로 끼니를 거를 일은 드물다. 한겨울에도 하루 세 끼를 꼬박꼬박 먹고 늦은 저녁에는 야식까지 한다. 우리의 늘어난 위는 1년 내내 휴식을 가질 수 없고 기아상태를 경험할 수 없게 되었다. 설상가상으로 우리는 배고픔을 느끼면 단맛을 갈망하게 되는 호르몬 메커니즘을 진화시켰다. 물론 옛날 조상들에게는 '달콤한 음식'이 과일이나 꿀을 의미했다. 지금은 단맛이라는 것이 과일맛 사탕이나 도넛 안에 있는 산딸기 젤리를 의미할 것이다.

'위우회술'에 대해 알아보자. 이 수술은 과식(우리 선조들이 특별한 날에만 누렸던)이 불가능해지도록 우리의 위를 작게 만드는 것이다. 우리가 음식을 먹으면 식도에서 위를 거쳐 소장과 대장으로 이어져 대변과 소변으로 배출된다. 이 수술은 위의 윗부분을 잘라 소장으로 연결하는 수술이다. 결국 음식이 위를 거치지 않고 소장으로 직접 들어가게 만듦으로써 포도당에 대한 과민반응을 일으키게 한다. 그러니까 포도당에 대한 갈망을 없애는 것이 목적이다.

나는 2002년 위우회술을 시작했는데 처음부터 마음에 들었다. 나와 같은 외과의사에게 이것은 정말로 놀라운 수술이었다. 이 수술은 외과의사들이 진정으로 원하는 결과를 시간을 지체하지 않고 곧바로 가져다주었다. 몇 달씩 다이어트를 할 필요가 없어졌다는 말이다. 문제점이 발견된 경우 약간의 수술로 문제를 바로 해결할 수 있었던 것이다. 그러나 환자는 삶의 주체(다이어트의 주체)가 아니라 그저 방관자가 되어버린 셈이다. 환자들이 해야 할 일은 그저 수술대에 누워서 모든 것을 나한테 맡기는 것뿐이었다.

위우회술은 효과가 즉각적으로 나타났다. 환자들은 정상인보다 초과된 체중의 75%를 쉽게 감량했다. 이 수술은 당뇨병 치료에 85%의 효과를 보였다. 고혈압이나 수면무호흡증을 감소시키는 데도 큰 기여를 했다. 단지 통계숫자만 가지고 이런 말을 하는 것이 아니다. 환자들의 얼굴만 봐도 알 수 있었다. 그들은 생애 최초로 엄청나게 살을 뺄 수 있었고 표정이 밝아졌다.

이 기적과 같은 수술을 시작하고 처음 몇 달 동안은 나 자신이 마치 영화 '사랑의 기적'Awakenings 속의 주인공처럼 느껴졌다. 이 영화에서 로빈 윌리엄스Robin Williams는 신경외과 의사였는데, 그는 로버트 드니로Robert De Niro가 연기한 정신분열증 환자를 다시 살려내는 역할을 했다. 드니로는 깨어나면서 다시 살 수 있다는 사실에 환희를 느꼈다. 내 환자들도 비슷한 환희를 느꼈다. 그들은 대부분 평생 동안 비만 상태였다. 그들은 황제 다이어트나 이와 비슷한 다이어트를 수도 없이 시도했다. 살이 빠졌지만 다시 쪘으며, 다시 빠졌는데 또다시 원상 복귀되었다. 그들은 완벽하게 살을 빼기도 전에 항상 원상 복귀되었다. 더 찐 사람들도 부지기수였다.

그러나 내가 수술을 한 후에 그들은 마침내 다이어트에 성공했다. 생애 처음으로 그들은 자신의 몸집이 거대하게 느껴지지 않았고 과도한 지방에 부담을 느끼지 않았다. 태어나서 처음으로 자신이 정상이라고 느낀 것이다. 당신도 경험해봤겠지만 체중감량은 미용적인 장점만 있는 것이 아니다. 내 몸을 완전히 새로운 방식으로 움직일 수 있다. 당신의 몸은 더 이상 당신의 적이 아니다. 몸이 한결 가볍고 자유롭게 느껴진다. 당신은 숨을 고르지 않고도 거리를 거닐고 언덕을 오르고 계단을 오를 수 있다. 어쩌면 어린 시절 이후 처음으로 몸의 쾌적함을 느끼게 된다.

수술 이후 내 환자들은 새로운 옷과 날씬한 몸매와 생생한 에너지를 한껏 자랑하면서 추적검사를 받기 위해 나를 찾아왔다. 환자들은 나를 꼭 껴안고 '당신 덕분에 내 인생이 바뀌었다'고 말했다. 나는 영웅이 된 기분이었다. 특히 그들의 건강수치를 컴퓨터로 확인하고 마침내 심장병과 당뇨병과 뇌졸중의 위험을 벗어난 것이 확인되면 나는 정말 행복했다. 내가 정말로 이 사람의 생명을 구했구나… 나는 마치 전지전능한 신이나 된 것처럼 나 자신이 자랑스러웠다.

그러나 1년 후 그들은 다시 뚱보가 되었다

비만수술은 내게 많은 것을 요구했다. 그러나 환자들에게는 거의 아무것도 요구하지 않았다. 나는 환자들에게 추적검사 예약을 한 후 비타민 몇 가지를 처방했고 단백질을 많이 섭취하라고 권장했다. 그때는 몰랐다. 성공적인 수술도 비만의 근본 원인인 끔찍한 음식습관은 고치지 못했던 것이다. 나의 단백질 조언에도 불구하고 근본 원인이 해결되지 않았기 때문에 환자들은 결국 다시 살이 찌기 시작했다. 나의 그러한 행위는, 공부습관을 길러주지 않은 채 정답만 알려주는 족집게 과외교사와 같은 것이었다.

나는 환자들이 다시 비만이 되는 것을 목격해야만 했다. 수술 후 1~2년이 지나서 그들은 다시 나를 찾아왔다. 그들의 눈빛에서는 절박함이 묻어났다. '다시 살이 찌기 시작했어요….' 그들은 이렇게 말했다. 이보다 더 슬픈 말은 없었다. 수술이 효과가 없었던 것은 아니었다. 사실 매우 효과가 있었다. 비만수술 후 1년 동안에는 음식습관을 그렇게 많이 바꾸지 않아도 체중을 확실하게 감량할 수 있었다. 더블 치즈버거에서 싱글 치즈버거로, 달걀 4개와 베이컨 6조각에서 달걀 2개와 베이컨 1조각으로, 닭 반 마리에서 1/4마리로, 생선튀김 두 조각에서 한 개로…. 환자들은 여전히 충실하게 내 조언에 따라 단백질을 많이 먹고 있었다.

대부분의 사람들은 위가 작아졌고 섭취열량이 줄었고 살이 빠졌다. 그러나 이것이 건강하다는 뜻은 아니었다. 비만수술 전문의들은 이 사실을 누구보다도 잘 안다. 우리는 이것을 '밀월기간'이라고 부른다. 처음 1~2년 동안 체중이 별다른 이유 없이 감소하는 기간을 뜻한다. 그러나 1~3년 후에는 상당수의 환자들이 체중증가나 영양결핍으로 다시 나를 찾아왔다. 어떤 환자는 완전히 의욕을 잃어서 몸무게를 관리하려는 노력조차 하지 않았다. 일부 환자는 자신이 알고 있는 유일한 방법으로 많은 노력을 하고 있었다. 탄수화물을 줄이고 단백질을 풍부하게 섭취하는 습관 말이다. 애초에 그들을 살찌게 한 것은 단백질과 지방이었고, 다시 살찌게 한 것도 단백질과 지방이었다는 사실을 나도 그들도 몰랐다. 의사도 몰랐으니 조언해주었을 리가 만무하다.

그러나 의학계는 바로 그곳이 황금어장이었다. 수술을 하면 금방 살이 빠지기 때문이었다. 상업자본주의의 선봉장에 선 우리 병원은 위수술을 비만해결의 유일한 방법으로 이미 결론을 내리고 있었다. 그러나 이 수술을 받아야 하는 미국인만 1,500만 명이 넘게 대기하고 있었다. 의사 1명당 약 8만 명의 환자를 담당해야 한다는 사실을 고려해보면 황금어장이 아닐 수 없다. 수술비가 2만 불(약 2천 2백만 원)이라는 점을 고려하면 현재는 최대 3,750억 달러(약 4조 원)가 대기하고 있는 셈이다. 환자들은 파산을 하고 병원은 잔치를 벌인다는 말이다.

의사들은 질병에서 구원해주는 사람인가, 질병으로 돈을 챙기는 사람인가. 필사적으로 조언을 요청하는 환자들 앞에서 의사들은 말이 없다. 수술만이 최선의 방법이라고 반복해서 말할 뿐이다. 나 또한 그랬다. 위를 좀 더 작게 만들면 된다. 그러나 위를 절제하는 수술은 장기적으로 효과도 없으며 너무 위험성이 높은 것으로 밝혀졌다. 그렇다면 다시 '장의 경로를 변경하는 위우회술'을 해서 음식이 흡수되지 않게 만들면 어떨까? 음식이 장에 흡수되지 않으면 어떤 식으로든 배출되어야 한다. 당연히 설사가 시작된다. 음식이 흡수되지 않으면 당연히 영양분도 흡수되지 않는다. 당연히 우리 몸의 필수성분인 미네랄과 비타민의 결핍이 심각해질 수도 있다.

이런 절망스러운 상황 속에서 마침내 나는 운동이 해결책이라고 판단했다. 나는 모든 환자들에게 트레이너를 구해서 헬스장에서 열심히 운동하라고 조언하기 시작했다. 그러면서도 정작 나 자신은 너무 지치고 피곤하다는 이유로 운동을 거의 하지 않았다. 나중에 알고 보니 환자들도 마찬가지였다.

의사들이여, 자신을 치료하라

나는 30대였고 행복한 결혼생활을 하고 있었다. 휴스턴의 유명한 병원에서 일하고 있었고 성공적이었다. 많은 돈을 벌 수 있었고 주위의 존경을 받았다. 그러나 나는 비만에다 질병을 가지고 있었다. 나는 완전히 단백질 중독자였다. 나는 채소를 먹어야 한다는 사실을 알고 있었지만 마지막으로 채소를 먹은 때가 언제인지 기억하지 못했다. 나는 우유와 달걀과 치즈도 꽤 좋아했지만 고기를 더 좋아했다. 모닝 베이컨, 훈제 치킨, 메기 튀김, 크고 두툼하고 지글거리는 스테이크 등이 주 메뉴였다. 내 식단은 고기, 고기, 고기 그리고 더 많은 고기로 이루어져 있었다.

솔직히 나는 그렇게 살아왔다. 나는 그렇게 먹으면서 자랐고 텍사스 지역의 사람들도 거의 그렇게 먹고 자랐다. 내가 아는 모든 전문가들은 내게 육식주의자가 되라고 권했다. 내가 근육을 만들고 싶어할 때마다 트레이너들은 단백질을 강력하게 권장했다. 어떤 트레이너는 심지어 닭가슴살을 매일 6개 이상 먹을 것을 권장했다. 6개? 나중에 나는 유럽에서 실시한 '비만과 림프종에 대한 대규모 연구결과'를 읽고 나서 눈을 감고 몸서리를 쳤다. 도대체 내가 무슨 일을 한 것인가.

모든 사람은 항상 식물성 음식이 정말로 건강에 좋은지 묻는다. 그러나 고기에 대해서는 같은 질문을 하는 사람이 아무도 없다. 그 누구도 내게 '가쓰 박사, 당신은 미농무부USDA가 발표한 하루권장량에 해당하는 과일과 채소를 섭취하고 있나요?'라고 물어본 적이 없다. 그 누구도 내게 '가스 박사, 미농무부는 매일 35g의 섬유질을 섭취할 것을 권장하고 있어요. 그러나 동물성 식품에는 섬유질이 전혀 없기 때문에 과일과 채소와 통곡물을 늘리는 것이 좋을 거예요'라고 말한 적이 없다. 그 누구도 '세상에 가쓰 박사, 오메가-6 대 오메가-3 지방산의 비율은 1 대 1이어야 하는데 당신은 무려 15 대 1이에요! 오메가-6가 많이 들어있는 동물성 지방의 섭취를 줄이세요'라고 말한 적이 없다. 정말 단 한 번도 없다. 혈청 콜레스테롤과 식이 포화지방(달걀과 유제품과 육류와 생선에 풍부한) 사이의 연관성에 대해 제대로 언급하는 사람도 없었다. 또한 항산화제와 플라보노이드Flavonoid와 비타민과 미네랄의 중요성에 대해 언급한 사람도 없었다. 이것들은 우리

몸의 거의 모든 부분에서 최적의 기능을 촉진하는 중요한 성분임에
도 말이다. 과일과 채소와 통곡물을 먹어야만 섭취할 수 있는 영양성
분인데도 말이다. 치즈버거를 먹을 때는 군침을 흘리지만 누군가 점
심으로 샐러드를 주문하면 마치 뉴스에 나오는 굶주린 아이처럼 측
은하게 쳐다본다.

　나 또한 그랬다. 역시 단백질 과다섭취가 체중을 불린다는 사실을
알지 못했다. 단백질 과다섭취가 끊임없는 피로의 원인이라는 사실
도 알지 못했다. 그 이후에도 나는 정신을 차리지 못했다. 결국 나는
내 건강인생의 밑바닥을 경험하고야 말았다.

내 눈에 콜레스테롤이 끼었다고?

　'오늘따라 왜 이렇게 검사가 오래 걸리지?' 나는 긴장하지는 않았
다. 그러나 안과의사는 할 말이 있는 것 같았다. 안과의사가 장비에
서 물러서서 나를 걱정스럽게 바라보았다. 그녀는 마침내 입을 열었
다. 그녀는 내가 잘 이해하지 못했다고 느꼈는지 다시 말했다. 내 눈
의 작은 혈관에 콜레스테롤이 가득 차 있다는 것이었다. 나는 재차
확인하고 싶었다. 콜레스테롤이라고요? 내 눈에요? 나는 심장전문의
는 아니었지만 이런 종류의 과잉 콜레스테롤은 내 연령의 남자들 사
이에서는 거의 볼 수 없다는 사실 정도는 알고 있었다. 그 누구에게
서도 거의 볼 수 없다. 보통은 고지방 음식에 수십 년 동안 노출된 50
세 이상의 사람들 사이에서나 볼 수 있는 증상이었다. 내가 좀 고기

와 생선과 계란과 우유와 유제품을 많이 먹기는 했었다. 그러나 나는 명색이 외과의사로 서양의학의 중심에 서 있었기 때문에, 이 문제를 어떻게 해결해야 할지 잘 알고 있었다. 바로 약으로 해결하는 것이었다.

이러한 반응은 나와 내 동료들에게도 똑같았다. 우리는 질병에 너무 익숙해져서 별로 놀라지도 않는다. 나는 우리 몸이 곧 부서질 형편없는 자동차처럼 나약하게만 느껴졌다. 진단 결과가 마음에 들지는 않았다. 그러나 높은 콜레스테롤은 질병이라는 생각조차 들지 않았다. 심장병이나 뇌졸중 등의 부작용이 있지만 우리에게는 언제든지 의존할 수 있는 마법 같은 약이 있지 않은가 말이다.

그 당시 아내는 첫 아이를 임신하고 있었기 때문에 나는 생명보험에 가입하기 위해서 건강검진을 받아야 했다. 그런 기회가 아니었다면 검진받을 일도 없었을 것이다. 검사 결과 안과의사가 발견한 것 외에도 몇 개가 추가로 발견되었다. 내 콜레스테롤 수치는 매우 높았다. 간기능 수치도 높았다. 간에 지방이 잔뜩 끼어있다는 사실도 알 수 있었다. 게다가 고혈압과 높은 트리글리세라이드Triglyceride 수치까지 결과로 받고 보니 문제가 심각했다. 걱정이 엄습했다. 우리 아이들이 대학에 갈 때까지 살 수 있을까? 하루빨리 생명보험을 들어야겠군!

남보다 우월하다고 생각하는 '갓 컴플렉스'God Complex가 내게 있는지도 모른다. 그러나 나는 그렇게 맹목적인 사람은 아니었다. 약이 도움이 될 수는 있지만 질병을 치료할 수는 없다는 사실도 잘 알고 있었다. 일단 콜레스테롤을 낮추는 가장 흔한 약인 스타틴Statin을 복용하기 시작하면 평생 복용해야 한다. 1~2년도 아니고 10년도 아니다. 평생 복용해야 한다. 그냥 약을 입에 털어 넣기만 하면 끝나는 일이 아니다. 스타틴과 그와 비슷한 약들은 알려진 합병증이 엄청나다. 환자와 함께 합병증 목록을 검토하면, 환자의 얼굴에서 공포감이 고조되는 것을 볼 수 있었다. 결국 스타틴은 심장과 혈압과 신장과 신경계에 영향을 미친다. 이것은 또한 당뇨병의 심각한 원인이 된다. 또한 머리가 멍하면서 안개가 낀 듯한 증상이 오는 '브레인 포그'Brain Fog를 유발할 수 있다. 의사들은 간혹 치매나 알츠하이머Alzheimer에 걸린 것으로 오진을 하기도 한다.

설상가상으로 일단 약을 복용하기 시작하면 많은 사람들이 일을 그만둔다. 복용 후 3~4년 만에 각종 부작용과 합병증 때문에 수시로 약을 바꾸는 환자들이 꽤 있었다. 나는 모든 검사를 마치고 진료실에서 나오면서 당황하기 시작했다. "콜레스테롤에는 스타틴을, 트리글리세라이드에는 이 약을 복용하세요." 의사가 차트를 훑어보면서 가볍게 말했다. "고혈압이니까 베타 차단제Beta Blocker를 추가해보죠. 어지럽거나 아프다면 다른 것으로 바꿀게요. 다리가 심하게 아프다면 제게 꼭 알려주세요."

별거 아닌 것처럼 들리는가? 그럴 수도 있다. 그때가 내 나이 겨우 36살이었다. 젊은 나이에 평생 3가지 약을 복용해야 한다니…. 그날은 내가 처음으로 병원에서 진단받은 날도 아니었다. 무려 10년 동안 나는 심한 위경련과 과민성 대장증후군[IBS]으로 고생하고 있었다. 이것은 우리의 삶을 완전히 망칠 수 있는 질병이다. 너무 적나라하게 표현하지는 않겠지만 나는 집을 나설 때마다 가까운 화장실이 어디 있는지 확인해야 했다. 스포츠 경기를 볼 때나, 파티에 참석할 때나, 심지어 데이트 중에도 필사적으로 뛰어야 했으니 삶이 얼마나 불안했겠는가. 그나마 내 결혼식이라도 무사히 마쳐서 얼마나 다행인지 모른다.

그러나 병원은 만성적인 컨디션 불량에 너무 익숙해있었다. 검사 결과가 나온 이후로 담당의사 중 그 누구도 내게 신경 쓰지 않았다. 나는 종양도 없었고 감염도 없었다. 단지 내 몸이 매우 고통스럽게 오작동하고 있을 뿐이었다. "과민성 대장증후군은 꽤 흔합니다." 내 과의사는 이렇게 말했다. 그리고 몇 가지 약을 처방해줬다. 그러나 내 예상대로 그것 역시 도움이 되지 않았다.

평생 과민성 대장증후군을 앓아야 한다고? 거기에다 높은 콜레스테롤 수치와 지방간을 가지고 살아야 한다고? 사실 약간 우울하기는 했지만 경각심까지 느낀 것은 아니었다. 왜냐하면 모든 사람들이 이런 종류의 잔병을 2~3개쯤은 가지고 있었기 때문이다. 내 환자들은 모두 변비나 설사가 있었다. 환자 몇몇은 고혈압과 높은 콜레스테롤은 물론이고 변비와 설사를 모두 가지고 있었다. 그러나 나는 이것이 '불완전한 인간에게 필연적으로 닥치는 일'이라고 생각했다.

그러다가 인터뷰 때 라이스 대학의 계단을 뛰게 된 것이다. 계단을 뛰고 난 그날 오후 나는 거울 속의 내 모습을 똑바로 보았다. 나는 말문이 막혔다. 그러나 그때까지도 모든 문제가 단백질 중독 때문이라는 사실을 몰랐다.

의사들이 질병을 적으로 보는 이유

과잉 단백질의 무시무시한 문제점을 발견하기 전에 나는 의대에서 배운 많은 이론들을 애써 잊어야 했다. 첫 번째 이론은 '질병은 보통 이유 없이 발생한다'는 것이었다. 지금 생각해보니 나 자신이 의사로서 '질병은 정말 필연적인 것인지 아닌지' 궁금해본 적조차 없었다. 지금 이 책을 읽고 있는 모든 의료인들도 이 점은 부인할 수 없을 것이다. 나는 단지 '질병은 불가피한 것'으로 생각했고 어떻게 치료할 것인가에만 관심을 가졌다. 앞서 말했듯이 환자들은 이 전쟁의 주체가 아니었다. 질병치료가 환자를 위하는 것임에도 불구하고 환자는 그저 인형에 불과했다. 모든 비용을 환자들이 내고 수술 후에 따르는 부작용마저 환자들의 몫이었는데도 말이다. 그런데도 그 전쟁은 의사와 질병 사이의 싸움이었다는 말이다.

이것이 우리 의사들이 교육받은 방식이었다. 사실상 미국의 모든 의사가 지금도 이런 관습적인 방식으로 교육을 받고 있다. 우리는 질병 연구에 수천 시간을 투자하지만 질병이 왜 발생하는지에 대해서는 생각조차 해보지 않는다. 논리적인 인과관계를 위해 질병의 원인을 미신으로 대체해보자. 암은 전신불균형의 결과가 아니라 외부의 침입자이자 괴물이다. 심장병은 지방과다와 만성염증의 결과가 아니라 유전적이다. 당뇨병은 혈당을 지속적으로 상승시키는 식단의 결과물이 아니라 그저 특별한 사람에게만 생기는 운이 나쁜 질병이다.

우리 의사들은 각각의 질병을 하나의 적으로 본다. 실제로 각각의 질병은 각각의 전문의사가 치료한다. 만일 심장병과 당뇨병이 둘 다 있는 환자라면 2명의 전문의가 따로 약을 처방하고 수술을 한다. 대부분 이 두 의사는 서로 말도 나누지 않는다. 가장 심각한 것은 이 과정에서 환자를 제3자로 취급한다는 것이다. 환자들은 자신들이 가진 질병으로 구별된다. '202호실의 대장암 환자'가 아니라 '202호실의 대장암'이 수술대상이다. 환자를 치료하는 것이 아니라 질병과 싸운다는 말이다. 이러한 사고방식은 의학을 매우 공격적으로 만들었다. 나는 수술이나 약으로 질병을 정면 돌파해야 했다. 감정적이 되어서는 안 된다. 질병이 있으니 없애버려야 할 뿐이었다.

많은 사람들은 제약회사가 의사들에게 리베이트를 주기 때문에 과도한 약을 처방한다고 비난한다. 또한 의사들이 약사와 결탁해서 돈을 벌기 때문에 과도하게 약을 처방한다고 비난한다. 당연히 외과의사들도 마찬가지로 환자에게서 더 많은 돈을 뜯어내기 위해 수술을 한다고 비난한다. 물론 의료계에도 사기꾼들은 있다. 그러나 내가 아는 대부분의 의사들은 약물을 처방하고 수술을 하는 것이 질병과 가장 효과적으로 싸우는 방법이라고 배웠기 때문에 그대로 실천하는 것뿐이다.

그렇게 오랫동안 전문교육을 받았는데 '리피터 20mg을 복용하고 다음 주에 심장수술 일정을 잡읍시다'가 아니라 '식사에 더 신경을 쓰셔야 한다'라고 말할 수 있을까? 그렇게 말한다면 환자들은 그 의사를 전문가로 인정하지 않을 것이 분명하다. 세상이 그렇다는 말이다. 환자들 역시 본인의 노력을 기울이지 않고 빠른 효과를 기대한다. 의사들이 알아서 드라마틱한 조치를 취해주기 바란다. 그 누구도 저녁에 스테이크를 먹거나 아침에 베이컨을 먹어서 병이 생긴 것이라는 말을 듣고 싶어 하지 않는다. 그들은 자신의 고정관념이 명령하는 방식으로 문제를 해결하기 바란다. 대부분의 환자들은 의사가 환자 자신의 잘못이라고 말하면서 처방전을 써주지 않으면 매우 불쾌해한다.

나는 내가 위선자처럼 느껴졌다

나는 나 자신이 위선자처럼 느껴지기 시작했다. 나는 대학 시절에 폐암 관련 학회에 참석한 적이 있었는데, 강연 중인 의사가 우리 몸에 치명적인 질병을 대적할 최신 치료방법에 대해 열정적으로 설명하면서 담배를 피우고 있었다. 담배연기를 내뿜으면서 거듭거리며 설명하는 모습이 혐오스러웠다. 그러나 출렁이는 뱃살과 허약한 다리를 가지고 환자들에게 자연식과 운동을 하라고 조언하는 내 모습 또한 그 의사보다 나을 것이 없었다.

나는 체중감량에 대한 기술적인 접근에 환멸을 느꼈다. 새로운 방법을 찾아야 했다. 나는 거울에 내 모습을 비춰 보았다. 내 모습은 끔찍한 뚱보였다. 통증도 끔찍했으며 건강수치 또한 내 몸이 정상이 아니라고 말하고 있었다. 나 역시 내 환자들과 똑같은 만성질환의 초입에서 서성이고 있었다. 나는 영화 스타트렉Star Trek IV의 한 장면이 떠올랐다. 맥코이McCoy 박사가 과거로 돌아가서 현재 지구의 의료시스템을 보고 충격을 받는 장면이었다. 그는 인간의 야만적인 수술방식을 보고 경악을 금치 못했는데 생각해보면 일리가 있는 장면이다.

갑자기 내가 의대에서 배운 것들이 모두 틀린 것 같았다. 인체는 왜 그렇게 연약할까? 왜 우리는 질병에 걸릴 운명이어야 하는가? 이 화학약품을 몸속에 투하하지 않고, 예리한 칼로 배를 도려내지 않으면서 질병들을 고칠 수 있는 방법은 없을까? 나는 심장병과 암과 당뇨병과 비만이 미국처럼 공공연하게 왕성하지 않은 나라들이 어렴풋이 떠올랐다. 그들에게 배울 만한 것이 있지 않을까? 나는 이 임무를 완수하겠다고 맹세했다. 나의 임무는 완벽한 음식습관을 찾아내는 것이었다. 나는 여러 나라를 직접 찾아가 보았고 과학문헌을 뒤져보았다. 의학계가 저지른 실수를 만회하고 싶었다. 나는 서양의 고질적인 질병에 걸리지 않는 문화를 찾아서 그들의 주식이 무엇인지 조사했다.

이런 것 외에도 더 중요한 것이 있었는데 나 자신의 음식습관도 바꾸고 싶었다. 해가 갈수록 아프고 뚱뚱해지는 몸을 가지고 약에 의존하여 살고 싶지는 않았기 때문이다. 나는 더 이상 다이어트를 하고 싶지도 않았고, 단기간에 영웅적인 의지력을 발휘하고 싶지도 않았다. 예전보다 더 지치고 기운이 없었기 때문이다. 나는 진정으로 내 삶을 바꾸고 싶었고 내 환자들의 삶도 바꿔줄 수 있는 진실을 찾고 싶었다.

나는 기독교신자는 아니지만 오랫동안 서재에서 먼지를 뒤집어쓰고 있던 성경까지 꺼내 읽었다. 거기에는 놀랍게도 신(자연)은 우리 인간에게 먹을거리를 주셨는데 그것들은 모두 과일과 채소와 각종 곡물이라고 쓰여있었다. 그것도 구약성경의 맨 처음에 있는 창세기 에 말이다.

"하나님이 이르시되

내가 온 지면의 씨 맺는 모든 채소와

씨 가진 열매 맺는 모든 나무를 너희에게 주노니

너희의 먹을거리가 되리라."

Then God said,

I give you every seed-bearing

plant on the face of the whole earth

and every tree that has fruit with seed in it.

They will be yours for food.

– 창세기 1장 29절

내가 단백질에 대한 진실을 깨닫기 전에 그랬던 것처럼 당신도 현재 고생하고 있으신가? Proteinaholic.com 사이트에서 놀라운 회복을 경험한 다른 사람들의 이야기도 들어볼 수 있다.

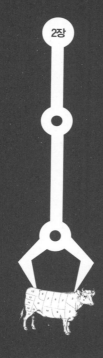

2장

나도 한때는
단백질 찬양론자였다

"나는 내가 의사라는 사실이 부끄러웠다. 전 세계에서 가장 많은 돈을 의료비에 쓰면서도 비만율과 만성질환 1위의 나라가 미국이다. 바로 그 나라의 의사라는 사실이 부끄러웠다. 단백질에 대한 국가적인 집착과 상업자본주의의 과도한 홍보가 미국인을 죽이고 있다. 나는 현 상황이 범죄와 다름없다고 생각한다."

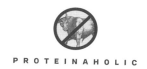

PROTEINAHOLIC

나는 외과의사이자 단백질 찬양론자였다. 탄수화물을 멀리하고 지방을 많이 먹는 저탄고지의 열렬한 지지자였다. 여러 해 동안 나는 의료기관이나 동료들 그리고 언론에서 하라는 대로 복종했다. 매 식사와 간식에 내가 사랑해 마지않는 단백질과 지방을 풍부하게 포함시켰다. 나는 틈만 나면 단백질 음료를 마셨으며 거의 매일 크고 두꺼운 스테이크를 전투적으로 먹었다. 단백질은 내가 섭취하는 약이기도 했지만 내가 처방하는 약이기도 했다. 나는 실제로 내 환자들에게도 나처럼 단백질을 풍부하게 섭취하라고 권장했다.

그러나 다행히 이제 나는 단백질 중독에서 벗어나게 되었다. 이 책은 나의 상세한 극복기이다. 물론 나는 '단백질 혐오주의자'는 아니다. 분명히 우리에게는 단백질이 필요하다. 걱정스러운 것은 우리 호모 사피엔스가 더 이상 음식을 음식으로 보지 않는다는 사실이다. 우리는 음식을 세부적인 성분으로 분해하는 것에 집착하는 경향이 있다. 이 과정에서 특정 영양소에 대해 비정상적인 집착을 하게 되는 것이 문제다. 단백질은 모든 영양소 중에서 록스타 같은 존재가 되었다. 나는 이 사실이 무척 당황스럽다. 우리는 단백질에서 헤어 나오지 못하고 있으며, 이러한 현실은 우리를 매우 위험한 길로 이끌고 있다. 사실 '더 많은 단백질 섭취'는 전문가들이 대중에게 하는 최악의 조언이라는 것이 나의 주장이다.

의사와 영양사와 트레이너들은 모두 만나기만 하면 단백질 섭취를 강력히 권장한다. 비타민 매장에 가면 서로 경쟁하듯이 높은 단백질 함유량을 자랑하는 영양제와 혼합제제들로 넘쳐난다. 심지어 식료품점에서도 단백질 함유량이 높은 새로운 제품을 홍보하고 있다. 자연에서 자란 농산물을 판매하는 코너는 점점 더 작아지고 존재감을 잃어가고 있다. 고단백 시리얼 바, 고단백 음료, 심지어 단백질을 함유한 보드카가 있는데 누가 사과를 사고 싶겠는가? 사람들은 정말로 단백질이 첨가된 보드카가 건강에 좋다고 생각하는 것일까? 대답은 거의 확실히 '그렇다'일 것이다.

최근 월 스트리트 저널Wall Street Journal의 한 기사에 따르면 '상표에 단백질이 표시되어있으면 이른바 건강 후광효과가 생긴다'고 한다. 사람들이 이 제품이 에너지를 주거나 건강하게 해줄 것이라고 믿는다는 것이다. 이 기사의 제목은 적절했다. "박스에 단백질이라고 쓰여있으면 소비자들이 주저하지 않고 구입한다.(When the Box Says Protein, Shoppers Say I'll Take It.)" 최근에 국제 식량정보 협의회 재단International Food Information Council Foundation에서 실시한 설문조사에 따르면, 63%의 미국인들은 메뉴를 결정할 때 단백질 식품을 찾으며, 무려 57%나 되는 사람들이 가능한 한 많은 단백질을 섭취하려고 노력한다고 한다.

우리의 발길이 닿는 곳마다 단백질이 놓여있다. 그야말로 인기 폭발이다. 그렇다면 무엇이 문제일까? 바로 그 '혼란스러움'이다. 어떤 사람은 체중을 줄이려고 단백질을 섭취하고 또 어떤 사람은 체중을 늘리려고 단백질을 섭취한다. 이런 모순이 또 어디 있는가? 체중감소와 체중증가에 같은 제품을 먹고 있다는 말이다. 많은 사람들은 단백질을 섭취하면 건강해지고 장수할 수 있다고 믿는다. 그리고 모든 사람들은 단백질이 에너지를 준다고 생각한다. 그러나 생화학이나 생리학의 기초를 아는 사람이라면 에너지는 단백질이 아니라 탄수화물이나 지방으로부터 나온다는 사실을 알고 있다. 더 무서운 것은 단백질이 모든 사람이 좋다고 동의하는 필수성분이라는 사실이다. 사람들은 좋은 지방과 나쁜 지방에 대해 얘기한다. 사람들은 좋은 탄수화물과 나쁜 탄수화물에 대해서도 얘기한다. 그러나 단백질에 대해서는 모두가 안전하다고 생각한다. 그 누구도 감히 단백질이 건강에 나쁘다고 주장하지 못한다.

나는 남과 다르게 보이거나 규범을 거스르려고 이 책을 쓰는 것이 아니다. 나는 세간의 관심을 끌고 싶지도 않고 더 이상 대중을 혼란스럽게 하고 싶지도 않다. 그러나 내 경험으로 볼 때, 우리는 나무를 보느라 숲을 놓친 것임이 틀림없다. 사실은 단백질 중독이 우리를 죽이고 있는데 아무도 눈치채지 못하고 있다는 말이다. 이것은 나 혼자만의 생각이 아니다. 나는 이 논란의 여지가 있는 결론에 도달하기 위해 엄청난 양의 연구를 했고, 그 과정에서 내가 배운 것을 여러분과 공유하고자 한다. 이 책을 다 읽고 나면 당신은 단백질 중독이 비만과 암과 당뇨병과 고혈압과 심장병의 주요 원인이라는 사실을 과학적으로 깨닫게 될 것이다. 미국은 전 세계에서 가장 비만율이 높은 나라다. 미국은 선진국 중에서 기대수명이 가장 낮은 국가에 속한다. 미국인은 다른 어떤 나라 사람들보다도 더 많은 단백질을 섭취한다.

나를 가짜뉴스 유포자라고 비난하기 전에 '과연 모든 단백질이 우리를 더 건강하게 만들까?'라고 간단히 스스로에게 자문해보길 바란다. 오랫동안 의료업계에 종사하면서 나는 단백질 결핍으로 고생하는 환자를 단 한 명도 만나본 적이 없다. 또한 여러 의학문헌을 찾아보았지만 적절한 칼로리를 섭취하는 사람에게서 단 한 건의 단백질 결핍 사례도 찾을 수 없었다. 솔직히 말해서 '적절한 칼로리를 섭취하고 있다면 단백질 결핍이라는 것은 존재할 수 없다'는 것이 나의 결론이다. 의료산업과 미디어의 강력한 권유대로 실천한 결과 우리는 정말로 건강해진 것일까?

'우리는 빛을 볼 때는 변하지 않다가 열을 느끼면 변한다'는 말이 있다. 나도 결국 그렇게 깨달았다. 몇 차례 직접 건강에 대한 위협을 느끼자 의대에 다닐 때 배운 것들과 동료들이 하는 말들이 의심되기 시작했다. 나는 직접 연구를 하기 시작했다. 나는 '단백질 복음서'에 는 조금의 진실도 없다는 사실을 발견하고 충격을 받았다. 단백질에 대해 나보다 더 많이 연구하고 나보다 더 많이 몸으로 시행착오를 겪은 의사는 없다고 나는 감히 장담한다. 내가 내린 결론은 다음과 같다.

- 단백질은 체중감량의 열쇠가 아니다. 사실 동물성 단백질은 비만의 가장 큰 원인이며, 사실상 모든 연구에서 동물성 단백질은 체중증가와 상관관계가 있음이 밝혀졌다.
- 동물성 단백질은 건강에 좋은 성분이 아니라 현대 성인의 주요 사망 원인인 당뇨병, 고혈압, 심장병, 암과 밀접한 관련이 있다.
- 식물성 단백질은 동물성 단백질보다 인간에게 훨씬 더 이로우며, 모든 식물에는 인간에게 필요한 충분한 양의 단백질이 들어있다.
- 저단백질(그리고 저지방) 식단은 살을 빼고 건강을 향상시키며 미래의 질병을 예방하는 가장 효과적인 방법이다.
- 진짜 탄수화물은(정제식품과 같은 가짜 탄수화물이 아닌) 절대 인간의 적이 아니며, 인간에게 건강과 활력을 주는 원천이다.

수년간의 심층 연구 끝에 도출된 결론은 단 하나다. 동물성 단백질을 많이 섭취하면 고혈압, 암, 당뇨병, 심장병에 걸릴 가능성이 훨씬 높아진다. 백내장, 게실염, 게실증, 염증성 장질환, 담낭 장애, 통풍, 과민성 대장증후군, 신장 결석 및 관절 류마티즘 등 수많은 만성질환에 걸릴 위험성이 현저하게 높아진다. 이것은 명백한 사실이다. 각종 연구에 따르면 동물성 단백질을 많이 섭취할수록 우울증이 생기며 집중력이 떨어지고, 치매에 걸릴 가능성이 높아진다.

이 결론은 수년에 걸쳐 전 세계 여러 나라에서 수천 명이 수행해온 사실상 모든 대규모 연구조사에 의해 뒷받침되고 있다. 연구조사 결과 동물성 단백질, 포화지방, 비만, 만성질환 사이에 심각한 상관관계가 있음을 지속적으로 밝혀냈다. 고기를 먹는 사람들과 그러지 않는 사람들을 비교했을 때, 고기를 먹는 사람들의 체중이 더 나가고, 더 아프고, 더 빨리 죽을 가능성이 높다는 사실을 과학적으로 밝혀냈다.

동물성 단백질은 우리를 아프게 할까?

너무 많은 사람들이(나 자신을 포함하여) 수년 동안 나쁜 건강상태를 '정상적인' 것으로 간주해왔다. 당신은 다음 중 몇 개의 증상을 가지고 있는가?

1. 과체중인가?

2. 콜레스테롤이 높은가?

3. 과민성 대장증후군을 가지고 있는가?

4. 고혈압이 있는가?

5. 변비가 있는가?

6. 설사로 고생하고 있는가?

7. 피부에 여드름이 있는가?

8. 종종 피곤하거나 에너지가 부족한 것처럼 느끼는가?

9. 기억력, 집중력 등 뇌의 인지기능에 문제가 있는가?

10. 자주 아픈가?

이런 증상들은 흔한 것일 수도 있지만 결코 삶의 '정상적인' 부분이 되어서는 안 된다. 이것은 과도한 동물성 단백질 때문에 일어나는 '비정상적' 상태를 의미하기 때문이다. 대부분의 경우 이러한 증상은 식물성 식단을 시작하면 2주 안에 호전되다가 한두 달 안에 사라진다.

이러한 결론을 뒷받침하는 것은 대규모 연구조사만이 아니다. 최첨단 과학 역시 동물성 단백질이 비만과 고혈압과 심장병과 당뇨병과 암뿐만 아니라, 인간의 짧은 수명과도 관련이 있음을 밝혀냈다. 나는 학술지를 통해 아미노산과 인슐린 유사 성장인자와 N-니트로소 화합물과 같은 동물성 단백질의 각종 성분이, 수명감소와 조기노화와 각종 만성질환과 깊은 관련이 있음을 깨닫게 되었다.

인간과 동물의 연구는 모두 같은 결과를 가져왔다. 의학연구의 황금 표준이라고 불리는 '무작위 대조군 임상실험'에서도 동물성 단백질을 많이 섭취할수록 참가자들은 상태가 더 나빠졌다. 나는 수천 개의 독창적인 연구와 수백 개의 메타 분석 및 리뷰를 검토했다. 그 모든 연구의 결과는 결국 하나로 좁혀진다. 동물성 단백질의 섭취는 만성질환과 조기사망의 가장 큰 원인이라는 사실이다. 반면에 과일과 채소와 통곡물 등을 많이 섭취하면 비만과 질병이 획기적으로 좋아진다는 사실을 발견했다.

단백질에 중독된 사회

나는 우리 사회가 단백질에 심각하게 중독되어있다고 생각한다. 물론 단백질 중독은 즉각적인 기능장애를 일으키지 않는다는 점에서 알코올이나 약물 중독과는 다르다. 그러나 우리의 강박적인 단백질 과소비는 중독의 패턴과 매우 유사하며, 장기적으로 개인과 사회 전체의 건강에 미치는 영향을 무시할 수 없다. 나는 지난 몇 년 동안 체중감량 환자들과 많은 상담을 해본 결과, 단백질 중독 역시 심각한 중독이라는 사실을 깨달았다. 상담 내용은 보통 다음과 같다.

나: 지난번에 제가 환자분의 식단에 과일과 채소를 늘릴 것을 권장했었죠. 특히 간식으로 사과를 먹고 저녁식사는 샐러드로 시작하는 것이 좋다고 했고요. 잘 실천하셨나요?

환자: 제가 생각해봤는데요. 만일 사과나 샐러드를 먹는다면 단백질이

부족해질 것 같아서요.

나: 제가 지난번에 충분히 말씀드린 것 같은데요. 단백질은 그렇게 많이 필요하지 않습니다. 환자분이 몸이 안 좋아서 저를 찾아온 이유도 사실 동물성 단백질의 과잉 때문이었습니다.

환자: 네. 그러나 단백질이 부족할까 봐 걱정되네요….

이러한 환자들은 단지 단백질을 끊는다는 생각만으로도 공포심을 느낀다. 그들에게는 단백질이 '영양성분의 황제'이기 때문에 단백질이 풍부한 특정 동물성 식품을 매일 섭취해야 한다는 의무감에 사로잡혀있다. 조금만 줄이라고 권장해도 마치 알코올 중독자처럼 반응하면서 통제 불능이 되기도 한다. 환자들은 속으로 이렇게 말한다. "저는 아무 문제 없으니까 그냥 좀 내버려 두세요."

적절한 단백질 섭취량은 어느 정도일까?

세계보건기구WHO에 따르면 미국인들의 하루 평균 단백질 섭취량은 약 130g으로, 세계 평균보다 높은 수준이다. '국민건강 및 영양조사'National Health and Nutrition Survey의 추정치는 더 낮다. 남자는 하루에 102g 여자는 하루에 70g이다. 이것은 많은 양일까 적은 양일까? 자, 미농무부USDA의 단백질 섭취 하루권장량RDA은 남성은 56g, 여성은 46g에 불과하다.

기억하시라. 이 수치는 단백질의 무게이지 고기의 무게가 아니다.

미국 기준으로는 상당히 작은 편인 햄버거 고기 한 조각(110g)에는 20g의 단백질이 들어있고 역시 작은 사이즈인 스테이크 고기 한 조각(170g)에도 70g의 단백질이 들어있다는 사실을 생각해볼 때, 우리가 허용량보다 얼마나 더 많은 단백질을 섭취하고 있는지 알 수 있다. 한 끼만으로 이미 하루권장량을 초과한다. 대부분의 미국인은 매 끼마다 이 정도의 단백질을 소비하고 있다는 말이다.

내 환자들은 점심 샐러드에 소량의 닭가슴살(단백질 30g)을 첨가하고 저녁식사로는 버거(단백질 40g 추가)를 먹을 것이다. 이미 성인 남성 허용량(권장량)을 14g이나 초과했다. 그러나 아직 아침식사나 간식이나 햄버거 속의 치즈, 그리고 샐러드에 들어가는 드레싱은 추가하지도 않은 상태다. 영양소 섭취를 완성시켜준다고 알려진 단백질바와 단백질 셰이크는 아직 추가하지도 않은 상태라는 말이다.

고려해야 할 점이 또 있다. 하루권장량은 최소한의 요구량이 아니라 최적의 요구량이라는 사실이다. 어떤 사람들은 평균보다 많은 단백질이 필요하다. 그래서 미농무부는 '99% 사람들에게 적합한 단백질 수치'를 권장수치로 선택했다. 결핍보다는 과잉이 안전하다는 가정 하에(앞으로 알게 되겠지만 이것은 사실이 아니다) 그들은 모든 사람에게 실제로 필요한 양보다 약간 과하게 책정했다. 약간의 과잉은 사실 큰 위험은 없다. 그러나 많은 미국인들은 이미 허용량(그 자체로도 실제 필요한 양보다 약 2배 이상 많음)의 2배에 달하는 단백질을 섭취하고 있기 때문에 큰 문제가 된다.

다음은 자신의 단백질 중독 정도를 진단할 수 있는 식단의 예와 단백질 수치다. 첫 번째는 미국 남성들이 매일 평균 102g의 단백질을 섭취한다는 '국민건강 및 영양조사' 결과에 근거한 것이다.

- 큰 달걀 2개---(12g)
- 우유 110g(커피나 홍차에 포함 또는 시리얼과 함께)---(4g)
- 햄버거 패티 228g---(40g)
- 닭가슴살 100g---(30g)

위의 식단이 당신에게 친숙한가? 아니면 하루 130g의 단백질을 섭취한다고 통계를 낸 세계보건기구의 조사 결과에 근거한 아래 식단이 더 친숙한가?

- 큰 달걀 2개---(12g)
- 베이컨 1장---(3g)
- 우유 110g---(4g)
- 햄버거 패티 228g---(40g)
- 체다치즈 30g(치즈버거용)---(8g)
- 연어 필렛 228g---(48g)

내가 한창 단백질 중독 상태일 때는 이런 메뉴나 수치에 문제가 있다는 사실을 알지 못했다. 이것이 미국 정부의 단백질 허용량을 훨씬 초과한다는 사실을 몰랐던 것이다. 사실 권장허용량 자체도 대부분의 사람들에게는 상당히 부풀려진 수치다. 나도 모르는 사이에 독성이 있을 정도로 많은 양의 동물성 단백질을 매일 섭취하고 있었던 것이다.

누군가 내게 미국인들의 실제 단백질 섭취량과 미농무부의 허용량에 대해 알려줬다면 나는 이렇게 대답했을 것이다. "물론이죠. 우리는 단백질을 정말 많이 섭취하고 있어요! 단백질은 정말 우리 몸에 좋거든요. 미국인들이 세계에서 가장 건강한 이유가 바로 그 단백질 때문 아닐까요?"

미국인이 세계에서 가장 건강하다고?

그러나 건강한 미국인에 대한 우리의 자부심은 완전히 착각이었음이 밝혀졌다. 2013년에 미국립보건원National Institute of Health이 후원하고 미국립연구회의National Research Council와 의학연구소Institute of Medicine가 실시한 조사에 따르면, 미국인들은 선진국의 국민들 중에서 가장 건강상태가 나쁘다는 사실이 확인되었다.(Woolf and Aron, 2013) 미국인은 평균적으로 유럽이나 일본 사람들보다 더 일찍 죽는다. 비만과 심장병과 당뇨병의 발병률은 상상을 초월할 정도로 높다. 그리고 암 발생률도 당연히 높다. 이 보고서는 다음과 같이 결론지었다. "…비극적인 것은 미국이 다른 나라와의 경쟁에서 지고 있다는 사실이 아니라, 미국인들이 더 일찍 죽어가고 있으며 살아있는 동안에도 각종 질병으로 신음하고 있다는 사실이다."

미국은 많은 단백질을 섭취하고 있고 건강관리에 많은 돈을 쓰고 있지만 선진국 중에서 가장 건강하지 못하고 수명도 짧다. 물론 이것이 단백질 때문이라고 단언할 수는 없지만 정황상으로 보면 그럴 가능성이 엄청나게 높다. 특히 다른 선진국의 단백질 섭취량을 보면 놀라지 않을 수 없다. 세계에서 가장 장수하는 사람들은 평균적으로 10% 이하의 칼로리를 단백질로부터 얻는다. 미국인의 경우 그 비율은 평균 15~20% 이상이다. 만일 당신이 앳킨스 다이어트나 팔레오Paleo 다이어트나 기타 고단백 다이어트를 하고 있다면 이 수치는 40~50%까지 올라간다.

이 수치를 일본 오키나와Okinawa 섬의 주민들과 비교해보자. 그들은 대부분의 칼로리를 '고탄수화물 살인자'로 알려진 쌀과 얌을 통해 섭취한다. 섭취칼로리의 겨우 7%만 단백질로부터 얻는다. 그들은 미국인들보다 더 오래 살았고, 세계에서 가장 높은 100세 이상의 노인 비율을 가지고 있었으며 비만율은 훨씬 낮다. 이 지역의 노인들은 활기차고 활동적이며 생기가 넘쳤다. 오키나와 사람들이 미국으로 이민을 가거나, 자신들의 섬을 식민지로 만든 미국의 패스트푸드 음식을 먹기 시작한 후부터 질병과 비만이 급격하게 증가했음은 세상 모두가 아는 사실이다.

뒤에서 세계에서 가장 건강한 사람들은 어디에 살고 무엇을 먹는지 좀 더 자세히 살펴볼 것이다. 위의 데이터들이 시사하는 바는 매우 크다. 이것은 고단백과 고지방과 저탄수화물 식단을 통해서만 우리가 건강해질 수 있다고 주장하는 유행병적이고 상업자본주의적인 식단과 분명히 모순된다.

채식주의자가 되라는 말인가요?

그렇지 않다. 내가 채식주의자라고 해서 다른 사람이 모두 채식주의자가 되어야 할 필요는 없다. 나는 건강과 환경을 위한 최고의 선택이 채식주의자(동물성 단백질을 전혀 섭취하지 않는 사람)가 되는 것이라는 점은 인정한다. 그러나 당신은 완전히 채식주의자가 될 필요는 없다. '동물성 단백질을 혐오하는 극성분자'보다는 '과일과 채소를 사랑하는 따뜻한 사람'이 될 것을 권장한다. 즉, 당신이 섭취하는 대부분의 칼로리를 신선한 과일과 채소와 견과류와 씨앗류, 그리고 모든 종류의 콩과 정제되지 않은 통곡물에서 얻기를 권장한다. 건강하고 맛있는 식물성 식단을 사랑하면 강박관념 없이 자연스럽게 동물성 식품의 중독에서 벗어날 수 있을 것이다. 나 또한 그렇게 그 중독의 세계에서 벗어났기 때문이다.

그리고 당신이 현재 단백질 중독자라면(과거에 내가 그랬듯이) 크게 심호흡을 하고 열린 마음을 갖기를 부탁드린다. 이 책을 계속 읽다 보면 알게 되겠지만 식물성 식품에는 우리에게 필요한 단백질이 가득 들어있다. 더불어 항산화제와 항염증제와 비타민과 미네랄 등 좋은 성분이 풍부하게 들어있다. 모든 것이 다 들어있다는 말이다. 진득진득한 과잉과 중독의 세계로 들어갈 필요가 없다는 말이다.

앞에서 말했듯이 내가 주장하는 것은 '고기 한 점도 먹지 말자'가 아니라 '과일과 채소와 통곡물을 더 많이 먹자'이다. 순도 100%를 목표로 하고 식단의 패턴을 바꿔보자. 내가 이 책에서 풀어놓은 모든 증거를 확인하고 나면 당신도 그렇게 될 것이라고 나는 확신한다. 나도 그렇게 바뀌었기 때문이다. 순도가 100%에 가까워질수록 살이 빠지고 피부가 투명해질 것이며 질병 또한 사라질 것이다. 그러나 완벽해지지 못해 스트레스를 받기보다는 약간 불완전하더라도 행복하게 식단을 바꿔나가길 부탁드린다.

단백질에 대한 오해 풀기

단백질 중독과 관련된 오해와 진실을 간단히 정리해보았다.

오해: 고탄수화물 식단은 당뇨병의 원인이 아닌가요?
진실: 탄수화물은 당뇨병을 유발하지 않습니다. 당뇨병의 원인은 고기와 지방입니다. 믿을 수 없겠지만 이것은 진실입니다. 진짜 탄수화물(공장에서 만든 빵과 라면과 과자와 같은 정제탄수화물이 아닌)은 당뇨병을 유발하지 않습니다. 하물며 설탕조차도 과도하게 섭취하지 않는 한 당뇨병을 유발하지 않습니다. 당뇨병의 첫 번째 전조증상이자 비만의 주원인인 '인슐린 수치 상승'과 '인슐린 저항성'을 유발하는 것은 바로 육류입니다.

오해: 고탄수화물 식단은 심장병을 유발하지 않나요?

진실: 진짜 탄수화물(가공하지 않은 과일과 채소와 현미와 같은)은 심장병을 유발하지 않습니다. 지방과 단백질이 범인입니다. 육류에 들어있는 지방과 단백질은 나쁜 콜레스테롤을 증가시키고 동맥의 흐름을 막습니다. 육류는 염증을 유발합니다. 염증이 만성화될 경우 심장질환을 비롯한 거의 모든 만성질환에 치명적인 원인이 됩니다.

오해: 고탄수화물 식단은 살을 찌게 하지 않나요?

진실: 식품회사나 육류 관련 회사의 연구비 지원을 받지 않는 거의 모든 연구결과는 99%가 다음과 같은 결론에 도달합니다. 첫째, 비건(동물성 단백질을 일절 먹지 않는 사람)들은 (일부 동물성 단백질을 먹는) 채식인보다 몸무게가 덜 나갑니다. 둘째, (달걀과 유제품 정도는 먹는) 채식인들은 고기를 먹는 사람들보다 몸무게가 덜 나갑니다. 셋째, (생선을 일부 먹는) 채식인들은 순수 채식인들보다 체중이 더 나가며 육식을 하는 사람들보다는 체중이 덜 나갑니다. 이것이 진실입니다. 탄수화물(진짜 탄수화물)이 비만의 배후에 있는 것이 아니라 고기와 칼로리 과잉(가짜 탄수화물을 포함한)이 비만의 원인입니다. 고기는 당신의 장내 박테리아를 교란시켜서 체중증가를 유발합니다. 대부분의 고기에는 항생제가 들어있는데 이것 또한 체중증가의 결정적인 원인이 됩니다.

오해: '공장식 농장'에서 사육되는 동물이 문제 아닌가요?

진실: 일정 부분 사실입니다. 공장식 농장 또한 문제를 배가시킵니다. 박테리아와 바이러스와 항생제 등이 고기와 우유와 달걀을 오염시킵니다. 그러나 공장식 동물을 한 마리도 먹지 않았던 고대 선조들의 뼈를 분석한 고고학 연구에 따르면, 고기를 더 많이 먹은 사람에게서 암 발병률이 더 높았다는 사실이 발견됩니다. 그리고 현대의 연구들 역시 모두 같은 결론에 도달합니다. 풀을 먹이고 아무

리 유기농으로 깨끗하게 길러도 고기는 발암물질이라는 사실입니다. 당연히 유제품이나 달걀도 발암물질입니다.

오해: 과거나 현재나 여러 문화는 고단백 식단으로 번성하지 않았나요?
진실: 지구상의 모든 역사를 통틀어서 고단백 식단으로 번성한 문화는 없습니다. 일부 문화에서 그러한 식단을 따르긴 했습니다. 그러나 이런 식단을 가진 문화는 번성한 적이 없습니다. 고기와 향락을 즐긴 고대문화는 단 하나의 예외도 없이 높은 비율의 질병과 조기사망으로 흔적도 없이 사라졌습니다.

내가 이 책을 쓰게 된 이유

현재 나는 미국 휴스턴Houston에서 대규모 체중감량 클리닉을 운영하고 있다. 그러니까 '비만과의 전쟁' 그 최전선에서 활약하고 있는 셈이다. 내 진료실에는 각종 고단백 식단을 수차례 시도해본 후 문제가 생겨서 찾아오는 환자들이 많다. 덕분에 나는 소위 '하얀 가운의 전문가'라는 사람들이 권장했던 우스꽝스런 식단의 폐해를 매일같이 목격하고 있다. 나는 비만과 질병에 시달리는 수천 명의 환자들을 치료하고 있다는 말이다. 당연히 무엇이 효과가 있고 무엇이 효과가 없는지를 자연스럽게 알게 되었다.

동물성 단백질의 과잉섭취가 문제였다. 식물성 식단으로의 전환이 필요했다. 채식인이 될 필요는 없지만 가능하면 동물의 시체를 식단에서 제거해야 했다. 나는 환자들을 치료하면서, 신선한 과일과 채소와 통곡물에서 칼로리를 섭취해야 한다는 사실을 깨닫게 되었다. 비만 환자들은 나를 찾아오기 전에 정반대의 식단을 따르고 있었다. 그들의 식단은 동물들의 시체로 가득했다. 아침에는 달걀과 베이컨을 먹고 점심에는 고기를 2층으로 만들어놓은 샌드위치를 먹었다. 간식으로 육포 몇 개를 먹고 저녁에는 스테이크와 프라이드치킨을 먹었다. 나는 물론 단백질 중독에서 벗어났다. 그러나 아직도 많은 환자들이 단백질은 몸에 좋고 많이 먹을수록 좋다는 미신을 계속해서 믿고 있다. 나는 그들의 선배로서 '왜 살이 안 빠지고 병이 안 낫는다고 생각하세요?'라고 물어보면 그들은 한결같이 '탄수화물이 범인 아닌가요?'라고 합창하듯 대답했다.

'어떤 탄수화물을 말씀하시나요?'라고 되물으면 환자들은 잘 교육받은 로봇처럼 똑같이 대답했다. '화요일에 피자를 좀 먹었거든요…. 수요일에는 감자튀김을 먹었고… 일요일에 브런치를 먹었는데 참을 수가 없었어요. 도넛을 먹었거든요.'라고 대답한다.

진짜 탄수화물이 듬뿍 들어있는 과일과 채소와 통곡물을 먹는 사람은 없었다. 그들이 먹은 것은 모두 가짜 탄수화물이었다. 감자와 밀가루는 고압과 고열로 분쇄된 탄수화물의 시체가 되었다. 그 시체 위에 각종 화학물질과 동물성 지방과 식물성 지방을 짬뽕으로 버무렸다. 마침내 쓰레기 더미가 된 것이다. 그러니까 탄수화물(밀가루)은 지방과 화학물질을 실어 나르는 운반체가 된 것이다. 피자와 감자튀김과 도넛의 칼로리는 대부분 탄수화물이 아니라 지방으로부터 나온다. 내 환자들은 이렇게 탄수화물을 악의 축으로 몰아가면서 동물성 단백질과 포화지방은 눈감아주는 실수를 범했다. 내가 채소와 과일을 더 많이 섭취하라고 말하면 뭐 그리 반대하지도 않는다. 그저 단백질 섭취에만 너무 신경을 써서 식물성 식품을 고려할 여유가 없는 것이다.

그래서 나는 나 스스로에게 질문해보았다. 왜 환자들은 내 체중을 감량해주는 메시아인 수박과 사과와 케일과 현미를 무시하는 것일까? 그들은 왜 달걀과 베이컨과 생선과 치킨이 자연식품이라고 필사적으로 고집하는 것일까?

이 세상에 정보는 차고 넘친다. 구글Google과 위키피디아Wikipedia가 존재하는 한 정보부족을 걱정할 일은 없다. 그러나 식품업체와 육가공업체들의 막강한 자금 지원과 왜곡된 정보로 과학은 무시되고 조작되고 있는 것이 현실이다. 그러나 돈을 벌 목적이 아니라 인간을 치유하고자 하는 많은 양심의사들과 자연치유 전문가들은 한결같이 말한다. 무슨 특별한 성분에 현혹되지 말고 자연식품을 먹으라고 주장한다.

상업자본주의 세상은 가짜 논문이 횡행하는 시장판이므로 당신은 아주 주의를 집중해서 판단해야 한다. 유명한 사상가이자 월가Wall Street의 현자(賢者)로 묘사되는 나심 탈레브Nassim Nicholas Taleb는 그의 명저 〈스킨 인 더 게임〉Skin in the Game에서 이렇게 말했다. "가짜 논문을 없앨 수 있는 가장 좋은 방법은 연구자 스스로 일해서 돈을 벌고 그 돈으로 자신의 연구에 비용을 대는 것입니다." 누가 그 연구의 연구비를 대는가를 확인해보면 그 연구의 진실성을 판단할 수 있다는 말이다. 계란의 뛰어난 영양을 증명하는 연구에는 양계업계가, 우유의 탁월한 효능을 증명하는 연구에는 목축업계가, 육류와 단백질의 우수성을 증명하는 연구에는 육류업계와 식품업계가 돈을 대고 있다는 말이다. 과학자들이 양심을 버린 것은 이미 오래전 일이다.

베스트셀러 〈잡식동물의 딜레마〉The Omnivore's Dilemma의 저자인 마이클 폴란Michael Pollan도 이렇게 말한 바 있다. "음식을 드십시오. 가능하면 소식하십시오. 식단을 식물성 식품으로 차리십시오. 이렇게 간단합니다." 그러나 우리가 아무리 조언을 해도 어리석은 우리 인간들(전문가로 자처했던 나를 포함해서)은 이미 단백질 강박증에 사로잡혀서 늘 단백질 함량을 꼼꼼하게 확인한다. 게다가 단백질은 곧 동물성 단백질이라고 생각한다. 사람들은 식물성 단백질이 존재한다는 사실조차 알지 못한다. 식물성 단백질이 존재한다고 해도 열등하다고 믿는다.

사람들이 저녁식사로 '단백질을 섭취한다'고 할 때 이것은 무엇을 의미할까? 콩 또는 아보카도는 어떤가? 여기에도 단백질과 탄수화물과 지방이 가득 들어있다. 우리는 모두 과일과 채소가 건강에 좋다는 것에 동의한다. 그러나 항상 '어느 정도만' 좋다는 조건을 붙인다. 그러나 그 이유가 항상 나를 불편하게 한다. 자연식품이 좋다는 것은 알고 있지만 '과일과 채소는 단백질만큼 중요하지 않다'고 생각하는 것이다. 우리는 한 음식을 다른 음식과 비교하는 음식 계산법을 개발했다. 따라서 우리는 전문가들이 당근이나 사과와 같은 자연식품을 먹어야 한다고 주장할 때 고개를 끄덕이기는 해도 마음 한구석에서는 여전히 사과의 단백질 함량에 대해 의문을 제기한다. 그리고 이 계산법을 고려하여 자연식품보다는 닭가슴살이나 단백질 셰이크를 선택한다는 것이다. 단백질에 대한 이 잘못된 지식으로 인해 결국 우리는 과일과 채소로부터 겨우 5~7%의 칼로리만 얻게 되었다.

우리는 자연식품에 대해 더 많이 얘기해야 한다. '음식물을 성분으로만 분해하는 환원주의적 관행'이 모든 상황을 혼란스럽게 만들었다. 그러나 이 책을 쓰는 동안 나는 환원주의자가 될 수밖에 없다. 내가 환원주의적 영양 세계에 통달해야만, 단백질을 중요시하는 것이 해롭다고 주장할 수 있는 상황이기 때문이다. 나는 단백질에 1 대 1로 맞서야 한다. 그러지 않으면 내가 아무리 사과를 먹으라고 강조해도 당신은 늘 어디서나 구할 수 있는 쇠고기 육포에 손을 뻗을 것이다. 더 중요한 것은 식물성 단백질과 동물성 단백질은 생리학적 효과에서도 극적인 차이가 있다는 점도 보여줘야 한다.

나는 나 자신과 환자들의 식단을 바꾸려면 우리가 지금까지 믿어왔던 모든 것들을 완전히 뒤집어야 함을 깨달았다. 마치 코페르니쿠스가 그 시대 사람들에게 사실은 태양이 지구 주위를 도는 것이 아니라 지구가 태양 주위를 돈다는 것을 깨우쳐주려고 했던 것처럼 말이다.

아무튼 단백질에 대한 집착은 거의 모든 의사들이 지지하고 있는 개념이다. 만 권의 다이어트 책들도 이것을 권장하고 있다.(실제로 아마존에서 '저탄수화물 책'을 검색해보니 9,710개의 결과가 나왔다) 앳킨스 다이어트 산업과 그 파생 식단(South Beach, The Zone, Protein Power 등)도 단백질을 강조하고 있다. 팔레오 운동도 단백질을 주장한다. 수많은 피트니스와 블로거들 역시 단백질을 지지한다. 그리고 육류협회와 유제품협회와 양계협회는 매년 수십억 달러를 들여 단백질을 먹으라고 매스컴을 동원하고 있다. 또한 그들은 과학자들에게 막대한 연구비를 주고 자신들의 의도대로 연구결과를 내놓으라며 독려하고 있다. TV 광고에 돈을 쓰고, 편향된 연구를 의뢰하고, 로비를 하고, 공무원을 협박하면서 인간에게 가장 위험한 단백질 중독을 장려하고 있다는 말이다.

나의 어리석음을 참회합니다

솔직히 말하자면 나는 이 책을 별로 쓰고 싶지 않았다. 나는 비만 수술 전문의사였고 지금은 체중감량 클리닉의 대표로서 감당할 수 없는 숫자의 환자들을 돌보고 있다. 그리고 두 딸과 아주 사이가 좋은 아빠이기도 하다. 나는 아내와 시간을 보내는 것도 좋아한다. 그리고 나는 채식을 하게 된 후 마라톤과 철인3종경기에 입문했다. 이렇게 내 본업과 가족과 취미생활만으로도 시간이 부족하다. 따라서 이 책을 집필하느라 늦은 밤과 이른 아침, 그리고 주말까지 일하고 싶지 않았다. 그러나 그럴 수밖에 없었다. 그 이유는 3가지다.

첫 번째로 가장 결정적인 이유는 내 환자들 때문이다. 그들은 이렇게 말한다. "아침에는 달걀을 먹었고 점심에는 연어를 먹었고 저녁에는 닭고기를 먹었어요. 정부가 허용하는 권장량보다 2~3배 많은 단백질을 섭취하고 있는데도 살이 빠지지 않는 이유가 뭔가요? 전보다 살이 더 찐 이유가 단백질이 좀 부족해서인가요?" 나는 그 많은 환자들에게 일일이 대답해줄 수가 없다. 감당할 수 없을 정도로 환자가 늘어났기 때문이다.

두 번째 이유는 그 문제의 일부 원인이 된 책을 바로 내가 썼기 때문이다. 2008년에 나는 '체중감량 수술에 대한 전문가 가이드'The Expert's Guide to Weight-Loss Surgery라는 책을 냈었다. 반응도 좋았다. 아마존에서 평점 5점 중에서 4.5점을 받았다. 그리고 체중을 줄이고 삶을 되찾기를 간절히 원하는 사람들의 호응을 얻었다. 이 책은 처음부터 끝까지 그 당시 최고의 증거에 기초하여 꼼꼼하게 조사한 결과를 가지고 집필했다. 그러나 한 가지는 예외가 있었다. 바로 영양에 관련된 내용이다. 나는 30%의 단백질과 30%의 지방, 그리고 40%의 탄수화물로 식단을 꾸며야 한다고 이 책에서 강조했었다. 지금 생각하니 부끄러워서 얼굴이 빨개진다.

세 번째 이유는 내가 의사라는 사실이 부끄러웠기 때문이다. 전 세계에서 가장 많은 돈을 의료비에 쓰면서도 비만율과 만성질환 1위의 나라가 미국이다. 바로 그 나라의 의사라는 사실이 부끄러웠다. 단백질에 대한 국가적인 집착과 상업자본주의의 과도한 홍보가 미국인을 죽이고 있다. 나는 현 상황이 범죄와 다름없다고 생각한다.

그러나 꼭 범죄 다루듯이 해결할 필요는 없다. 바로 당신의 장바구니와 냉장고와 접시가 해결책이 될 수 있다. 동물성 단백질이 당신에게 어떤 영향을 미치는지, 어떻게 하면 더 건강한 선택을 할 수 있는지 이해하는 즉시 해결할 수 있다는 말이다. 물론 당신이 다니는 병원이 해결해줄 수도 있다. 의사가 영양에 대해 진실된 교육을 받은 후 환자에게 조언하면 쉽게 해결된다. 국가도 이 문제를 해결해줄 수 있다. 수십억 달러의 홍보비와 광고예산을 가진 식품업계를 국가에서 견제하면 된다. 고기와 생선과 계란과 우유의 이점을 강조하는 광고들을 규제하면 된다.

체중감량 전문의사로서 그리고 단백질 중독을 극복한 한 인간으로서, 나 자신이 단백질과의 싸움에서 최전선에 있었다고 생각한다. 햄버거와 스테이크로 구성된 식단을 야채스프와 케일 등으로 바꾸면서 나는 덜렁거리던 살을 밖으로 내보냈다. 내 인생에서 그 어느 때보다도 강하고 빠르고 건강한 사람으로 변신할 수 있게 되었다. 과민성 대장증후군도 사라졌다. 콜레스테롤 수치도 정상으로 떨어졌다. 혈당수치도 모범적이다. 염증수치도 양호하다. 식물성 식단은 건강과 활력이 넘치는 완전히 새로운 삶을 위한 관문이었다. 물론 이것은 내 환자들에게도 마찬가지다.

나는 체중감량 의사이기 때문에 미국에서 가장 무게가 많이 나가는 사람들을 매일 만난다. 식이요법과 운동도 전혀 효과를 내지 못하는 사람들 말이다. 이 사람들이 동물성 식단에서 식물성 식단으로 바꾸면 나와 같은 경험을 하게 된다. 체중이 영원히 감소한다. 콜레스테롤 수치가 떨어진다. 혈당이 안정화된다. 심장병과 고혈압과 당뇨와 멀어진다. 에너지와 체력과 날씬한 몸매가 찾아온다. 그러나 새로운 고민도 찾아온다. 피로와 통증과 무기력증이 엄습하는 시간이 사라지고, 새로운 에너지를 어떻게 발휘할지 고민스러운 시간이 찾아온다. 시인 메리 올리버Mary Oliver의 표현대로, '이 신나고 소중한 삶'One Wild And Precious Life을 어떻게 즐길 것인지 당황스러운 시간 말이다.

당신도 늦지 않았다

지금까지 이 책을 읽고 나서 회의감이 든다고 해도 나는 충분히 이해한다. 2008년이었다면 나도 '헛소리'라고 외쳤을 것이다. 당신과 나를 포함한 모든 사람들은 단백질을 완벽한 영양소로 생각하도록 프로그래밍되어 있다. 많을수록 좋다는 논리에 포로가 되어있다. 우리는 그럴듯한 말들에 현혹되고 있다. 우리는 영양에 대해 많아 봤자 일반인 수준의 지식밖에 없는 의사와 보건당국으로부터 위협을 받고 있다.

당신은 동물성 단백질의 위험성을 간과해서는 안 된다. 당신은 육류업계와 식품업계가 '단백질은 많을수록 좋다'고 설득하는 이유를 알아야 한다. 당신은 언론과 매스컴이 그들의 광고비와 홍보비에 의

존해서 몸집을 불리고 있다는 사실을 명확히 인지해야 한다. 그들이 어떻게 불량품을 '참식품'으로 둔갑시키고 있는지 간파해야 한다. 당신은 상업자본주의의 속성을 알아차려야 한다. 그렇게 하지 않으면 평생 뚱뚱한 몸을 이끌고 매일 알약을 한 주먹씩 털어 넣으며 병원에 질질 끌려 다니는 노예인생을 멈출 수가 없다.

괴벨스Paul Joseph Goebbels라는 사람이 있다. 그는 히틀러의 오른팔이자 독일 나치정권의 2인자였다. 그는 나치정권 선전선동의 총책임자였다. 비만과 질병을 주제로 다룬 이 책의 내용과 대비해서 비교한다면, 언론과 육류업계와 식품업계를 모두 합친 것처럼 힘이 막강했던 인물이라고 해도 무방할 것이다. 그의 다음 말은 수십 년이 지난 오늘날에도 시사하는 바가 매우 크다.

"거짓말은 처음에는 부정되고
그다음에는 의심받는다.
그러나 계속 되풀이하면 모든 사람이 믿게 된다."
If you tell a lie big enough and keep repeating it,
people will eventually come to believe it.
– 나치정권 2인자, 괴벨스

이 책과 관련된 웹 사이트인 Proteinaholic.com에서 건강한 음식습관과 생활 습관으로 바꾸는 데 필요한 도움을 얻을 수 있다. 레시피, 요리 팁, 영감을 주는 이야기, 연구 업데이트, 코칭 지원 등, 누구에게나 도움이 되는 정보들이 포함되어있다.

먼저 추가 레시피, 동영상 링크, 간단한 단계별 식단 개선 공식 등이 포함된 단백질 중독 극복 계획서를 무료로 다운로드할 것을 권장한다.

지금 시작해보자!

PROTEINAHOLIC

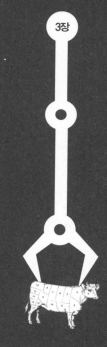

본격적인 공부를
시작하다

"어떤 사람들은 채식(자연식물식)이 극단적이라고 생각한다. 매년 50만 명의 미국인들이 날카로운 수술용 칼로 심장을 열거나 다리에서 정맥을 꺼내 관상동맥에 꿰매는 수술을 받는다. 당신은 둘 중에 어떤 것이 극단적이라고 생각하는가?"

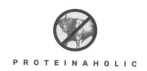

나는 침대에 앉아서 무릎 위에 책을 펴놓고 있었다. 내 머리는 핑핑 돌았다. 도저히 믿을 수가 없었다. 그러나 결국 모든 것이 이해되기 시작했다. 그때 내가 처음 읽은 책 이름은 〈블루존〉The Blue Zones이었다. 이 책은 내가 의사로서 완전히 다시 태어날 수 있는 계기가 된 책이다. 이 책에는 세계에서 가장 장수하는 사람들이 무엇을 먹고 마시고 어떻게 운동하고 일하고 서로 어울리고 있는지, 그들의 생활방식이 자세히 소개되어있었다. 저자인 댄 뷰트너Dan Buettner는 장수와 건강의 핵심을 '블루존'이라고 불렀다. 이 지역 사람들은 몇 가지 공통점을 가지고 있었다.

관습적인 현대의학에 대한 이러한 도전은 책상 앞에 앉아있는 의사나 연구원으로서는 불가능한 일이다. 뷰트너는 전 세계를 탐험했고 내셔널 지오그래픽National Geographic 잡지에 장수와 건강에 대한 글을 기고했다. 2005년에 그는 세계에서 가장 장수하는 사람들에 대한 표지 기사를 썼다. 그리고 그 내용을 바로 블루존이라는 제목의 책으로 출간하여 2008년 미국에서 베스트셀러에 올렸다. 이 책은 '건강하게 장수하는 집단은 다른 지역의 사람들과 어떻게 다른가?'라는 질문에 명확한 대답을 내려주고 있었다.

나는 고도로 훈련받은 외과의사다. 이런 훈련이 나를 건강과 질병에 대한 전문가로 만든 것도 사실이다. 나는 인간의 허약함과 싸울 수 있는 기술과 각종 도구들을 가지고 있었다. 그러나 나는 '질병과 비만이 필연적이고 불가피한 것인지'에 대해서는 한 번도 궁금해본 적이 없었다. 그러나 점점 의문이 들기 시작했다. 병원 곳곳에서 고통에 시달리고 있는 환자들을 보면서 나는 이런 의문이 들었다. '이 고통이 정말 우리 인간의 숙명이란 말인가?'

나는 역학조사(疫學調査)Epidemiological Research부터 시작했다. 역학조사란 어떤 질병이 발생했을 때 그 발생 원인과 특성을 찾아내는 분야를 말한다. 나는 망가진 장기와 병든 조직만 접하는 외과의사의 관점에서 벗어나 내 시야를 넓히고 싶었다. 나는 단순히 질병과 비만을 치료하는 방법이 아니라, 애초에 질병과 비만을 피할 수 있는 방법을 알아낸 사람이 있었는지 알고 싶었다.

지구촌 100세 노인들은 거의 채식인

미국 텍사스에서 자란 나는 미국이 세계 1위가 아닌 분야는 없다고 생각했었다. 미국은 세계에서 가장 위대한 나라이기 때문에, 당연히 가장 위대한 의료시스템을 보유하고 있으며 가장 건강한 사람들이 살고 있다고 생각했다. 그러다가 나는 한 저널에서 냉정한 사실을 알게 되었다. 미국은 다른 어떤 나라보다 1인당 의료비가 엄청나게 높은데도 불구하고(가장 근접한 경쟁국인 일본의 2배 이상) 미국이 아닌 50여 개국의 사람들이 미국인보다 더 오래 살고 날씬하다는 사실을 접하게 되었다. 나는 세계적인 투자전문가 워렌 버핏Warren Buffett은 아니다. 그러나 확실히 이것은 투자수익률 면에서 꼴찌에 속하는 것이다. 돈은 가장 많이 쓰는데 비만인구와 질병인구가 세계 최고 수준이기 때문이다. 나는 다른 국가들이 미국보다 숙련된 의사들이나 의료시스템 면에서 덜 발달해있다는 사실을 알고 있었다. 다른 이유가 있는 것이 틀림없었다. 바로 그때 블루존이라는 책을 발견한 것이다. 이 책의 부제는 '장수한 사람들이 얘기하는 9가지 장수 방법'9 Lessons for Living Longer from the People Who've Lived the Longest이었다. 이 책은 전 세계 5곳의 장수마을을 소개했다. 이 장수마을 사람들은 평균 기대 수명이 미국 평균보다 훨씬 높고, 노년층의 활동이 활발하며, 평균적으로 100세 이상까지 살 가능성이 미국인에 비해 최대 10배 높다고 적혀있었다.

그날 밤 침대에서 나는 그책의 3장 '오키나와의 블루존'The Blue Zone in Okinawa을 읽었다. 캘리포니아 로마 린다Loma Linda의 '제7일안식일 예수 재림파'와 함께, 오키나와 사람들은 블루존 집단 중에서 가장 주목받고 있는 연구대상이다. 기록과 검증이 가능한 자료가 많다는 것은 오키나와 연구가 그만큼 과학적이라는 것을 의미한다.

오키나와 사람들의 이야기를 읽고 나는 온몸이 얼어붙는 것 같았다. 햇빛과 영적신념과 고구마…. 햇빛은 이해가 간다. 야외활동과 정원 가꾸기와 산책은 야외활동이 거의 없는 내게 특히나 이해가 가는 항목이었다. 물론 에너지와 시간이 있다면 햇빛을 쬐면서 오래 걷는 것은 분명히 건강에 좋을 것이다. 영적인 신념도 마찬가지다.

그러나 고구마라니? 고구마는 탄수화물 아니던가. 분명히 살을 찌우고 당뇨병을 유발할 것이다. 오키나와 사람들은 고구마를 거의 주식으로 삼고 있었다. 내 예상은 완전히 틀렸다. 1950년에 오키나와 사람들은 원주민어로 이모^{Imo}라고 부르는 자색 고구마로부터 평균 총칼로리의 69%를 얻었다. 자색 고구마는 이 섬에서 제1의 주식이었다. 저자인 뷰트너에 따르면, 제2차 세계대전 이전에 오키나와인들의 인사말은 '안녕하십니까?'가 아니라 '이모는 많이 드셨나요?'였다고 한다.

고구마는 단지 탄수화물만 풍부하게 제공하는 것이 아니라 단백질도 많이 함유하고 있다. 2007년에 〈뉴욕 과학 아카데미 연보〉Annals of the New York Academy of Sciences에 게재된 한 연구에 따르면, 오키나와 사람들의 식단에서 단백질은 오직 7%의 칼로리만을 제공했다고 한다.(Willcox, et al. 2007, 2009; Sho 2001) 그것은 듣도 보도 못한 수치였다. 미국의 하루권장량을 훨씬 밑도는 수치였다. 10%는 단백질 결핍을 예방하는 데 필요한 최소치였다. 건강을 위해 권장되는 수치가 아니었다는 말이다. 그런데 세계에서 가장 활기차게 가장 오래 산다는 사람들이, 단백질에 대한 내 절대적인 믿음과 완전히 반대되는 음식습관을 가지고 있었던 것이다. 그들은 암과 당뇨병과 심장병과 알츠하이머병에 걸리지 않고 90~100세 정도 살았다. 그들은 여전히 활기차고 바쁜 삶을 살았다. 그들은 내가 원하는 삶을 살았고 내 환자들이 원하는 삶을 살고 있었다.

또 다른 블루존도 식물성 식단이 주를 이루었다. 그들 중 어느 누구도 완전한 비건이나 완전한 채식인은 아니었다. 고기와 유제품과 달걀은 부유층만이 정기적으로 소비하는 사치품이었다. 그 외의 일반사람들에게는 명절이나 특별한 날에만 즐기는 음식이었다. 활기차게 장수하는 것으로 유명한 이탈리아의 사르디니아Sardinia 농민들은 주로 빵과 무와 양파와 회향 등으로 구성된 점심을 먹었는데, '부자들은 여기에다가 파스타만 약간 추가했다'고 한다. 대부분의 가족들은 한 달에 한두 번 정도 고기를 먹었다. 그런데도 나는 단백질이 최고라는 절대적인 믿음에 근거하여 환자들에게 정반대의 조언을 했던 것이다. 나와 내 환자들은 점점 더 아프고 뚱뚱해지는 반면에 사르디니아인들과 다른 블루존의 주민들은 90~100세까지 날씬한 몸을 유지하며 활기차고 건강하게 살고 있었다.

나는 중요한 결정을 내려야 했다. 나는 지금부터 '편견과 통념'보다는 과학에 근거하여 조언을 할 것이다. 블루존에 대한 장수연구는 증거라기보다는 '진실의 방향을 가리키는 손가락'에 더 가까웠다. 그렇다. 이제 나는 이미 건강한 사람들 사이에서 효과를 본 식단만 환자들에게 권장할 것이다. 나는 이탈리아어와 그리스어로 복잡하게 만들어낸 의학용어 대신에, 단순한 용어를 사용해서 진실이라는 방향을 가리킬 것이다. 내가 예전처럼 계속 단백질 식단을 권장하기 위해서는 고단백 식단으로 건강을 유지하는 사람들의 설득력 있는 사례를 찾아야 했다. 그러나 그것은 불가능했다.

자료를 찾고 또 찾았다. 단백질과 지방이 적고 탄수화물이 풍부하게 들어있는 식물성 위주의 식단이 비만과 장수연구에서 1등이었다. 단 하나의 예외도 없었다. 사실, 고기를 적당히 많이 먹으면서 장수하는 지역은 어디에서도 찾아보기 힘들었다. 고단백 신화의 추종자들은 이누이트족Innuit이나 마사이족Maasai을 예로 들기를 좋아한다. 그러나 이들의 건강과 기대수명이 형편없었다는 사실을 아는 사람들은 많지 않다. 어떠한 경우에도 예외 없이 식물을 먹는 사람들은 훨씬 더 오래 살았다. 그들은 육식을 주로 하는 사람들을 괴롭히는 질병으로부터 자유로웠고 훨씬 날씬했다. 나는 반박할 수가 없었다.

연구를 하면 할수록 증거들이 쏟아져 나왔다. 나 또한 놀랄 수밖에 없었다. 전 세계 수없이 많은 과학자들이 밝혀낸, 동물성 단백질이 비만과 질병에 큰 영향을 끼친다는 증거들이 트럭 가득 실릴 만큼 쌓여있었다. 왜 나는 이런 증거들에 무심했던 것일까? '에픽 실험'EPIC Trial, 하버드 대학의 '간호사 건강연구'Nurses'Health Study, '예수재림파 건강연구'Adventist Health Study 등, 기업의 후원을 받지 않은 독립적인 연구들은 거의 모두 비슷한 결과를 보여주었다. 나는 계속해서 동물성 단백질이 비만과 질병과 밀접한 관계가 있다는 증거를 찾아내야만 했다. 육류업계와 식품업계의 후원을 받지 않고 진행된 연구결과는 한결같았다.

식물성 식단이 우리 건강에 미치는 영향을 연구한 문헌들이 너무 많았고 나는 하얀 도화지 위에 그림을 그리는 어린아이처럼 모든 지식을 흡수했다. 이제 나는 그것들을 자신 있게 열거할 수 있게 되었다. 사실 내가 본격적으로 공부를 하기 전에는 이토록 많은 연구논문과 서적들이 있다는 사실을 전혀 몰랐었다. 비만수술 전문의사였고 체중감량 전문가로 일을 하고 있었는데도 말이다. 고혈압, 비만, 당뇨병, 심장병, 뇌졸중, 과민성 대장증후군, 황반변성, 백내장, 암, 발기부전, 관절 류머티즘, 궤양성 대장염, 게실염, 탈장, 치매, 담석, 통풍, 대사성 질환… 현대의학에서 질병의 숫자를 약 1만여 개로 보는데 이 질병 거의 모두가 동물성 단백질과 연관되어있었다.

2015년 1월에 나는 '텍사스 비만수술 전문의협의회'Texas Association of Bariatric Surgery가 주최한 컨퍼런스에서 강연을 했다. 나는 청중들에게 '에픽 실험'에 대해 들어본 적이 있는지 물었다. 아무도 없었다. '예수 재림파 건강연구'는? 역시 아무도 없었다. 하버드 대학의 '간호사 건강연구' 역시 마찬가지였다. 질문을 할 때마다 멍한 표정은 더 늘어났다.

내가 동료들의 무지함을 지적하려고 그런 질문을 한 것은 아니다.

7년 전에는 나 또한 같은 처지였기 때문이다. 나와 내 동료들이 훈련 받은 것은 '그래서 이 비만과 질병을 고치기 위해 무엇을 해야 하는 가?'였다. 그러나 나를 이러한 관습화된 통념에서 벗어나게 만든 질 문은 '어떻게 하면 더 날씬하고 건강해질 수 있을까?'였다. 그것은 지 식이 아니라 깨달음이었고 그것은 '이익의 추구'가 아니라 '진실을 향한 갈망'이었다.

그러나 더 많은 증거가 필요했다

앞에서 언급했듯이 블루존 데이터와 각종 연구결과는 나의 세계 관과 관점을 상당히 흔들어놓았다. 그러나 그 자체로는 내가 교육받 은 편견과 통념을 바꿀 만큼 영향력이 크지는 않았다. 저단백 식단으 로 환자를 치료하고 건강수치를 개선시키기 위해서는 좀 더 명확한 증거들이 필요했다.

조엘 펄먼Joel Fuhrman의 저서인 〈내 몸 내가 고치는 기적의 밥상〉Eat to Live은 '음식의 영양을 통해서 질병을 치료'하는 접근방식으로 내게 큰 영향을 주었다. 뉴저지주에서 상당한 규모의 병원을 성공적으로 운영하고 있는 펄먼 박사는, 모든 질병에 대한 첫 번째 치료법으로 뉴트리테리어니즘Nutritarianism을 주장한다. 다른 병원이나 의사들과 달 리 그는 '질병을 약물로 관리하지 않고 식단으로 치료'하는 것이다. 양질의 영양소를 먹으면 모든 질병을 치료할 수 있고 장수에 이르게 할 수 있다고 그는 주장한다.

그 후 나는 이런 식으로 의술을 행하는 수백 명의 의사들을 확인할 수 있었다. 나는 이제 그 의사들 속에 나를 포함할 수 있어서 자랑스럽다. 그러나 '수백 명'은 여전히 수치스러운 수치이다. 미국의 의사 숫자를 생각해보시라. 무려 100만 명이 넘는다. 그들은 여전히 단백질 식단이 비만과 질병과는 무관하다고 믿고 있다.

의사들은 일반적으로 약물과 수술로 환자의 증상을 지워버린다. 근원적으로 치료하는 것이 아니라 증상을 지워버린다는 사실은 매우 중요하다. 의사들은 일회적인 치료에 길들여져 있어서인지 음식을 통한 치유사례 역시 '일회적인 것'으로 무시하는 경향이 있다. 그러나 다행히도 동물성 단백질이 위험하다는 몇몇 양심의사들의 고백이 속속 보고되고 있다. 나는 채식 식단만으로 환자를 치료한 양심의사들의 결과물을 많이 접했다. 나는 점점 내가 그동안 배워온 것들에 대해 회의를 갖게 되었고 새로운 것(옛날부터 거기에 있었던 것이지만)에 대해 신념을 갖게 되었다.

반대 연구도 돌아보았다

그러나 아직 내 뇌에는 단백질 중독 의사의 패배를 인정하지 않으려는 강한 저항감이 아직도 살아있었다. 그렇다면 정반대의 연구결과들은 도대체 무엇일까? 나는 의문이 들었다. 고기, 생선, 계란, 우유, 유제품을 많이 섭취해야 건강해진다는 주장과 연구결과들은 무엇을 근거로 하는 말일까? 나는 이 모순을 해결해야 했다. 그래야만 내 환자들과 이 새로운 진실을 공유할 수 있을 것 같았다. 충분히 시간을 들여 모든 증거들을 시험해보고 최종적으로 판단하고 싶었다. 단백질, 특히 동물성 단백질이 우리 몸에 좋다고 주장하는 수많은 연구가 있다. 이것은 블루존이나 다른 연구결과와 모순되는데, 어떻게 둘 다 공존할 수 있는 것일까?

나는 모든 '단백질 찬양연구'가 몇 가지 공통점을 가지고 있다는 사실을 발견했다. 첫째로 모두 기간이 짧았다. 예를 들어 대부분 몇 주 또는 몇 달 동안 연구한 결과이다. 1년 이상은 거의 없었다. 당신 주변에는 고단백 셰이크 다이어트로 처음 3개월 동안 엄청난 체중을 감량한 사람이 있는가? 만일 있다면 그 사람이 연말에는 어땠는가? 그 식단을 계속해서 몇 년 이상 유지할 수 있는 사람은 거의 없다. 만일 연구기간이 12주라면 셰이크의 놀라운 체중감량 능력을 어렵지 않게 입증할 수 있다. 그러나 2~3년 동안 연구한다면 양상은 매우 달라질 것이다. 둘째로 이러한 연구는 장기적인 결과보다는 소위 지표 상의 숫자에 초점을 맞추는 경향이 있었다. 우리는 이것을 바이오마커Biomarker(단백질이나 각종 대사물질 등을 이용해 몸 안의 변화를 알아낼 수 있는 지표)라고 부른다. 바이오마커의 예로는 수축기 혈압이나 LDL 콜레스테롤 수치 등이 있다. 의사들은 이러한 바이오마커가 건강의 지표라고 믿기 때문에 많은 관심을 기울인다. 고혈압 지표가 나쁘게 나오면 의사들이 심장병 위험이 있다고 판단을 내리는 것도 하나의 예로 들 수 있다.

물론 그런 지표를 연구결과로 사용하는 것은 이해가 간다. 바이오마커는 시시각각으로 우리의 건강상태를 보다 빠르게 알려주기 때문에 단기간 연구에 도움이 된다. 또한 일반적으로 값이 싸고 측정하기에도 편리하다. 그리고 '삶의 질'이나 '활력'과 같은 것은 너무도 주관적이다. 따라서 객관적인 측정방법이 사용된다. 그러나 바이오마커 사용에는 너무도 많은 문제점이 있다는 사실을 나는 알게 되었다. 만일 당신이 '우유는 왜 건강에 좋은가?'라는 주제로 연구를 진행한다면, 수천 건의 바이오마커 중에서 우유 단백질에 긍정적인 반응을 보이는 몇 가지만 찾아내면 된다. 지표상으로 분명하게 개선된 몇 가지만 골라내면 된다는 말이다.

'단백질 찬양연구'의 세 번째 공통점은 표본의 크기가 너무 작아서 모든 사람을 대표한다고 할 수 없다는 사실이다. 생쥐연구의 결과를 인간과 연결시키기도 한다. 시험관에서 행해진 실험을 인간의 경우와 동일시하기도 한다. 예를 들어보겠다. 당신이 만일 동전을 던지면 '앞면이 더 많이 나온다'는 사실을 증명하고 싶다고 하자. 일반적으로 1천 번을 던지면 500 대 500 정도로 나올 것이다. 그러나 만일 10번씩 50번을 던진 후, 그중에서 앞면이 더 많이 나온 것을 추출해서 공개하면 어떻게 될까? 얼마든지 '동전을 던지면 앞면이 더 많이 나온다'고 결과를 조작할 수 있다는 말이다.

그렇다면 과학적인 연구가 정말로 이런 식으로 이루어지는 것일까, 아니면 내가 너무 극단적인 것일까? 그러나 당신은 대부분의 단백질 찬양연구가 그 연구결과로 가장 많은 이익을 보는 산업으로부터 자금 지원을 받고 있다는 사실은 모르고 있다. '낙농협회'Dairy Council, '달걀 위원회'Egg Board, '쇠고기 위원회'Beef Council 및 기타 산업 단체는 지속적으로 단백질 찬양연구를 진행할 수 있도록 많은 과학자들을 지원하고 있다. 대학교수들 또한 이들의 막대한 자금을 지원받고 있다는 것은 이제 공공연한 사실이다.

양심이 돈을 이기지 못하는 것이 상업자본주의 사회다. 막대한 양의 자본이 개입되면서 고기, 생선, 계란, 우유와 연관된 각종 식품회사가 원하는 방향으로 결과를 왜곡시키고 있다는 말이다. 이 사실은 이미 양심 있는 학자와 교수들의 입에서 속속들이 고백되고 있는 것이 현실이다.

억만장자 상속자는 왜 돈을 포기했을까

처음에 나는 나 자신의 건강과 환자들의 건강이 우려되어 채식(자연식물식)에 관한 책을 읽기 시작했다. 그러나 연구를 계속하면 할수록 내 관심사는 새로운 곳으로 확장해나가기 시작했다. 동물복지와 지구환경을 생각하게 되었다는 말이다. 그렇게 된 결정적인 이유는 동물성 식품의 해로움을 발견하고 유산을 포기했던 배스킨라빈스Baskin-Robbins 아이스크림의 상속자였던 존 로빈스John Robbins의 책을 읽고 난 후였다. 그는 억만장자의 후계자를 포기하고 아내와 함께 자연인의 삶을 택했다. 섬으로 들어가서 한 칸짜리 통나무집을 짓고 모든 식품을 스스로 조달하며 살았다. 존 로빈스는 자신의 저서인 〈음식혁명〉The Food Revolution에서 공장식 축산과 환경파괴를 강하게 비판하고 있었다. 아이스크림을 비롯한 각종 유제품과 축산물에 대해 감춰졌던 진실을 폭로하고 있었다. 그의 가족은 아이스크림으로 아침을 대신할 정도였는데, 창업자 중의 하나인 삼촌은 50대 초반에 사망했으며 그의 아버지 또한 당뇨병과 고혈압으로 이른 나이에 쓰러졌다.

이 책은 우리의 식탁 위에 놓인 우유와 스테이크의 진실에 대해 말하고 있다. 그것은 극도로 잔인하게 태어나고 길러져서 도살된 살아 있는 동물의 사체였다. 우유를 생산하는 소들은 자신의 배설물로 가득한 환경에서 살면서 빛도 보지 못하고 풀을 먹어본 적도 없었다. 낙농업자들은 소들이 질병으로 죽지 않고 더 많은 우유를 생산하도록 하기 위해 엄청난 항생제를 들이붓고 있었으며, 바로 그 소가 생산한 '소의 젖'과 '소의 사체'를 우리는 침을 흘리며 먹고 있다는 사실을 나는 알게 되었다.

나는 또한 조너선 사프란 포어Jonathan Safran Foer의 〈동물을 먹는다는 것에 대하여〉Eating Animals라는 책도 읽었다. 이 책은 공장식 축산의 현실을 적나라하게 고발하고 있었는데, 이 책을 읽고 있는 당신도 그 사실을 알게 되면 고기를 다시는 먹지 않게 되리라고 장담한다. 그렇다. 나 역시 그럴 수 없었다. 설사 동물성 단백질을 줄일 때의 명백한 장점이 과학적으로 증명되지 않았다고 해도, 나는 이 책에서 말하는 '육식과 인간의 양심', 그리고 '공장식 축산과 지구환경' 때문에라도 육식을 멈추었을 것이다. 나는 명확한 증거와 과학에 기반한 의술에 자부심을 가져왔다. 명확한 증거와 과학은 확신에 차서 이렇게 말한다. '우리 몸에 좋은 것은 우리의 환경에 좋은 것이며 우리의 동물들에게도 좋다'고 말이다.

나는 천천히 변하기 시작했다

나는 단백질 중독과 관련된 건강과 환경과 윤리적 문제들에 대한 모든 지식을 습득했다. 그리고 어느 날 문득 아침에 일어나 모든 동물성 식품을 포기하기로 결심했다. 그리고 절대 이전의 생활로 돌아가지 않겠다고 나 자신에게 선언했다. 그러나 불행하게도 나는 완벽하지 못했다.

나의 시작은 창대하였다. 아내가 첫아이를 낳고 병원에 있을 때 결심했다. 나는 반드시 변할 것이다. 아이가 생일을 맞이하고, 젖니가 빠지고, 첫 이성 친구를 사귀고, 학교를 졸업하고, 결혼해서 아이를 낳을 때까지 살아있고 싶었다. 콜레스테롤로 가득한 내 눈에 눈물이 고였다. 내 음식습관 때문에 그때까지 살아있지 못할 것 같아서 두려웠던 것이다.

그날 나는 처음으로 고기가 없는 식사를 했다. 그날 메뉴가 데친 채소와 쌀밥이었던 것을 아직도 기억한다. 맛은 최악이었다. 나는 채소를 싫어했다. 나는 요리를 못했다. 내게 이런 식단은 생소했다. 내게 있어서 식사란 고기를 먹는 것이었다. 그래서 나는 채식인들이 먹는 채소 버거를 먹었다. 끼니마다 먹었다. 한 번도 빠지지 않고 말이다. 먹을 만했다. 고기는 없었지만 견딜 만했다. 그러나 확실히 '달라진 기분'을 만들어주지는 않았다. 한 달 후에 콜레스테롤 수치를 확인해봤다. 약간 떨어지긴 했다.

무슨 이유였는지 그쯤에서 나는 다시 고기를 먹기 시작했다. 여전히 중독이 남아있었다. 기분이 크게 좋지도 않았다. 내 건강수치도 드라마틱하게 변하지는 않았다. 그러나 이 시기에 나는 육식의 윤리적, 환경적 영향에 크게 관심을 가지게 되었다. 솔직히 개인적인 이유만으로 육식을 중단했다면 그것만으로는 부족했을 것이다. 나를 포기하지 않고 계속 시도하게 만든 것은 소들이 도살되는 영상 때문이었다. 내가 먹는 고기가 어떻게 만들어진 것인지 두 눈으로 생생하게 접하고 나서야 나는 결국 식단에서 고기를 완전히 제거할 수 있었다. 단, 생선은 제외하지 않았다. 여전히 어느 정도의 동물성 단백질은 필요할 것 같았기 때문이다. 인간이란 동물이 얼마나 모순된 존재인지 지금 생각하면 놀라울 따름이다.

나는 한동안 이런 식단을 유지했다. 그러나 책을 읽고 연구를 하면 할수록 내 가치관은 변해갔다. 물고기 또한 살아있는 생물이었다. 대규모 어업은 어떤 면에서는 공장식 축산업보다 더 나쁜 환경적 재앙이었다. 양식으로 키운 물고기는 공장에서 키운 소고기보다 때론 더 나쁘다는 사실도 알게 되었다. 식물에는 없고 생선에만 있는 것 중에서, 인간의 몸에 좋은 성분은 하나도 없다는 사실도 알게 되었다. 이처럼 생선을 허용하는 부분 채식은 오히려 내 혈중 수은수치만 높아지게 했다. 나는 결국 채식주의자가 되기로 결심한 위대한 소설가 프란츠 카프카Franz Kafka의 결정을 이해할 수 있었다. 수족관을 물끄러미 바라보던 카프카는 물고기에게 이렇게 말했다고 한다. "이제야 비로소 마음 편하게 너를 바라볼 수 있게 되었구나. 이제 다시는 너를 먹지 않을게."

유제품은 내게 마지막 남은 도전이었다. 단백질 중독자였을 때 나는 더블치즈 중독자였다. 여기에는 그럴 만한 생물학적 이유가 있었다. 치즈에 들어있는 카소모르핀Casomorphin이라고 불리는 화학물질은, 그 이름처럼 실제로 우리의 뇌와 신체에 모르핀과 비슷한 효과를 준다. 이름도 모르핀이지 않은가? 그런데 이 모르핀 치즈는 식품 어디에나 들어간다. 샐러드에도 들어가고 각종 소스에도 들어간다. 나는 유제품을 포기하는 것을 망설였다. 나는 스스로에게 물었다. 유제품 산업의 실체를 알고 있는데도 불구하고 유제품을 소비하고 있는 당신은 누구인가? 의사인가, 장사꾼인가? 결국 나는 유제품도 끊었다. 시간이 지날수록 훨씬 더 쉬워졌다. 마침내 유제품 없는 식사가 전혀 힘들지 않게 되었다.

나의 이러한 과정을 전폭적으로 지지해준 멋진 아내는 출산 후 몸이 회복되자 채식요리를 하기 시작했다. 아내는 내 몸이 뚱뚱해지고 각종 질병에 시달리는 것을 옆에서 직접 목격한 사람이었다. 그녀는 내가 건강을 위해 새로운 시도를 하는 것만으로 그저 기뻐할 뿐이었다. 남편이 콜레스테롤이 높고, 고혈압이 있고, 배가 점점 커지는 37살의 '비만수술 전문가'인데 걱정이 안 되는 아내가 있을까? 아내가 도와주고 이끌어주지 않았다면 훨씬 더 힘들었을 것이다.

뛰어난 요리 실력을 가지고 있는 아내는 이제 내 식단의 주재료인 채소와 통곡물을 가지고 다채로운 요리를 만들어내고 있다. 새로운 세계(호모 사피엔스 원래의 세계)에 진입하려는 나의 결심이 아내의 호기심과 맞닥뜨려졌다. 생각해보시라. 고기의 종류는 얼마나 되는가? 소고기와 닭고기와 돼지고기와 생선…. 몇 가지가 되지 않는다. 그러나 과일과 채소와 견과류와 씨앗과 콩과 허브와 향신료는 수천 가지 종류가 있다. 이러한 식재료를 사용하여 그야말로 평생 동안 한 번도 먹어보지 못한 새로운 요리들이 탄생한 것이다. 맛과 질감의 조합을 계속해서 창조해내면 그 요리의 가짓수는 수만 수십만 가지로 확장할 수 있다.

채식의 이점에 대해 얘기할 때 흔히 듣는 말이 있는데, '풀만 먹고 어떻게 사나요?'가 바로 그것이다. 이해한다. 나도 그랬다. 그것은 마치 영화가 시작되었는데 5분 늦게 영화관에 들어가는 느낌일 것이다. 화면 외에는 아무것도 보이지 않는 상황 말이다. 의자도 사람들도 거의 보이지 않는다. 두려움도 있을 것이다. 그러나 불과 5분만 지나면 상황이 완전히 달라진다. 내가 영화관을 장악할 수 있다는 말이다. 첫 5분이 두려워서 비싼 돈을 내고 들어온 영화를 포기할 수는 없지 않은가 말이다. 당신도 채식(자연식물식)에 첫발을 내딛기만 하면 당신의 인생을 완전히 장악할 수 있다. 새로운 인생이 열린다는 말이다.

겨우 12개의 식물과 5개의 동물이 세계 음식의 약 75%를 차지하고 있다. 그러나 알려진 식용 식물이 무려 30만 개에 달한다는 사실을 알아야 한다. 채식인들에게는 아직도 개척되지 않은 창창한 요리 세계가 남아있다. 내가 친구들과 함께 고급 레스토랑에 가면 웨이터에게, 고기를 빼고 이런저런 요리를 할 수 있는지 물어본다. 그러면 셰프가 직접 요리를 선보이곤 하는데 그들의 아름다운 창작품에는 자부심이 가득했다.

아내의 요리 실력이 향상된 것 외에도 우리는 휴스턴에서 식물성 음식을 배달해주는 서비스도 발견했다. 나는 서서히 식물의 세계를 탐험하기 시작했다. 나는 콩을 발견했다. 나는 여러 채소를 시도했다. 처음 먹었을 때 별로였어도 계속 시도했다. 어느 날 나는 케일의 맛을 알게 되었다. 고기가 당기면 마음속으로 피가 낭자한 도살장면을 떠올렸다. 나는 마침내 내 입맛을 단련시키고 완성했다. 식물을 생각하면 침이 나오고, 고기를 먹는다는 생각을 하면 저절로 혐오반응이 나오는 수준에 도달했다.

나는 이 전략을 모든 사람에게 권하지는 않는다. 그러나 '그동안 채식하느라 고생했다'며 치킨과 스테이크로 자기를 위로하고 싶을 때 이 방법을 사용하기를 권장한다. 채식으로 음식을 바꿀 때 '치팅데이'는 아주 위험한 개념이다. 일주일 중 6일은 엄격하게 식단을 따르고 7일째에 좋아하는 '금지된 음식'으로 폭식하는 사람들이 있다. 그들은 1주일 내내 그 음식을 먹을 날만 기다린다. 먹지 말아야 할 음식을 손꼽아 기다린다니 이 무슨 아이러니인가? 그렇게 해서는 절대 성공할 수 없다. 무슨 일이 있어도 끊으려는 음식을 마음속에서 신화적인 대상으로 승화시켜서는 안 된다. 나는 이 책의 마지막 장 '그러면 어떻게 해야 하나요?'에서 구체적인 방안을 제시할 것이다.

그러면 단백질은 어디서 얻나요?

내가 고기를 먹을 때는 아무도 내 영양상태나 건강에 대해 물어보지 않았다. 그런데 내가 채식을 주로 하는 자연식물식으로 눈을 돌리자 사람들은 기겁하기 시작했다. 채식인이나 비건이라면 누구나 한 번쯤은 경험했을 것이다. 친구와 직장 동료, 심지어는 전혀 친하지도 않은 지인들까지도 한결같은 질문을 했다. 마치 녹음기에서 나오는 말과 똑같았다. '그러면 단백질은 어디서 얻나요?'였다. 내가 식물을 더 많이 먹고 동물을 더 적게 먹기 시작하자 사람들은 나를 무슨 별종처럼 대하기 시작했다. 내 선택이 무모한 짓이라고 말했다. 그들은 내가 허약해질 거라고 확신했다. 건강이 나빠져서 결국 아프게 된다는 것이다. 아니, 고단백 식단으로 과체중인 친구들이 이런 말을 하다니 우습지 않은가. 나는 체중감량을 위해 나를 찾아오는 모든 사람들의 건강수치를 일일이 확인한다. 한마디만 하겠다. 육식을 하는 사람들은 영양수치가 매우 나쁘다. 그들은 예상대로 비타민 D가 부족했다. 엽산도 티아민도 비타민 A도 부족했고 심지어 B12도 부족했다.

그렇다면 채식인들은 어떨까? 사실 나도 확실히 대답할 수가 없다. 채식인 중에는 환자가 거의 없기 때문이다. 채식인들은 대부분 체중 감량 클리닉에 올 일이 없다. 내 기억에 10년이 넘는 기간 동안 비건 쿠키와 컵케이크에 푹 빠진 여성 한 명만 있었던 것 같다. 그녀는 베이킹 요리를 좋아함에도 불구하고 지방질 상태가 상당히 양호했고 비타민 결핍도 전혀 없었다. 더 인상적인 것은 심장병이나 당뇨병도 없었다.

사람들은 일반적으로 내 식단이 '극단적'이라고 생각했다. 나 역시 불과 몇 달 전까지는 같은 의견이었기 때문에 충분히 이해할 수 있다. 그러나 시한부를 선고받은 환자들의 심장병을 낫게 했던 이야기를 쓴 외과의사 콜드웰 에셀스틴Caldwell B. Esselstyn 박사의 유명한 명저 〈지방이 범인〉Prevent and Reverse Heart Disease을 읽고 나서 나는 전율하지 않을 수 없었다. 그의 다음 말에 동의하지 않을 수 없었다.

"어떤 사람들은 채식(자연식물식)이 극단적이라고 생각한다. 매년 50만 명의 미국인들이 날카로운 수술용 칼로 심장을 열거나 다리에서 정맥을 꺼내 관상동맥에 꿰매는 수술을 받는다. 당신은 둘 중에 어떤 것이 극단적이라고 생각하는가?"

많은 친구들과 동료들은 내가 고급요리를 거부하면 불쌍하게 생각한다. 그들은 내가 인생에서 '고급스러운 것'들을 놓치고 있다고 생각한다. 내 식단 덕분에 내가 오랫동안 행복하게 살 수 있을 거라고 설득해도, 내가 너무 많은 것을 포기하고 있다는 그들의 평가는 변하지 않는다. 그들은 대부분 지금 즐거울 수만 있다면 건강하지 않고 일찍 죽어도 괜찮다고 대답한다. 그들은 내가 즐거운 삶을 놓치고 있다고 생각한다. 그들은 나도 결국 양로원에서 튜브와 모니터에 연결된 채로 골골대며 누워있을 텐데, 고작 몇 년 더 살기 위해 건강해지려고 애쓴다고 생각한다. 나도 그들과 똑같이 생각했으니 그 속마음을 알 수 있다.

적어도 사람들은 내 의지력이 뛰어나다고 감탄하기는 한다. 그들의 눈에는 내가 좋아하는 음식을 참기 위해 매일 고군분투하고 있고, 막연하고 먼 목표를 달성하기 위해 맛없는 음식을 억지로 먹는 것처럼 보일 것이다. 그들은 내가 마치 특별한 힘을 가지고 있다고 생각한다. 나는 이 관점을 이해한다. 나 역시 전형적인 미국 음식과 생활방식에 대한 그들의 갈망을 이해하기 때문이다. 크고 육즙이 넘치는 스테이크를 누가 좋아하지 않을 수 있겠는가? 그러나 유감스럽게도 나는 스테이크나 치킨이나 도넛을 거절하는 것이 전혀 어렵지 않게 되었다.

나는 치즈버거를 혐오하게 되었다. 따라서 더블 치즈버거를 거절하는 데는 그다지 초인적인 의지가 필요하지 않다. 내 친구들은 패스트푸드 광고를 보면서 햄버거가 얼마나 맛있는지 떠올리고 그것을 갈망한다. 그러나 나는 이제 햄버거 사진을 보면 흉측스럽고 무색무취한 느낌을 받는다. 또한 기름이 끼고 시커멓게 탄 스토브가 떠오른다. 그리고 나는 실제로 고기가 만들어진 도살장을 상상한다. 나는 살코기에 '핑크 슬라임'을 섞어 다짐육을 만들기 위해 소에게 먹였던 모든 화학물질과 항생제를 떠올린다. 그리고 그 소들의 끔찍한 삶과 죽음을 떠올린다. 그다음 나는 동물의 지방이 내 몸속에 둥둥 떠있다가 쌓여서 혈관을 막는 그림을 상상한다. 마지막으로 나는 햄버거를 먹은 후의 기분을 상상한다. 포만감이 사라지면 더부룩하고 불쾌함이 느껴진다. 소화불량과 피로감도 느낀다. 툭 튀어나온 뱃살을 움켜잡고 시체처럼 소파에 누워있는 나를 상상한다.

이제 나는 아보카도와 케일로 만든 샐러드를 생각하면 침이 고인다. 즉각적으로 파블로프Pavlov의 반응이 나온다는 말이다. 건강한 샐러드의 다채로운 색깔을 보면 온몸에 전율이 흐른다. 샐러드를 손질할 때면 나는 즐겁다. 유기농 농장에서 채소를 키우는 사진을 보면 흐뭇하다. 한 입 먹을 때마다 나 자신이 더 강해지는 것을 느낀다.

따라서 이제 고기를 양보하는 것은 내게는 대단한 일이 아니다. 또한 채소를 먹는 것이 지독한 훈련도 아니다. 나는 다른 사람들과 똑같다. 나는 단지 나를 기분 좋게 하는 것들을 찾고 좋아하지 않는 것은 피할 뿐이다. 그 차이는 간단하지만 심오하다. 대부분의 사람들과는 달리, 나는 내게 정말 좋은 것과 그렇지 않은 것에 익숙해지도록 나를 단련했다. 그래서 내 취향을 바꿀 수 있었다. 박탈감을 느끼기보다는 새롭고 보람 있는 생활방식을 발견하여 익숙해진 것을 영광스럽게 생각한다. '더 오래 살기 위해서 시작한 채식'이 '나를 활기차게 해주기 때문에 선택한 채식'으로 바뀌었다. 영국의 철학자 윌리엄 템플William Temple은 이런 말을 했다. "건강은 삶의 모든 즐거움에 생기를 불어넣는 영혼이다." 이보다 더 진실한 말은 없다. 올바른 음식습관에 대한 탐구로 나의 여정은 시작되었다. 그러나 그것은 진정으로 나의 모든 오래된 욕구로부터 나를 자유롭게 해주었다. 진정한 자유를 찾았다는 말이다. 음식을 바꾸어 육체를 바꾸었고, 마침내 영혼의 자유까지 찾았다는 말이다.

나는 전혀 다른 사람이 되었다

나는 채식(자연식물식)을 시작하면서 몸과 마음이 얼마나 쾌적해졌는지 깨닫게 되었다. 어렸을 적에도 이런 종류의 에너지는 경험해본 적이 없었다. 나는 항상 '밥을 먹은 후에 눕고 싶은 것이 정상'이라고 생각했다. 고기가 잔뜩 들어있는 식사를 한 후에 느꼈던 피로감과 찝찝함은 완전히 사라졌다. 이제 나는 에너지가 넘친다. 이 넘치는 에너지를 어디엔가 사용해야 했다. 나는 그야말로 나 자신을 미치게 만들지 않기 위해 운동을 시작해야 했다. 라이스 대학 인터뷰사건의 악몽이 되살아나지 않도록, 계단을 뛰어다니기보다는 대안으로 마라톤 훈련을 시작했다.

나의 과민성 대장증후군이 극적으로 사라졌다. 과민성 대장증후군으로 고생해본 적이 없는 사람은 내 삶의 질이 얼마나 향상되었는지 상상할 수 없을 것이다. 나는 이제 가까운 화장실이 어딘지 확인하지 않고도 외출을 즐길 수 있게 되었다. 오랫동안 고통을 느끼지 않게 되면 그 자체가 천국처럼 느껴진다. 움직임에 대한 새로운 잠재력을 발견한 것에 기뻐하며 내 몸은 노래를 부르고 있었다.

이제 나는 샐러드를 먹으면 먹을수록, 진한 녹색과 생채소를 식단에 첨가할수록 기분이 좋아진다는 사실을 알게 되었다. 내 입맛은 새로운 음식습관에 적응하기 위해 계속 바뀌었다. 나는 채식 메뉴에서만 볼 수 있는 다채로운 색깔과 다양한 맛과 사랑에 빠졌다. 나는 이제 고기를 생각할 때 억지로 혐오감을 느끼려고 노력하지 않게 되었다. 고기가 가득 담긴 요리의 단조로움을 보고 함께 식사하는 사람들이 불쌍하게 느껴졌다. 나는 빨리 일어나서 샐러드로 내 접시를 채우고 싶었다.

변화는 새로운 변화를 불렀다. 과수원에서 따온 과일과 밭에서 나온 음식으로 식단을 바꾸면서 혈압과 콜레스테롤 수치도 급격하게 떨어졌다. 더 놀라운 일이 일어났다. 평생 '3보 승차 인간'(3걸음 이상이면 자동차를 이용하는)이었던 내가 마라톤을 시작했다는 말이다.

내 친구 중에 운동선수가 있는데 그 친구의 추천으로 나도 달리기를 시작하게 되었다. 나는 2009년에 첫 번째 목표로 매달 32km를 달린다는 만만치 않은 목표를 세웠었다. 그 이후 나는 몇 번의 마라톤에 참가했고 완주했다. 나는 계속해서 내게 질문을 던졌다. 더 힘든 것은 어디에 있는가? 나는 또 해내고 말리라.

대답은 단번에 나왔다. 바다수영(3.9km)과 사이클(180km)과 마라톤(42.195km)을 완성하는 철인3종경기를 통해서 철인이 되는 것이다. 내게 동물성 단백질이 부족했음에도 불구하고(사실은 동물성 단백질이 부족했기 때문에) 꽤 괜찮은 시간 안에 완주할 수 있었다. 단백질 중독에서 벗어난 지 8년이 된 지금 나의 목표는 늘어났다. 이제 나는 단지 레이스를 끝내는 것에 만족하지 않는다. '3시간 25분 내에 주파하는 마라톤'처럼 기록을 내는 경기에 도전해보고 싶다. 요즘은 보스턴 마라톤에 출전하는 것이 꿈이다. 나는 내 연령대에서 10위 안에 들어서 채식의 위대함을 홍보할 수 있는 강력한 롤모델이 되고 싶다. 나는 타협할 수 없는 한계를 극복하기 위해 고군분투하고 있다. 미친 듯이 운동하고 인내심과 힘을 기르기 위해 하루에 6개 이상의 닭가슴살을 먹고 있는 운동선수들에게 도전하고 싶다.

지금의 나는 8년 전의 내가 아니다. 완전히 다른 사람이 되었다. 돈을 벌어 떵떵거리고 싶던 의사에서, 사람의 질병을 치료하고 비만에서 해방시키려는 '참의사'로 진로를 변경했다. 옛날에는 평범하게만 들리던 속담이 이제야 가슴에 와닿는다. '지금의 당신은 당신이 먹은 음식의 결과물이다'(You Are What You Eat) 이 평범한 속담이 왜 이제야 귀에 쏙쏙 들어오는 것일까?

행복이 멀리 있지 않듯이 건강 또한 멀리 있지 않다. TV에서 선전하고 선동하는 무슨 해괴한 성분에 현혹되지 마시라. 어제는 게르마늄이었다가 오늘은 프로바이오틱스로 바뀌었다가 내일은 프리바이오틱스로 바뀌는 형형색색의 건강식품에 의지하지 마시라. 자연이 바람과 비와 눈과 햇빛을 통해 만들어준 것들을 먹자. 인생은 또는 건강은 또는 진실은 이토록 단순하다. 나는 '지옥문 앞에 갔다 와야 천국에 이를 수 있다'는 사실을 깨달았다. 그러나 당신은 지옥문 앞에 가지 않고도 천국에 이를 수 있다. 지옥문 부근에서 얼쩡거리며 배회해본 나와 함께 손을 잡아보자.

이제 나는 그동안 내가 수집한 각종 증거들을 공개하고자 한다. 이러한 결론에 도달하는 데는 오랫동안의 집중적인 연구가 필요했다. 내 목표는 당신이 내 말을 믿게 하는 것이 아니라 당신 스스로 결정할 수 있게 하는 것이다.

> "지금의 당신은
> 당신이 먹은 음식의 결과물이다."
>
> You Are What You Eat.
>
> – 영어 속담

나는 과연 보스턴 마라톤 출전 자격을 얻었을까? Proteinaholic.com에서 내 상황을 확인하고 당신의 상황도 공유할 수 있다.

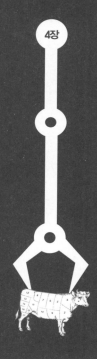

우리는 어쩌다
단백질 신봉자가 되었나

"저탄고지의 원조 격인 앳킨스 박사는 부자가 되었다. '그깟 책을 팔아서 얼마나 부자가 되었다고 그러시나요?' 그렇다면 아마존에 들어가서 Atkins라고 쳐보시라. 수천수만 가지의 공장음식들이 반짝이는 옷을 입고 당신을 맞으러 도열해있을 것이다. 앳킨스 박사는 책을 팔아 돈을 벌기도 했지만 기업을 운영해서 돈을 벌었다. 앳킨스 그룹이라는 기업 말이다."

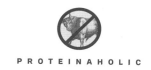

　나는 단백질의 영양적 우월성에 대한 확고한 신념을 가지고 자랐다. 이러한 신념은 어린 시절에 주입되었다. 사회생활을 하면서 강화되었고 의학계 멘토와 동료들에 의해 확산되었다. 이것은 너무나 명백한 사실이어서 거의 40년 동안 의심할 이유가 없었다. 나중에 이것이 논쟁의 여지가 없는 사실이 아님을 알게 되자 화가 났다. 동시에 호기심도 생겼다. 나는 나를 포함한 모든 사람들이 이렇게 속아 넘어간 이유를 알고 싶었다. 누가 어떤 이유에서 단백질을 황제 자리에 앉혔을까? 왜 과학은 이 가짜 황제를 퇴위시키지 않았을까? 어떤 재정적이고 정치적 이해관계가 이 황제의 권력을 유지시켰을까? 이제 단백질 중독이 보편화되기 전으로 돌아가 보자. 어떻게 지금과 같이 '무지몽매한 상태'로 변하게 되었는지 알아보도록 하자.

부자들만 고기를 먹던 시절이 있었다

1950년대 이후 성장한 사람들은 옛날 사람들이 동물성 단백질을 얼마나 적게 섭취했는지 믿기 어려울 것이다. 많은 이민자들은 미국에서도 고국의 식단을 먹고 있었는데, 경제적인 이유 때문에 주로 식물성 식단이었다. 아일랜드인들은 오트밀과 빵과 감자를 먹고 살았다. 이탈리아인들은 파스타와 콩과 빵과 토마토뿐 아니라 다양한 샐러드와 독창적으로 요리한 채소를 먹고 살았다. 동유럽인들이나 러시아인들은 보르시치Borsch와 같은 수프와 감자나 만두나 빵을 주로 먹었다. 중국인들의 식단은 거의 쌀과 콩과 채소와 빵이었다.

이 모든 공동체에서 고기는 사치품이었다. 고기는 적은 양으로 국물 맛을 내거나 만두에 넣거나 소스에 맛을 추가하는 데 사용할 뿐이었다. 한 달에 몇 번 구운 고기나 닭고기를 먹는 축제를 벌였다. 그러나 그때조차도 섭취하는 양은 오늘날 우리가 섭취하는 양보다 훨씬 더 적었다. 고기는 칼로리를 얻을 수 있는 매우 비싼 방법이었고, 보통은 특별한 날과 비상상황을 위해 비축되었다.

현대의 이민자들도 마찬가지이다. 고기를 자주 먹는 나라들조차도 표준 미국 식단에 비하면 상당히 적은 분량의 고기를 먹는다. 예를 들어 세네갈식 스튜에는 1인분에 2~3개 정도의 작은 고기 조각이 들어있고, 양파와 다른 채소들로 만든 소스에도 고기가 아주 적게 들어있다. 모두 양이 많은 쌀밥과 함께 먹는다. 중국의 전통식 볶음요리(미국에 있는 중식당과는 달리)에서는 주로 밥 위에 채소와 향신료를 없는다. 그런데 여기에도 소고기와 닭고기와 두부 몇 조각이 들어있을 뿐이다. 전통문화에서 고기는 요리의 주재료가 아닌 조미료 역할이었다.

대부분의 서민들이 무엇을 먹든지, 부자들은 고기와 생선과 계란과 우유와 유제품으로 된 동물성 단백질을 훨씬 더 많이 섭취했다. 그리고 지역에 상관없이 육류를 더 많이 섭취하는 사람들이 체중이 더 나가는 경향이 있다. 이것은 우연이 아니다. 과잉 지방과 단백질이 그들의 살을 찌우고 있기 때문이다. 그러나 비만이 유행병이 되기 전에는 뚱뚱하거나 심지어 엄청나게 뚱뚱한 것이 풍요로움의 상징으로서, 오히려 칭찬할 만한 것으로 여겨졌다. 역대 미국 대통령 중에서 몸집이 큰 대통령들의 사진을 보시라. 밀러드 필모어Millard Fillmore, 그로버 클리블랜드Grover Cleveland, 윌리엄 하워드 태프트William Howard Taft 등, 그 누구도 이 사람들의 건강을 걱정하거나 이들이 의지력이 부족하다고 뒤에서 욕한 적은 없다. 그들은 존경만 받았을 뿐 허리둘레로 조롱당한 적은 없었다.

단백질이 어떻게 황제가 되었는지 알고 싶다면 진화론과 인류학을 잘 이해해야 한다. 결핍된 환경에서는 과체중이 되는 것이 거의 불가능하다. 따라서 동물성 단백질이 우리를 뚱뚱하게 만든다는 것은 그리 중요하지 않았다. 당신이 굶어 죽지 않고 싶다면 약간 과도한 체지방은 괜찮다. 기대수명이 짧은 사회에서는, 어떤 음식이 당뇨병과 심장병과 암을 유발한다고 하더라도 별로 걱정하지 않는다. 지금 당장 길고 추운 겨울인데 먼 미래를 생각할 겨를이 있겠는가?

유럽 과학자들이 17세기 후반에 처음으로 단백질을 연구하기 시작했다. 게라르두스 멀더^{Gerardus Mulder}라는 네덜란드의 화학자는 단백질의 화학적 구조를 처음으로 발견했다. 단백질^{Protein}이라는 단어는 그리스어 Proteos에서 유래되었는데, 이는 '가장 중요한 것'이라는 뜻이다. 이 시대의 과학자들은 한 가지를 올바르게 알고 있었다. 인간의 근육과 장기와 피부가 주로 단백질로 구성되어있다는 사실 말이다. 그러나 그들은 현재까지도 우리를 괴롭히고 있는 잘못된 결론을 도출하고 말았다. '인체가 단백질이기 때문에 단백질을 섭취해야 한다'는 것이다.

물론 우리는 단백질을 섭취할 필요가 있다. 그리고 나는 앞에서 우리 인간이 동물로부터 단백질을 공급받을 필요가 없다는 사실을 말한 바 있다. 식물로부터 필요한 모든 양을 차고도 넘치게 얻을 수 있기 때문이다. 야생의 저 우람한 들소와 말과 코끼리와 기린은 무엇을 먹고 그들의 근육을 키우는가 말이다. 단백질에 대한 과학적 정의가 우리를 어떻게 잘못된 길로 인도했는지 이해가 가시는가? 인간은 역사적으로 대부분 식물성 식단을 먹고도 잘 살아남았으며, 채식은 지구상에서 가장 오래 살고 가장 건강한 사람들이 지금까지도 실천하고 있는 음식습관이다.

침팬지는 무엇을 먹고 힘이 그리 셀까

단백질이 '최적의 식품'이라는 명성이 높아졌음에도 불구하고 많은 사람들은 여전히 채식을 옹호했다. 19세기 미국의 장관을 역임한 실베스터 그레이엄Sylvester Graham은 열렬한 채식주의 신봉자였다. 그는 창세기 1장 29절과 30절의 성경 구절을 인용했다. "하나님이 가라사대 내가 온 지면의 씨 맺는 모든 채소와 씨 가진 열매 맺는 모든 나무를 너희에게 주노니 너희의 먹을거리가 되리라."

그 시대의 많은 개혁가들처럼 그레이엄은 절제와 성적인 금욕의 중요성을 강조했다. 인간의 불건전한 욕정은 고기와 치즈와 버터가 풍부한 식단에 의해 유발된다고 믿었다. 그레이엄은 '채식으로 식단을 간소화하라'고 설교했다. 그러나 그의 생각은 대중에게 공감을 얻지 못했다. 안타깝지만 그의 주장은 자신의 시대보다 훨씬 더 앞서 있었기 때문이다. 그는 단순한 채식 식단이 아니라 깨끗하고 순수하며 통째로 먹는 음식 위주의 식단을 주창했다. 그의 '그레이엄 빵'은 정제되지 않은 밀가루로 만들어졌고 알룸Alum이나 염소와 같은 화학 첨가물 없이 제조되어 상업 제빵업자들이 사용했다.(그렇다. 그 시절에도 방부제와 첨가제가 있었다!)

그레이엄의 견해는 인기가 없었을 뿐만 아니라 강력한 이해관계에 얽혀서 반대에 부딪혔다. 보스턴의 정육업자들과 제빵업자들은 그레이엄이 그들의 도시에서 연설하기로 예정되어 있을 때, 고기와 방부제에 반대하는 그의 입장에 반발하여 폭동을 일으켰다. 그레이엄의 주장 중에는 아무리 세월이 흘러도 그 타당성을 잃지 않는 내가 가장 좋아하는 말이 있는데, 그것은 바로 '오랑우탄과 고릴라와 침팬지가 체력을 유지하는 데는 고기나 유제품이 필요하지 않다'는 구절이다. 나는 탄탄한 몸을 가진 건강한 채식인으로서 이 말에 완전히 동의한다.

700만 년 전 침팬지에서 갈라져 나온 우리 호모 사피엔스는 침팬지처럼 과일과 채소를 먹는 채식동물이었다. 유전적으로 DNA가 99.6% 일치하는 침팬지는 지금도 과일과 채소만 먹고도 호모 사피엔스보다 무려 3~4배의 근력을 자랑한다. 그러나 그레이엄의 대대적인 설교와 증거에 근거한 주장에도 불구하고, 동물성 식품은 날이 갈수록 인기가 높아졌다. 19세기와 20세기에 걸쳐 많은 요소들이 결합되어 육류사업자들의 주머니를 두툼하게 해주었다.

마침내 고기는 왕위에 오르게 되었다. 부자들을 동경하는 가난한 사람들은 마차와 저택과 하인들을 소유할 수는 없었지만, 생선이나 소고기라는 작은 사치품에 돈을 써서 부자들을 흉내 낼 수는 있었다. 그리고 가난뱅이에서 부자가 된 이야기에 집착했다. 세속적인 부유함이 신의 축복이라는 신교도 사상이 팽배한 미국에서는 풍성한 고기와 유제품으로 성공을 축하하고 싶어 했다.

당연한 얘기지만 이 초창기와 현대 사이에는 몇 가지 중요한 차이점이 있다. 첫째, 옛날에는 오직 소수의 사람들만이 고기와 생선과 계란과 우유 같은 특정 종류의 동물성 단백질을 많이 먹을 수 있었다는 사실이다. 이것은 저탄고지 베스트셀러를 읽고 나서 매일 수십만 명의 사람들이 정육점을 찾는 현재와는 다르다. 둘째로, 과거에 비교적 고기를 자주 먹었던 사람들조차 오늘날의 식단보다 훨씬 적은 양의 동물성 단백질을 섭취했다는 사실이다. 대부분의 미국 식단에서 고기가 주인공이 되기 시작했던 1950년대에도 그 양은 지금보다 훨씬 적었다. 우리 아버지와 할아버지는, 미국의 가정마다 냉장고가 보급되기 시작한 1950년대 이전에는 뚱뚱한 사람들이 별로 없었다고 회상한 바 있다. 따라서 그 시절에는 고기가 '식탁의 황제'였음에도 불구하고 다만 식탁의 작은 부분만을 차지하고 있었다.

과잉 단백질은 독성물질이다

과학자들은 19세기와 20세기 초에 걸쳐 계속해서 단백질을 연구했다. 그러나 그들의 실험은 항상 논리적인 결론을 이끌어내지는 못했다. 이때 미국에서 한 인간이 등장했다. 예일대의 화학자 치턴든 Russell Henry Chittenden 박사였다. 그는 이 문제를 좀 더 과학적인 방식으로 연구하기 시작했다. 당시 드물게 제대로 된 목소리를 냈던 양심 있는 과학자 치턴든 박사는 자기 자신과 운동선수와 군인들을 대상으로 직접 연구를 수행했다. 그는 이 연구를 통해 육체노동을 하는 사람들도 미국인 평균섭취량의 절반만 단백질을 섭취해도 문제없다는 사실을 입증했다. 그의 권장량은 하루 62g에 불과했다. 그러나 그의 주장은 거의 영향력이 없었고 점점 더 커지는 단백질 옹호론에 묻혀버렸다. 그 당시에는 비만이나 음식물의 과잉섭취로 인해 질병에 걸리거나 사망하는 사람은 거의 없었기 때문이다.

19세기와 20세기 초의 과학자들은 왜 그렇게 많은 양의 단백질을 권장했을까? 그러나 결국 20세기에 들어와 양심 있는 과학자들이 목소리를 내기 시작했다. '동물성 지방과 단백질이 비만을 만들고 질병을 일으킨다'는 사실을 과학적으로 증명하기 시작했다는 말이다. 동물성 음식의 피해를 증명하기 힘든 이유는 그 결과(비만과 질병)에 이르는 시간이 좀 길고 그 상태도 지속되기 때문이다. 그래서 급성질환과 달리 만성질환(慢性疾患)이라는 이름이 붙는다는 말이다.

만성질환은 음식습관과 운동부족과 수면부족, 그리고 스트레스에 의해 가장 많이 발생한다. 만성질환은 발병하는 데 몇 년이 걸리며 일단 만성질환을 갖게 되면, 식단의 변화를 갖지 않는 한 죽을 때까지 계속되는 특징이 있다. 그래서 의학계에서 '고혈압이나 당뇨병과 평생 친구가 되라'는 어이없는 표어까지 등장한 것이다. 이것은 환자의 생명을 치료하는 일을 우선으로 하는 의사로서 할 말이 아니라고 나는 강력하게 주장한다. 죽을 때까지 질병과 평생 친구가 되라니 말이 될 소리인가?

우리가 단백질에 대해 우려하는 이유는 단백질이 만성질환을 촉진하는 주요 원인이기 때문이다. 전염병의 경우는 다르다. 예외는 있지만 선진국에서는 치명적인 전염병의 위협을 거의(적어도 일시적으로) 제거했다고 나는 생각한다. 전염병 통제는 1950년대부터 성공을 거두었다. 부분적으로는 물과 하수시설과 기타 공중보건의 개선 덕분이기도 하다.

그 이전에는 지금과 전혀 다른 환경에서 살았다. 많은 노동자 계층이 영양실조에 걸렸다. 또한 도시와 농촌 할 것 없이 비위생적인 생활과 과도한 노동환경에 노출되어 있었다. 그들은 박테리아나 바이러스에 매우 취약한 환경에서 살았다. 사람들은 더러운 물과 열악한 위생시설을 공유했다. 인구가 과밀한 도시에서는 전염병이 무서운 속도로 이웃을 공격했다. 인플루엔자, 결핵, 장티푸스, 소아마비, 이질, 홍역, 유행성 이하선염, 성홍열, 성감염 등이 인구를 휩쓸었고, 그 시대의 의사라면 전염병을 치료하는 것이 가장 급선무였다.

1950년대 이전의 의사에게 동물의 고기는 신의 하사품처럼 느껴졌을 것이다. 동물의 고기는 사람들이 배고픔을 견딜 수 있도록 체지방을 늘려줬다. 이 여분의 체지방은 또한 질병에 대해 저항하는 수호신으로 여겨졌다. 당신이 심각한 전염병에 감염되었을 때 몸무게가 표준 이하면 곤란하다. 이처럼 식량부족과 고된 노동이 보편적인 상황에서 비만은 대다수에게 걱정거리가 아니었다.

문제는 서양의학이 아직도 그 시대에서 벗어나지 못했다는 점이다. 일부 영양실조에 걸린 사람들에게 고기를 먹임으로써 전염병에 대한 면역력을 키우는 것은 가능했지만, 질병 자체는 사라지지 않았다. 전염병을 효과적으로 예방하는 유일한 방법은 공중보건의 개선과 예방접종과 교육을 통해서다. 그러나 각각의 개인은 건강한 음식습관과 생활습관을 통해 만성질환의 위험성을 제거할 수 있다고 나는 주장한다. 나의 의료계 동료들은 여전히 약물과 수술에 대한 믿음을 가지고 있다. 약물과 수술은 절대 만성질환을 치료할 수 없다고 나는 주장한다. 그들이 추천하는 식단은 또한 이러한 시대에 뒤떨어진 세계관과도 일치한다. 그리고 그들은 인간을 불구로 만들거나 죽게 하는 만성질환을 완전히 다른 식단(저탄고지와 같은)으로 예방할 수 있다고 아무 생각 없이 말을 하기도 한다.

증거는 끝도 없이 많다

고단백 식단의 회복효과에 대한 그들의 긍정적인 짐작에도 불구하고, 의료계는 이러한 식단의 부정적인 결과를 완전히 무시할 수 없었다. 1907년 8월 24일 뉴욕타임즈New York Times의 첫 페이지 헤드라인은 '고기를 많이 먹으면 암에 걸리기 쉽다'Cancer Increasing Among Meat Eaters였다. 이 기사는 '암 발병 위험이 높은 육류소비에 관한 7년간에 걸친 연구'에 대해 보도했다. 그 기사는 이민자들이 미국에 정착하면 전통적인 채식을 그만두고 육류가 풍부한 식단으로 전환하는 경우가 많은데, 그로 인해 암 발병이 급속하게 늘어났다고 보도했다. 그 연구의 수석 연구원은 '외국에서 태어난 사람들이 그들의 고국과 비교해서 암 발병이 크게 증가한 이유가, 동물성 식품의 섭취가 증가했기 때문이라는 사실을 증명할 근거가 산더미처럼 쌓여있다'고 강조했다.

다시 말해, 1907년으로 거슬러 올라가도 나중에 책으로 발표된 '블루존 연구'에서 밝혀진 결과가 사실이었던 것이다. 예상과는 달리 이민자들이 미국에서 자리 잡기 시작하자 그들은 살이 찌고 질병에 걸리기 시작했다. 그들은 고기를 마음껏 먹고 싶어 미국에 이민 왔지만 그 고기가 몸과 영혼을 망치는 독극물인지 그때는 몰랐다. 1907년 뉴욕타임즈의 발표를 무시한 채, 미국 정부는 고기가 모든 식사의 주인공이 되어야 한다는 주장을 옹호했다. 육류업계와 유제품업계의 돈과 정치적 영향력은 힘이 막강했다. 미농무부는 결국 '매끼마다 고기를 섭취하라'는 쪽으로 방향을 확정했다. 결국 미국인들의 건강이 급격하게 추락하기 시작한 것이다. 미농무부는 1913년부터 1979년까지 이 입장을 계속 유지했다.(Nestle 1999)

그레이엄처럼 양심 있는 정치가들과 치턴든 박사와 같은 양심 과학자들의 경고에도 불구하고 미국의 육류소비는 증가하기 시작했다. 당연히 암과 심장병과 비만율이 친구처럼 어깨동무를 하고 그래프 곡선의 위쪽으로 치달았다. 미농무부의 통계에 따르면 육류섭취량은 1909년 1인당 연간 56kg에서 2004년 91kg으로 5세대가 지나기 전에 63%나 증가했다. 우유와 치즈와 요구르트 소비량은 이보다 훨씬 더 늘어나 3~4배를 상회했다.

미국인들은 그야말로 '이 땅의 기름기'를 먹고 살기 시작했다. 1950년대 미국의 각 가정에 냉장고가 보급되면서 육류의 공급이 폭발적으로 늘어났다. 당연히 가격은 떨어졌다. 사람들은 가격이 싸진 동물성 단백질을 더 많이 먹었고 빠르게 살이 찌고 또 쪘다. 점점 더 많은 미국인들이 옛날의 황제처럼 먹기 시작했다. 당연히 옛날에 왕족들만 겪었던 고통을 겪게 되었다. 그 고통은 지금도 당신이 겪고 있는 비만과 통풍과 심장병과 뇌졸중과 당뇨와 암 등이다.

식품업계와 육류업계의 끝없는 로비

미국은 최초로 '미상원 영양위원회'를 구성했다. 상원의원인 조지 맥거번George McGovern이 주역을 담당했다. 이 위원회의 위원들은 심장병이 미국에서 제1의 사망원인이라는 사실을 알게 되었다. 그 정치가들은 고기와 포화지방과 설탕으로 가득한 미국의 식생활이 심장병과 깊은 관련이 있다는 사실에 관심을 갖고 귀를 기울였다.

회의의 주역은 키즈Ancel Keys 박사였다. 키즈 박사는 두 개의 박사학위 소지자이며 여러 책을 저술한 과학자로 명성이 높았다. 그는 대부분의 시간을 주로 여러 사회의 식단을 비교하면서 심장병과 음식의 관계를 연구하며 보냈다. 1956년에 그는 세계보건기구WHO를 통해 지중해 국가들에서 많이 볼 수 있는 장수현상과 매우 낮은 심장병 발병률에 대한 연구를 발표했다. 바로 이것이 지금까지 각양각색의 형태로 지속되고 있는 '지중해식 다이어트' 열풍의 시초였다.

특히 그리스의 크레타섬Creta의 사례는 키즈 박사의 흥미를 자극했다. 1950년대에 록펠러 재단은 이 나라를 '현대화'하기 위해 크레타섬에 갔다. 그러나 그들이 발견한 것은 일반 미국인들보다 훨씬 날씬하고 강인하고 활기찬 사람들이었다. 그 당시 크레타 사람들은 칼로리의 대부분을 식물에서 얻었다. 육류소비량은 전체 칼로리 소비량의 약 7%로 극히 낮았다. 전형적인 지중해식단에는 파스타와 신선한 빵과 콩과 토마토와 수프가 많이 들어있었다. 매 끼니마다 신선한 채소가 풍부했으며 과일을 수시로 먹었다. 크레타섬의 주민들은 어쩌다가 한두 번 정도 고기를 섭취할 뿐이었다.

당시 미국은 정반대였다. 미국인은 과일과 채소에서 7%의 칼로리만 얻었고 대부분의 칼로리를 육류와 유제품에서 섭취했다. 키즈 박사는 이미 그때부터 미국 중년 남성들 사이에서 심장마비가 증가하는 이유가 음식습관과 관련이 있는지 궁금해했다. 그는 크레타와 '지중해식단'을 접하고 '6개국 연구'를 구상하게 되었다. 이것은 음식습관과 심장병의 관계에 대한 가장 큰 연구다. 그의 초기 발견은 식단에 지방이 많을수록 심장병의 발생률도 높아진다는 사실이었다.

키즈 박사는 논문에서 지방과 심장병의 상관관계에 대한 연구결과를 발표해 논란을 불러일으켰다. 그는 6개국(일본, 이탈리아, 영국, 호주, 캐나다, 미국)의 지방소비와 1948~49년 사이 심장병 비율을 살펴보았다. 그는 단순하지만 설득력 있는 그래프로 식이지방이 심장병과 아주 밀접한 상관관계를 갖고 있다는 사실을 알게 되었다. 그는 1955년 세계보건기구인 WHO의 세미나에서 이 연구결과를 발표했다. 그러나 그의 연구결과에 야유와 비판이 쏟아졌다.

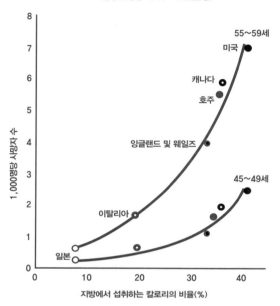

퇴행성 심장병 1948~49년(남성)

양심적인 과학자인 키즈는 자신을 비난하는 사람들에게 정중하게 대응했다. 그가 특정한 6개국을 선택한 이유는 그들이 신뢰할 수 있는 데이터를 가진 유일한 국가들이었기 때문이었다. 그는 심장병의 원인이 동물성 지방이라고 콕 집어서 주장하지는 않았다. 그러나 포화지방은 거의 동물성 제품에서만 발견되는 지방이다.

그는 또다시 '7개국 추적연구'를 시작했다. 포화지방이 건강에 미치는 영향을 좀 더 구체적으로 파악하려는 시도였다. 그는 7개국(핀란드, 그리스, 이탈리아, 일본, 네덜란드, 미국, 유고슬라비아)의 남성들을 비교했다. 무려 13,000명을 대상으로 그들의 식단에 대해 인터뷰를 했으며, 그 후 몇십 년 동안 그들을 추적 관찰했다. 이것은 그야말로 놀라운 규모의 장기적인 연구였다. 그가 이 7개국을 선정한 이유는 서로 뚜렷하게 다른 식단을 가지고 있었고 기록이 잘 보관되어있었기 때문이었다. 또한 제2차 세계대전이 막 끝난 후여서 각국이 음식습관을 크게 바꾸지 않았기 때문이다. 이런 식으로 비교집단을 선정하는 일이 사소한 것처럼 보일 수도 있지만, 이후 육류업체의 힘이 강해지면서 각종 연구에 입김을 행사하고 있기 때문에 이것은 매우 중요하다.

예를 들어 흡연이 폐암과 관련이 없다는 것을 증명하고 싶을 경우, 하루에 5갑씩 담배를 피우는 그룹과 4갑씩 피우는 그룹을 비교할 수도 있다. 이런 연구는 현대에도 계속 이어지고 있는데 일종의 사기에 가깝다. 예를 들어 자동차를 시속 90km를 달리다가 사고를 냈을 때와 시속 100km로 달리다가 사고를 냈을 때의 사망률을 비교할 수도 있다. 모두가 사망이다. 이것도 일종의 사기에 가깝다. 키즈 박사는 다양한 패턴을 연구했다. 담배를 하루에 1갑씩 피우는 사람과 하루에 5갑씩 피우는 사람, 그리고 비흡연자를 상대로 비교해야 맞는다는 말이다. 이렇게 비교집단 간에 큰 차이가 난다면 실제 효과가 분명히 나타날 것이라고 믿을 수 있다. 또한 국민들이 데이터를 신뢰할 수 있게 하려면 종합적으로 잘 보관된 기록이 있어야 한다. 정확하고 믿을 만한 근거를 대상으로 하지 않는 연구는, 그 연구를 지원하는 단체의 의도에 맞게 온갖 잘못된 조작과 해석이 가능하기 때문이다.

1961년 처음 출간되어 현재까지도 이어지고 있는 '7개국 연구'는 포화지방이 증가하면 심장병도 증가한다는 강력한 증거를 제공했다. 포화지방은 육류에서 나오므로 동물성 단백질과 같은 등급으로 놓는 것이 맞다. 모든 육류는 포화지방과 동물성 단백질의 합성식품이기 때문이다. 키즈 박사는 이탈리아 남해안으로 이주한 후 무려 100세까지 살았는데, 이는 음식습관의 영향력에 대한 그의 직접적인 증거라고 할 수 있다. 나는 그가 사랑했던 이탈리아 피오피Pioppi 마을에서 나이 들어가는 모습을 상상하는 것을 좋아한다. 해변을 활기차게 산책한 후 앉아서 과일과 샐러드를 먹고 있는 그의 모습을 상상해보시라.

한편 맥거번 위원회McGovern Committee는 동물성 단백질과 포화지방에 대한 자체적인 비판을 준비하고 있었다. 키즈 박사의 '7개국 연구'에 영감을 받은 위원회 위원들은 적극적인 홍보 후에 일련의 공청회를 열었는데 여기서 '미국을 위한 식생활 가이드라인'The Dietary Goals for the United States이라는 거창한 이름의 권고안이 1977년 탄생되었다. 이 권고안은 기본적으로 키즈 박사의 접근법을 따랐는데, 포화지방으로부터 10% 미만의 칼로리 그리고 하루에 300mg 미만의 콜레스테롤을 섭취하는 것이었다. 이러한 목표를 달성하기 위한 유일한 방법은 고기와 유제품을 덜 먹는 것뿐이다. 포화지방의 대부분은 동물성 제품에서 나오기 때문이다. 위원회는 또한 미국인들에게 육류와 유제품을 덜 먹는 한편 과일과 채소와 통곡물을 더 많이 섭취할 것을 강력하게 권고했다.

그러나 보고서가 발표되자마자 장내는 아수라장으로 변했다. 설탕 업자들은 '사람들은 단것을 좋아하는데 맥거번 위원회는 사람들이 좋아하는 것을 빼앗으려고 한다'고 항의했다. 국립 축산 및 육류위 원회National Livestock and Meat Board의 대표는 이렇게 주장했다. "나는 양심을 걸고 말한다. 미국인들에게 풍부한 고기를 권장하고자 하는 우리들 의 활동은 명예롭고 도덕적으로 올바른 식생활을 영위하기 위한 과 정이라고 확신한다." 달걀과 유제품 업계 역시 격분했다. 어떤 로비 스트는 심지어 장수를 권장하는 것은 잘못된 것이라고 주장했다. 사 람들이 더 오래 살면 의료비가 늘어난다는 이유였다! 이 무슨 엉뚱한 비교인가? 이상주의자인 맥거번은 자신의 양심적인 활동에 대해 무 거운 정치적 대가를 치렀다. 그의 지역구인 사우스다코타는 축산업 이 발달한 곳이기 때문이었다. 맥거번이 1980년 상원의원 재선에 도 전했을 때 유권자들은 그에게 표를 주지 않았다.

그러나 식품산업의 지배자들은 1980년까지 기다릴 수 없었다. 그 들은 캔자스(역시 육류 산업이 발달한 주)의 밥 돌Bob Dole 상원의원을 불 렀다. 돌은 실제로 위원회로 하여금 보고서를 수정시켰다. 이것은 조 지 오웰George Orwell의 〈1984〉에 필적할 만한 재해석이었는데, 이 보고 서에서 '고기를 적게 먹으라는 권장사항'을 '닭고기와 생선 같은 살 코기를 더 많이 먹으라는 권장사항'으로 바꿔치기했다. 세상을 지배하는 것은 양심인가 돈인가?

초기 권고안에 대해 지지가 없었던 것은 아니다. 미국 임상 영양학회American Society of Clinical Nutrition는 편향성이 없는 위원회를 소집하여 맥거번의 권고안을 검토한 후, 이 권고안이 완전히 진실이라고 판단했다. 미국 영양학회와 미국 심장협회 역시 증거에 대한 심도 깊은 검토를 바탕으로 위원회의 초기 권고안에 찬성했다. 그러나 과학계의 분노는 소용없었다. 식품업계는 이 연구결과에 이의를 제기하도록 막대한 자금을 지원해서 과학자들을 고용했고 마침내 위원회는 해체되었다.

그런데 보고서의 한 부분은 삭제되지 않았는데 바로 '포화지방을 줄이자'는 제안이었다. 불행히도 대부분의 사람들은 그것이 무엇을 의미하는지 몰랐고 그들은 모든 종류의 동물성 식품에(심지어 기름기가 없는 닭가슴살에도) 이런 종류의 지방이 있다는 사실을 알지 못했다. 포화지방의 섭취를 줄이는 유일한 방법은 동물성 단백질의 섭취를 줄이는 것이다. 그러나 돌 상원의원과 육류업계의 로비로 인해 이 메시지는 결국 언론에 단 한 줄도 보도조차 되지 않았다.

과일의 당과 설탕의 당은 전혀 다르다

나는 '의도하지 않은 결과'라는 개념을 좋아한다. 무언가를 성취하려고 노력하는데 그 노력에 대한 역풍이 예상치 못한 방식으로 우리의 목표를 방해하는 것을 말한다. 맥거번 위원회는 우리가 심장병에 걸리지 않도록 돕고 싶어 했다. 그러나 정치적으로 실패했다. 그러나 우리는 의도치 않게 큰 효과를 얻었는데, 그 효과란 우리가 음식에 대해 말하는 방식을 완전히 바꾸어버렸다는 사실이다. 그리고 이러한 언어의 변화는 심장병과 각종 질병에 대한 사고방식을 바꾸어 놓았다.

맥거번 위원회가 등장하기 전에는 영양사와 의사와 정책입안자들은 음식의 개별 이름에 대해서만 주로 언급했다. 그러니까 '과일과 채소와 통곡물은 몸에 좋다 또는 나쁘다'였다는 말이다. '육류와 생선과 버터와 달걀은 몸에 좋다 또는 나쁘다'였다는 말이다. 그들은 자연식품의 개별 이름을 논의의 대상에 올렸다. 그러나 맥거번 위원회가 소집되어 논란이 된 후, 이들은 지방과 탄수화물과 단백질 등 음식의 영양소들을 언급하기 시작했다.

의사에게 하루 동안 무엇을 먹어야 하는지 물어본다. 그러면 그는 과일과 채소와 쌀과 콩과 같은 단어는 사용하지 않을 것이다. 그렇다고 고기와 닭고기와 생선을 언급하지도 않을 것이다. 그 대신 다음과 같이 말할 것이다. '단백질과 지방과 탄수화물을 균형 있게 섭취해야 합니다'라고 말이다. 이제 의사들은 영양소에 대해서만 얘기하고 더 이상 개별 음식에 대해서는 얘기하지 않게 되었다.

맥거번 위원회 이후 식이요법의 초점이 개별의 자연식품에서 영양성분으로 바뀌었다. 당연히 영양학자와 트레이너와 의사들도 쉬운 방법을 선택했다. 결국 일반대중들 역시 그 뒤를 따랐다. 우리가 지방이 덜 들어있다고 믿는 음식을 선택한다면 가공 탄수화물과 얇은 살코기를 더 많이 먹기 시작할 것이다. 지방을 줄여서 살을 빼려던 당신은 무지방 쿠키를 먹으라는 광고를 보게 되었다. 지방이 위험하니 껍질 없는 닭가슴살을 먹으라는 헬스장 트레이너의 충고를 듣게 되었다. 바로 이때 TV에서 저지방우유 광고를 보게 되었다. 그렇게 지방을 적으로 취급했는데도 살이 빠지지 않자 사람들은 의문을 품기 시작했다. '지방이 문제가 아니라 탄수화물이 문제가 아닐까?'

그러나 당신은 탄수화물이 문제가 아니라는 사실을 알아야 한다. 문제는 사람들이 진짜 탄수화물(신선한 과일과 채소와 통곡물에 들어있는) 대신 가공되고 정제된 가짜 탄수화물(빵과 라면과 쿠키와 같은)을 먹고 있다는 사실이다. 푸른 잎의 채소는 탄수화물 식품이다. 브로콜리와 오이와 양파도 해당된다. 그리고 이러한 것들은 지구상에서 가장 건강에 좋은 음식들이다. 그러나 우리가 영양성분에만 초점을 맞추기 때문에 특정한 음식에 대해서는 별로 생각하지 않게 되었다. 우리는 탄수화물이라고 말하고 공장에서 화학약품을 투하한 가짜 탄수화물을 생각한다.

오트밀 한 그릇과 시리얼은 전혀 다르다. 상업용 시리얼에는 정제된 밀가루와 설탕과 각종 합성제제가 들어간다. 삶은 병아리콩과 기름에 튀긴 포테이토칩은 역시 완전히 다르다. 이 포테이토칩은 지방 덩어리인데도 탄수화물 식품으로 분류된다. 예를 들어 머핀은 칼로리 기준으로 40~50%가 지방이지만 엉뚱하게도 탄수화물로 분류된다. 맥도날드의 감자튀김은 칼로리의 43% 이상이 지방에서 나오는데도 '탄수화물을 먹으면 살이 찐다'는 비난을 받는다.

황당한 일이 또 일어났다. 어떤 다이어트 전문가들은 과일 속의 천연당분을 가공된 백설탕과 함께 악마처럼 취급하기 시작했다. 신선한 과일은 섬유질과 비타민과 파이토케미컬Phytochemical이 풍부한 식품인데도 말이다. 전적으로 인간을 위해 탄생한 음식이 있다면 그것은 바로 과일이다. 과일나무는 달콤한 육질을 인간과 동물에게 제공함으로써 그들의 유전자를 널리 퍼뜨린다. 그것이 과일의 생존본능이고 과일은 그렇게 성공적으로 진화해왔다. 인간과 침팬지를 위해 희생하는 것이 그들의 본질이 아니라, 유전자를 널리 퍼트리기 위한 방식이라는 말이다. 복숭아와 자두와 사과는 급증하는 비만의 원인이 될 수 없다. 과일이 인간 비만의 원인이라면 인간은 과일을 무시했을 것이고, 그것은 과일의 종말을 의미하는 것이기 때문이다. 나는 과일을 너무 많이 먹어서 질병에 걸리거나 과체중이 된 사람을 진료실에서 단 한 명도 본 적이 없다고 단호하게 말할 수 있다.

한편 식품업계 역시 돈이 되는 이 '저지방' 시류에 편승했다. 진정으로 건강에 좋은 저지방 식품이 아니라 백설탕이 가득 들어있고, 인공 염료로 염색되고, 위험한 화학물질로 보존되는, 표백된 밀가루 제품들을 저지방 건강식품으로 홍보했다. 정상적인 사람이라면 설탕과 지방 범벅인 비스킷 한 봉지를 보고 '건강을 위해 이것을 먹어야겠구나'라는 생각이 들지는 않을 것이다.

기름진 메인 요리에 대한 탐닉을 약간의 디저트로 균형 잡아보려는 시도도 생겨났다. 고지방 단백질과 저지방 탄수화물을 결합시키는 방식이다. 내 환자 중에는 영양소의 균형을 잡기 위해 닭가슴살과 스테이크를 마음껏 섭취한 후 디저트로 저지방 쿠키를 섭취하는 경우도 있다. 나도 한때 저탄고지 옹호론자였으니 할 말이 없다. 저탄수화물 식단 옹호자들은 한결같이 다음과 같이 주장한다. "우리는 1970년대부터 저지방 식단을 시도했는데 더 뚱뚱해질 뿐이었다." 그럴까? 전혀 그렇지 않다. 사실 우리는 지방섭취를 멈춘 적이 없기 때문이다! 미농무부의 이코노믹 리저브Economic Reserve 자료에 따르면 실제 수치는 다음과 같다.

연도	1970	2008
평균 총칼로리	2,057	2,674
고기, 달걀, 견과류에서 얻은 칼로리	463	483
식물성 기름에서 얻은 칼로리	403	616

위 도표를 보시라. 미국이 1970년부터 2008년까지 저지방식을 한 것처럼 보이시는가? 오히려 지방섭취가 더 늘어났을 뿐이다. 더 줄어든 것은 신선한 과일과 채소뿐이다. 미국인들은 40년 동안 점점 더 아프고 살이 쪘다. 이제 두 학파가 생겨났는데 바로 '저지방 학파'와 '저탄수화물 학파'가 그들이다. 두 학파는 완전히 상반된 주장을 하

고 있다. 그러나 이들이 언쟁을 하면 할수록 이득을 보는 학파가 있었으니 바로 '고단백질 학파'였다. 아무도 단백질에 대해서는 나쁜 말을 하지 않았다. 우리 식단은 점점 더 동물성 단백질이 중심이 되어갔다. 그 결과 우리의 현재 영양 패러다임인 '단백질 중독현상'이 탄생하게 된 것이다.

이 책을 읽기 전에 당신은 단백질에 대해 어떤 믿음을 가지고 있었는가? Proteinaholic.com에서 당신이 배운 '단백질에 대한 사실'을 공유해주기를 바란다.

단백질, 영양계의 황제로 등극하다

만일 우리가 지금 순간을 스냅 사진으로 찍어서 책과 TV와 SNS 등 문화 전반을 살펴본다면, 그 사진들을 통해 일반인들이 영양에 대해 3가지 믿음을 가지고 있다는 사실을 알 수 있을 것이다.

- 믿음 1: 단백질은 가장 중요한 영양소이다.
- 믿음 2: 단백질은 오직 동물에게서만 얻을 수 있다.
- 믿음 3: 믿음 1을 지키지 않으면 건강해질 수 없다.

우리는 앞에서 이러한 믿음들이 어떻게 생겨났고 어떻게 확산되었는지 살펴보았다. 압도적인 증거에도 불구하고 왜 우리가 건강한 식단을 채택하지 못하는지 알 수 있었다. 일반인들은 살을 빼기 위해 단백질 셰이크와 껍질이 없는 닭가슴살을 먹는다. 한편 보디빌더들과 헬스장에서 거의 살다시피 하는 사람들은 근육과 체중을 늘리기 위해 단백질 셰이크를 단숨에 들이켜고 닭가슴살을 먹는다. 한쪽에서는 살을 빼기 위해 단백질을 먹고 한쪽에서는 체중을 불리기 위해 단백질을 먹는다는 말이다. 단백질 산업은 이리 되었든 저리 되었든 돈을 벌 수밖에 없다. 살을 빼주기도 하고 체중을 불리기도 하는 단백질은 도대체 신의 선물이라는 말인가? 오래된 농담이 있다.

해롤드는 자기가 죽었다고 믿었다. 의사는 '해롤드 당신은 살아있다'고 설득했다. 의사는 해롤드에게 '걸어 다니고 말할 수 있지 않냐'고 지적했다. 그는 대수롭지 않게 어깨를 으쓱하며 '죽은 사람도 걸어 다니고 말할 수 있다'고 말했다. 의사는 해롤드에게 '숨을 쉬고 있고 맥박이 뛰고 있다'고 했다. 그러나 헤롤드는 또다시 부인했다. 마지막으로 의사는 해롤드에게 '죽은 자가 피를 흘리냐'고 물었다. '물론 아니다'고 해롤드가 대답했다. '죽은 사람은 피를 흘리지 않는다는 것은 누구나 다 아는 사실이다'라고 말했다. 그러자 의사는 핀으로 해롤드의 손가락을 찔렀고 피가 흐르기 시작했다. "음, 제 말이 틀렸군요! 죽은 사람도 피를 흘리네요."

당신은 단백질이 부족하지 않습니다

이 농담은 '인지 부조화'라고 불리는 심리현상의 예를 보여준다. 자신의 태도와 행동이 일관되지 않고 모순되어 양립할 수 없는 상태를 말한다. 해롤드에게 그가 죽지 않았다는 걸 납득시킬 방법은 없다. 실제로 최근 연구에 따르면 사람들에게 그들의 믿음이 부정확하다는 증거를 제시해도 사람들의 마음은 쉽게 바뀌지 않는다고 한다. 그 대신 명확한 증거에 맞서 자신을 방어하려고 노력하기 때문에 그들의 그릇된 믿음이 실제로는 오히려 강화된다.

비만 환자들을 치료하고 자연식물식을 지지하는 의사로서 내가 발견한 것은, 단백질의 우수함에 대한 우리 사회의 믿음은 거의 신성불가침 수준이라는 사실이다. 대규모 식이요법 조사결과와 각종 임상실험에 이르기까지 수십 년 동안 쌓인 증거에도 불구하고, 단백질이 몸에 좋으며 더 많을수록 좋다는 가정은 여전히 우리의 마음속에 확고하게 심어져있다.

앞서 언급했듯이, 내가 이 책을 쓴 이유 중 하나는 체중감량 환자들에게 똑같은 얘기를 수십 번 하는 것에 지쳤기 때문이다.• 내 앞에서는 고개를 끄덕이고 내 모든 조언에 동의를 표했지만 다음에 방문했을 때 내 조언을 실천한 환자는 거의 없었다. 다음은 내 환자인 42

• 내가 만난 수천 명의 비만 환자들은 다음 두 가지 범주 중 하나에 속한다. 첫째는 정크푸드 중독자이고, 둘째는 단백질을 많이 먹으면서 살을 빼려고 열심히 노력하는 사람이다. 약간의 차이점은 있지만 이 둘은 비슷한 음식습관을 가지고 있었다.

세 여성과 최근에 나눈 대화를(다행히도 짧게) 각색한 것이다.

환자: 선생님, 저는 정말 답답해요. 살을 빼려고 식단에 공을 들이고 노력했는데 안 되네요. 단백질을 충분히 섭취하도록 노력했고, 트레이너와 함께 정기적으로 운동도 하고 있어요.

나: 식단에 공을 들였다고 하셨는데 구체적으로 어떤 식단을 말하는 겁니까?

환자: 아시잖아요, 저는 몇 번이나 속성 체중감량 다이어트에 도전했어요. 앳킨스 다이어트는 여러 번 시도했고 팔레오 다이어트도 시도했죠. 살이 빠지다가 다시 원상태로 돌아오는 것이 반복되었다니까요.

나: 자, 당신의 평소 식단을 알려주세요.

환자: 아침식사는 달걀이나 달걀흰자, 그리고 요구르트를 먹습니다. 보통 단백질 셰이크도 추가하고요. 점심은 바쁠 때 단백질 셰이크를 또 먹거나 서브웨이에서 샌드위치를 먹습니다. 저녁에는 항상 닭고기나 생선을 먹습니다. 채소를 곁들여서요. 늘 정크푸드는 피하려고 노력해요. 가끔 단것이 당기면 초콜릿을 먹습니다. 탄수화물을 너무 많이 먹는 것 같긴 한데 가끔 너무 먹고 싶거든요.

나: '너무 많은 탄수화물'이 무엇인지 설명해줄 수 있나요? (심리학자를 따라 해보고 싶었다.)

환자: 음, 가끔씩 초코바나 크래커나 칩을 먹습니다. 도넛이 너무 먹고 싶을 때도 있고요. 그러면 안 된다는 것을 알기 때문에 먹는다고 해도

하루에 한 번으로 제한합니다. 피자도 좋아하고요.

나: 과일은 안 드시나요?

환자: 조금요. 그러나 말씀드렸듯이 저는 탄수화물을 줄이려고 노력하고 있어요.

나: 환자분의 식단은 사실 탄수화물이 부족해요. 오히려 단백질을 너무 많이 섭취하고 있다는 걸 알고 계시나요?

환자: (당황한 표정으로) 음, 그건 제가 알고 있는 것과는 완전히 반대인데요. 저는 항상 '단백질을 더 섭취하세요'라는 말만 들었어요.

나: 그렇다면 효과가 있었나요?

환자: (더 당황하면서) 음, 효과가 있는 것 같진 않은데, 제가 탄수화물을 너무 많이 먹어서 그런 줄 알았어요. 며칠 전 밤에는 피자까지 먹었거든요.

나: (여러 영양소로 계산된 칼로리 백분율이 적혀있는 그녀의 다이어트 일지를 보면서) 환자분은 사실 탄수화물에서 너무 낮은 칼로리를 얻고 있는데, 약 40%에 불과합니다. 환자분은 칼로리의 대략 20~30%를 단백질에서 얻고, 30~40%를 지방에서 얻고 있습니다. 도넛이나 피자를 탄수화물로 생각하면 안 됩니다. 사실 탄수화물보다 지방이 더 많거든요. 다이어트 일지를 보니 닭고기를 많이 드시는군요. 그런데 섬유질 섭취는 거의 없네요. 환자분의 식단은 대부분의 미국인들과 비슷합니다. 미국이 세계에서 가장 비만인구가 많은 나라이고 그다음은 유럽이라는 사실을 알고 계시나요? 전문가들이 어떤 음식이 살을 찌

게 하는지 알아내기 위해 대규모 연구를 수행한 적이 있어요. 8년 동안 35만 명에 가까운 사람들을 조사했는데요. 그 결과 육류, 특히 닭고기의 소비가 체중증가와 상당한 관련이 있다는 사실을 발견했어요.(Vergnaud, Norat, et al. 2010) 이 장기간에 걸친 대규모 연구에서 채식인들과 육식주의자들을 조사했는데요. 단백질 섭취가 높고 섬유질 섭취가 낮을수록 체중이 더 많이 나간다는 최종결론을 내렸습니다.(Spencer, Appleby, et al. 2003)

환자: 그럴 리가요. 닭고기를 먹어서 살이 찐다고요?

나: 이것은 좀 복잡합니다. 그러나 고기는 '칼로리 밀도'가 아주 높다는 점을 기억하세요. 즉, 부피가 작아도 칼로리가 많이 들어있기 때문에 우리는 포만감을 느끼기 위해 과식을 하는 경향이 있습니다. 또한 1950년대에는 닭들이 천연 통곡물을 먹었고 6개월 이상 지났을 때 도살장으로 보내졌습니다. 현재는 6주만 지나도 도살장에 보내지고 빠른 시간에 살을 찌우기 위해 인공적이고 비정상적인 음식을 먹여서 예전보다 훨씬 더 뚱뚱해졌습니다.

현대의 닭들은 뒤돌아서기에도 비좁은 더러운 우리에 갇혀있습니다. 이러한 환경에서 살아남게 하려고 음식에 항생제가 대량으로 투여되죠. 따라서 우리는 항생제가 듬뿍 들어간 뚱뚱한 닭을 먹고 있는 것입니다. 이러한 닭들은 당신의 몸에 염증을 일으킬 수 있는 독소로 가득 차 있습니다. 이렇게 엉망인 상황인데 닭고기가 건강한 음식이라는 환상은 잘못된 것이지요.

환자: 그런데 저희 가족의 주치의는 제가 단백질이 부족하다고 하던데요.

나: (약간 짜증 섞인 목소리로) 그 의사는 영양교육을 얼마나 많이 받았나요?

환자: 그분만 그런 말을 한 것이 아니거든요. 인터넷이나 TV를 보면 다들 그렇게 얘기하더라고요.

나: 미국인은 세계 어느 나라보다도 많은 단백질을 섭취하고 있습니다. 그런데도 세계에서 최고로 과체중이고, 암 발생률이 가장 높고, 당뇨 발생률이 가장 높고, 심장병 발생률이 가장 높고, 그리고 장수 인구는 가장 적습니다. 미농무부의 하루권장량은 단백질 45~55mg입니다. 그러나 당신은 최소 2배 이상 섭취하고 있습니다. 보시다시피 제 대기실은 예약인원이 꽉 찼습니다. 모두 고단백 음식습관을 가진 사람들이죠.

환자: (집요하게) 그러나 설탕 소비 때문이 아닌가요? 저지방 다이어트는 실패하지 않았나요?

나: 우리는 실제로 저지방 식단을 따른 적이 없습니다. 우리는 과일과 채소와 통곡물을 통해서 탄수화물의 섭취를 늘려야 합니다.

환자: 설마, 탄수화물을 많이 먹어야 살이 빠진다니요!

나: 우리가 선진국에서 가장 건강하지 못한 나라라면, 가장 건강한 나라의 사람들을 살펴봐야 하지 않을까요? 오키나와나 사르디니아 사람들은 우리보다 훨씬 더 날씬하고 장수합니다. 그들은 저단백 고탄수화

물 식사를 합니다. 오키나와 사람들은 쌀과 얌을 많이 섭취하고 고기는 거의 먹지 않습니다. 그들은 탄수화물로 열량의 약 80%를 섭취합니다. 그들은 우리보다 훨씬 적은 단백질을 섭취하고 탄수화물도 훨씬 더 많이 섭취하지만 훨씬 더 건강합니다. 이것은 유전자 때문이 아닙니다. 미국으로 이주해서 서구식단으로 바꾼 오키나와 사람들은 우리처럼 모두 살이 찌고 질병에 시달리고 있습니다.

환자: (멍하고 믿을 수 없다는 눈빛으로 쳐다본다.)

다른 모든 환자들도 마찬가지였다. 살을 빼고자 하는 욕구와 살고자 하는 욕구가 단백질에 대한 믿음보다 더 큰 환자들은 내가 대부분 설득시킬 수 있었다. 우리는 이것을 '바닥을 친다'고 표현한다. 나 자신이 단백질 중독에서 벗어난 사람으로서, 그들을 비만과 질병에서 벗어나게 했다는 사실에 자부심을 가지고 있다.

상업자본주의 사회에서 기업은 돈을 벌기 위해 존재한다. 그리고 돈을 버는 가장 좋은 방법은 사람들에게 그들이 이미 중독되어있는 것을 파는 것이다. 알코올 중독자에게는 술을 팔고 마약 중독자에게는 마약을 파는 식이다. 우리 문화의 단백질 숭배 분위기를 볼 때, 누군가가 이 집단망상을 통해 돈을 벌 수 있는 방법을 알아내서 사업을 하리라는 예상은 어렵지 않다. 이렇게 함으로써 앳킨스와 그가 출범시킨 회사들은 단백질 중독을 현대적으로 변화시켜(저탄수화물이라는 개념으로) 현재에도 여전히 대중의 상상력을 사로잡고 있다. 그리고 그의 회사는 엄청난 부를 거머쥐었다. 다음은 그에 관한 이야기이다.

심장병으로 사망한 저탄고지의 황제

단백질이 필수영양소에서 '많으면 많을수록 좋다'는 개념으로 신분을 상승시키면서, 고단백질로 부자가 되고자 하는 사람들은 유리해졌다. 심장전문의인 로버트 앳킨스 박사는 이러한 식이요법으로 가장 유명하다. 1940년대에 알프레드 W. 페닝턴Alfred W. Pennington 박사는 과체중인 20명의 듀폰DuPont 직원들에게 무제한의 저탄수화물 식단을 따르게 하여 14주 만에 30kg을 감량시켰다. 앳킨스는 이 연구에서 영감을 얻었다. 그러나 이것은 그가 최초가 아니었다. 탄수화물 섭취를 줄이라는 이 개념은 19세기 중반까지 거슬러 올라간다. 당시 유명한 장의사였던 윌리엄 밴팅William Banting은 비만이었는데 의사의 권유에 따라 식단을 바꾸고 살을 뺐다. 그 후 그는 저탄수화물 다이어트에 대한 자신의 경험을 담은 〈비만에 대한 편지〉Letter on Corpulence라는 책을 출간했다.

1961년 헤르만 톨러Hermann Taller 박사는 저탄수화물 다이어트를 홍보하는 내용이 담긴 〈칼로리는 중요하지 않다〉Calories Don't Count라는 책을 출판했다. 톨러 박사는 자신이 독점적으로 공급하고 있던 '홍화씨 환'을 광고하기 위해 이 책을 이용한 혐의로 FDA에 의해 사기 혐의로 기소되었다. 그럼에도 불구하고 이 책은 200만 부가 팔려 그에게 엄청난 부를 안겨주었다. 톨러 박사는 배심원들에 의해 유죄평결을 받았고 판사로부터 7천 달러의 벌금형과 집행유예 2년을 선고받았다. 바로 그해인 1967년에 어윈 스틸맨Irwin Stillman 박사가 등장했다. 그는 또 다른 저탄고지 다이어트 책인 〈의사들의 빠른 체중감량 다이어트〉The Doctors' Quick Weight Loss를 출간했다. 그의 방식은 과일과 채소를 금지했으며 상당히 엄격했다. 그러나 스틸맨 박사는 심장마비로 사망했고 그의 가장 유명한 환자 카렌 카펜터Karen Carpenter는 그의 조언을 따르다가 역시 심장마비로 사망했다. 스틸맨 박사의 식단을 충실하게 따르다가 거식증에 걸린 후 합병증으로 사망한 것이다.

앳킨스 박사는 이 위험한 학파들의 전통을 이어받아 전임자들은 성공하지 못했던 것들을 해낼 수 있었다. 바로 저탄수화물 식단을 시중에 널리 퍼뜨려 대중적으로 인기 있는 식단으로 만드는 것이었다. 그의 최대 장점은 재미있고 상냥한 성격이었다. 그는 의학계에 몸담기 전에 코미디언이 되고 싶어 했을 정도로 위트가 넘쳤다. 앳킨스는 '저탄수화물 고단백질' 식단에 대한 기존의 이론을 재활용하여 황금을 만들어냈다. 그는 보그Vogue지에 이 식단의 간단한 버전을 소개했고, 쟈니 카슨Johnny Carson이 진행하는 투나잇 쇼Tonight Show에 게스트로 출연했다. 그의 놀라운 입담은 모든 언론들의 총애를 받게 되었다. 그의 메시지는 '채소를 먹어라'고 하면 어린아이처럼 거부감을 보이는 미국인들의 호응을 얻었다. 그는 고기와 각종 합성육류에 중독된 사람들에게 식탁에서 풀때기를 치우라고 말했다. 재미있고 친절한

데다가 권위까지 있는 심장병 의사가, 지금보다 더 고기를 먹어야 한다고 말하니 어찌 즐거운 소식이 아닐 수 있겠는가 말이다.

1972년에 그는 〈앳킨스 박사의 다이어트 혁명〉Dr. Atkins' Diet Revolution이라는 책을 출간했다. 이 책은 눈 깜짝할 사이에 수백만 부가 팔리면서 엄청난 성공을 거두었다. 이 책은 돼지고기 껍질, 고기, 치즈와 같은 음식들을 찬양하면서 바나나와 통밀빵과 감자를 악마로 만들었다. 그의 주장은, 과일을 포함한 탄수화물은 인슐린의 증가를 유발하고 인슐린은 우리 몸에 독과 같다는 것이었다. 그러나 앳킨스 박사는 한 가지 중요한 과학적 사실을 놓치고 있었다. 단백질도 인슐린을 상승시킨다는 사실 말이다. 인슐린을 상승시키는 주범은 공장에서 만들어진 가짜 탄수화물과 단백질과 지방이라는 사실을 그는 놓치고 있었다.

다양한 종류의 음식에 대한 인슐린 반응을 조사한 심층적인 연구에서는 지원자 집단에게 38가지의 음식을 동일한 칼로리로 제공했다. 그 후 그들의 피를 뽑아 인슐린 반응을 측정했다. 만일 앳킨스가 맞는다면 탄수화물 함량이 가장 높은 식품이 인슐린을 가장 급증시킬 것이다. 그러나 연구진들은 예상과 다르게 당분보다는 단백질이 풍부한 식품이 더 높은 인슐린 반응을 이끌어낸다는 사실을 발견했다. 단백질 섭취가 즉각적으로 혈당을 상승시키지는 않아도, 고단백 식품을 섭취함으로써 사악한 호르몬인 인슐린이 서서히 그리고 아주 높게 증가한다는 사실을 과학적으로 발견해내고 그것을 발표했

다.(Holt, Miller, et al. 1997)

그러나 대부분의 사람들은 과학에 관심이 없다. 인간이란 동물은 어떤 것이 자신에게 좋게 들리기만 하면, 세부적인 것에는 많은 관심을 기울이지 않는 동물이기 때문이다. 사람들은 자기가 원하는 대답에 열광한다. 흡연자들에게 '하루 반 갑 정도는 몸에 그리 해롭지 않다'는 연구결과를 들려주면 그들은 얼마나 즐거워할까? 알코올 중독자에게 '하루 맥주 2~3캔 정도는 몸에 나쁘지 않으며 혈액순환을 좋게 한다'고 들려주면 그들은 환호할 것이다. 사람들이 앳킨스 식단에 대해 실제로 궁금해하는 점은 아주 간단했다. '그렇게 먹으면 살이 빠질까?'였다.

실제로 당신은 앳킨스 다이어트로 살을 뺄 수도 있다. 이 다이어트로 체중이 감량된 이유는 몇 가지가 있는데, 자세한 내막을 알면 절대로 열광할 일은 아니다. 잘 들어보시라. 체중의 대부분은 물이다. 우리 인간 몸의 70%는 수분으로 이루어져있기 때문이다. 우리는 고등학교 생물시간에 탄수화물에 들어있는 포도당이 신체의 모든 세포에 에너지를 공급하는 데 가장 필요한 연료라고 배웠다. 우리는 이 포도당에 대한 절박하고 즉각적인 욕구를 가지고 있기 때문에, 한두 끼 식사를 놓칠 경우를 대비해서 몸에 예비저장 시스템을 가지고 있다. 우리는 과도한 탄수화물을 간에 글리코겐으로 저장하고 근육에 비상연료로 저장한다. 그러나 앳킨스 식단에서는 탄수화물을 거의 섭취하지 않기 때문에, 1차로 우리 몸은 세포에 연료를 공급하기 위해 간과 근육에 저장된 탄수화물로부터 포도당을 얻어야 한다. 글리코겐은 수분과 함께 저장되기 때문에 글리코겐을 동원하면 수분의 무게도 함께 줄어든다. 수분의 무게가 줄어드니 당연히 체중이 줄어든다.

둘째, 앳킨스 다이어트가 식욕을 획기적으로 줄여 칼로리 섭취량을 낮출 수 있는 이유가 있는데, 그중 하나는 메스꺼움과 더부룩함이다. 자연이 우리에게 무엇인가를 잘못 먹었다는 신호를 보내주는 것 중에 하나가 메스꺼움과 더부룩함이다. 이것은 실제 우리 몸의 자가치유 반응이다. 호모 사피엔스뿐만 아니라 신(자연)이 창조한 모든 동물은 몸에 아주 나쁜 것이 들어오면 즉시 토하거나 설사를 하도록 설계되어있다. 몸속에서 오래 머물면 치명적이기 때문이다. 메스꺼움과 더부룩함도 자가치유 반응이다. 더 이상 먹지 말라는 자연의 신호음이라는 말이다.

우리 몸이 탄수화물을 섭취하지 않으면 1차로 간과 근육에 저장된 탄수화물에서 포도당을 얻고, 2차로 어쩔 수 없이 지방세포에서 직접 연료를 추출하는 과정을 시작한다. 이 과정에서 케톤Ketone이라고 불리는 화학물질이 생산된다. 케톤을 생산할 때 가장 큰 부작용은 메스꺼움이다. 메스꺼움을 느끼면 당연히 식욕이 떨어진다. 케톤은 또한 엄청난 이뇨작용(수분 손실)을 자극한다. 당연히 몸속의 수분이 소변으로 배출된다. 수분이 빠지니 당연히 체중이 줄어든다. 앳킨스 다이어트가 체중감량에 성공할 수 있었던 또 다른 이유는 단조로운 메뉴다. 단조로운 음식을 먹으면 무의식적으로 먹는 양이 감소하기 마련이다.

인간의 몸은 탄수화물을 선호하도록 설계되었고 그렇게 진화해왔다. 우리 인간은 포도당을 에너지원으로 사용해서 몸을 움직이고 두뇌를 사용한다. 탄수화물이 결핍되면 아무리 힘과 의지가 넘친다고 해도 결국 탄수화물에 대한 갈증이 폭발할 것이다. 앳킨스 식단에 잠시 참여했던 사람에게 물어보시라. 통밀빵 한 조각과 찐 감자 한 개가 '신이 내려 준 선물'처럼 보일 것이다.

케톤상태는 몸에 부작용을 일으킨다. 메스꺼움과 몸의 악취와 변비가 바로 그 증거들이다. 영양학 교수인 마조리 프리드먼Marjorie Freedman과 그녀의 연구진들은 앳킨스 다이어트가 장기적으로 체중감량에 불리하다고 지적했다. 연구진들은 앳킨스 다이어트가 제약잡지 광고의 뒷면에서 흔히 발견되는 변비와 입냄새와 두통과 메스꺼움과 극심한 피로 등의 부작용을 동반한다고 지적했다. 이런 부작용 때문에 사실상 아무도 이 식단을 장기적으로 고수할 수 없었던 것이다. 프리드먼 교수는 앳킨스를 비롯한 저탄고지 식단들을 면밀히 연구한 결과, 체중감량의 가장 좋은 방법은 과일과 채소와 통곡물이 많은 식단이며, 동물성 단백질과 지방이 적은 식단에서 나온다고 최종적으로 결론지었다.(Freedman, King, et al. 2001)

앳킨스는 거의 보편적으로 만연해있는 단백질 숭배사상을 이용해 돈을 벌었고 살을 빼고 싶어 하는 대다수의 미국인들을 이용했다. 그들은 결국 속았다고 생각하고 후회했지만 그 숭배사상은 미국을 넘어 전 세계로 퍼져나갔다. 육류업계와 식품업계가 힘을 보탰다. 우리는 반대 증거가 압도적으로 많다는 사실을 알게 되었다. 그럼에도 불구하고 '어떤 단백질이든 그것이 단백질이면 몸에 좋다'는 선전선동에 휘둘리며 살고 있다. 앳킨스는 엉터리 과학으로 사람들을 현혹시켰다. 수백만 명이 그의 책과 다른 비슷한 책들을 구입했고 그 거짓 선동가들은 돈을 벌었다.

당신은 또 이렇게 물을 것이다. "그깟 책을 팔아서 얼마나 부자가 되었다고 그러시나요?" 그렇다면 지금 스마트폰을 들어 쇼핑사이트 아마존Amazon에 들어가서 'Atkins'라고 쳐보시라. 보이시는가? 모두가 '앳킨스 그룹'에서 판매하는 제품들이다. 초콜릿과 단백질 바와 단백질 쿠키와 단백질 셰이크와 비타민제 등이 보이시는가? 그래도 못 믿겠다면 Atkins Store에 들어가 보시라. 수천수만 가지의 공장음식들이 반짝이는 옷을 입고 당신을 맞으러 도열해있을 것이다. 앳킨스 박사는 책을 팔아 돈을 벌기도 했지만 기업을 운영해서 돈을 벌었다. 앳킨스 그룹이라는 기업 말이다.

그 와중에 사람들은 점점 더 살이 찌고 병들어갔다. 앳킨스 제국은 수많은 추종자들에게 실망감(장기적으로)을 안긴 채 1980년대에 붕괴되었다. 그러나 너무 많은 사람들이 변비와 메스꺼움과 악취로 심한 고생을 했다. 그는 마치 예수의 후계자라고 자신을 치켜세우다가 사라진 '사이비 메시아'들과 너무도 닮아있다. 그러나 우리 어리석은 인간은 너무도 빨리 잊어버린다. 2000년대가 가까워지자 사이비 메시아의 후계자들이 또 한 번 저탄고지를 들먹이기 시작했다. 단기간이지만 실제로 살이 빠지는 것 또한 사실이기 때문에 나도 이해는 할 수 있다. 1992년에 앳킨스 그룹은 〈앳킨스 박사의 신 다이어트 혁명〉Dr. Atkins' New Diet Revolution이라는 책을 발표하면서 거창하게 컴백했다. 막대한 광고 예산에 힘입어 이 새로운 책(사실 1편의 재탕)은 가장 많이 팔린 다이어트 책이 되었다. 뉴욕 타임즈 베스트셀러 목록에서 다시 한동안 1위를 차지했다. 이 책은 사실 소설 카테고리에 등재되어야 했다. 거의 재탕이었기 때문이다. 나를 포함해서 우리 인간은 이토록 어리석은 동물이다.

미국인들은 변비와 입냄새와 메스꺼움에 대해 집단적으로 기억상실증에 걸렸다. 그러고는 돼지껍데기와 치즈와 버터를 다시 찾게 된 것이다. 앳킨스는 집단적인 단백질 폭식을 장려하여 엄청난 돈을 벌었다. 이걸로도 부족해서 그의 제국은 단백질 폭식으로 인한 불쾌함을 개선해주는 보충제까지 판매했다. 부작용을 이용하여 추가적으로 막대한 돈을 번 것이다. 이것은 마치 우유에 칼슘이 많으니 맘껏 먹으라고 권장하면서 '칼슘추가 우유'를 판매하는 식품업계와 무엇이 다르다는 말인가?

그는 자신의 식이요법이 완벽하다고 주장했다. 그러자 사람들은 고개를 갸우뚱했다. 바로 비타민이었다. 앳킨스가 권장하는 음식에는 자신의 몸에 필요한 것이 없다는 사실을 깨닫자마자 사람들은 이를 보충하려고 각종 비타민을 구입했다. 그는 고단백 식이요법 때문에 통풍으로 고생하는 환자들에게 각종 약을 처방했다. 앳킨스는 자신의 음식습관을 수정하지 않았고 추종자들은 '사이비 메시아'를 포기하지 않았다. 나중에 현명한 미국인들은 그가 메시아가 아니라는 사실을 알게 되었다. 그러나 앳킨스는 이미 수 억 달러를 벌어들였다. 아니, 지금도 그의 어리석은 신도들을 통해 계속해서 돈을 벌고 있다.

앳킨스가 그의 '재활용 책'으로 우리의 건강을 구했는가? 우리는 계속해서 병들어갔고 비만이 되어갔다. 수백만 명이 다이어트를 시도했고, 그 수백만 명은 결국 실패했다. 앳킨스는 사람들이 자신의 식단을 추종하게 만들었고 우리의 문화와 정신을 자신의 것으로 만드는 데 성공했다. 사람들은 처음에는 살이 빠졌다. 그 순간이 너무나 기념비적이고 감격스러웠기 때문에 체중이 되돌아오고 건강을 잃었을 때도 마음을 바꿀 수 없었다.

환자들은 내 진료실에 들어오기 전에 식단기록을 작성한다. 특히 앳킨스 추종자들이 많다. 내가 직접 물어보면 사람들은 처음에는 부작용을 거의 기억하지 못한다. 그들은 그 식단이 효과가 있었다고 생각했다. 그러나 탄수화물이 당기는 것은 '호모 사피엔스의 몸에 연료가 필요하다는 외침'이라는 사실을 인지하지 못했다. 앳킨스의 추종자들은 이 재앙의 원인이 바로 '지속할 수 없는 위험한 음식습관'이라는 사실을 생각하지 못했다. 그보다는 자신들의 의지력이 부족했기 때문이라고 자책했다. "안 된다는 건 알지만 가끔 빵을 빼지 않고 햄버거를 먹기도 해요. 그냥 참을 수가 없어서요."

앳킨스는 터무니없는 소리로 가득한 저탄수화물 판도라의 상자를 열었다. 그 상자로부터 '스카스데일 다이어트'Scarsdale Diet와 '존 다이어트'Zone Diet와 '사우스 비치 다이어트'South Beach Diet 등이 튀어나왔다. 모두 앳킨스의 추종자들이었다. 그들은 과잉 탄수화물로 인한 인슐린 상승을 다이어트의 가장 큰 적으로 간주했다. 사실은 그들의 식이요법이 과도한 인슐린 분비를 촉진하고 있음을 과학이 입증하고 있는데도 불구하고 말이다.

그러나 앳킨스는 2002년에 심장마비를 당했다. 거대한 앳킨스 그룹은 심각한 타격을 입었다. 당시 71세의 이 건강 전도사는 자신이 심장건강에 좋다고 그렇게 주장해오던 베이컨과 달걀과 치킨과 치즈라는 좋은 음식을 고수했음에도 불구하고 심장마비에 걸렸다. 이 회사 홍보팀은 이 '예수의 후계자'가 식생활과 전혀 무관한 바이러스성 심근병증(심장질환)에 걸렸다고 변명하며 발 빠르게 조치를 취했다. 1년 후 앳킨스는 병원에서 세상을 떠났다. 앳킨스 그룹은 그가 '눈길에 미끄러져 머리를 부딪친 후 혼수상태에 빠졌다가 사망했다'고 발표했다.

바이러스성 심근병증에 걸려서 부정맥으로 사망하는 것도 가능한 얘기기는 하다. 부정맥으로 인해 심장이 멈추었을 수도 있지만 그의 개인 주치의의 기록에 따르면 그는 심장폐색질환(관상동맥의 수축)을 앓고 있었다, 이것은 분명히 식생활과 관련이 있고 고지방과 고단백 동물성 음식이 원인인 것으로 알려져 있다.

그 후 결정적인 폭로가 나왔다. 네브라스카Nebraska주의 한 내과의사가 검시관의 보고서를 요청했다. 이 검시관은, 그 내과의사가 앳킨스의 담당의사가 아닌데도 불구하고 보고서를 보내버렸다. 이 보고서에는 앳킨스의 심장혈관 내에 퇴적물이 쌓여있어서 이것이 심장마비를 일으켰다는 내용이 담겨있었다. 그 보고서에는 그가 사망 당시 183cm에 117kg이었다고 적혀있었다. 다이어트 전도사가 117kg이라고? 그것은 엄청난 과체중이었다. 앳킨스 그룹의 홍보팀은 그가 사고를 당했을 때 몸무게는 87kg이었으며 30kg이 더 나온 것은 응급실에 있는 동안 체액저류가 발생했기 때문이라고 반박했다. 일반인들은 의심도 하지 않고 그 홍보실의 이런 성명을 그대로 받아들일지도 모른다. 그러나 병원에서 일하는 우리 같은 전문가들은 얼굴을 찌푸릴 수밖에 없었다. 만일 앳킨스의 문제가 두부손상이었다면, 의사들은 절대로 앳킨스의 몸이 그렇게 부풀어 오를 때까지 내버려두지 않았을 것이다. 또한 나는 중환자실에서 환자의 몸이 부풀어 오르는 것을 본 적이 있지만 30kg은 말도 안 되는 수치다.

참으로 슬픈 이야기다. 그의 의료기록을 공개한 것은 분명히 윤리적이지 않은 일이다. 그러나 그의 부인이 남편의 체중문제를 얘기하면서 애써 변명해야 했던 사실은 어떻게 해석해야 할까? 한 인간의 슬픈 죽음 앞에서 몸무게가 무어 그리 중요하다는 말인가? 남편의 죽음 앞에서 체중이 잘못 기록되었다고 애써 변명하는 것은, 앳킨스 그룹 비즈니스의 정당성을 옹호하려는 것이 아니고 무엇이란 말인가? 남편의 죽음이 중요한가, 비즈니스가 중요한가 말이다.

내 요점은 우리가 실수로부터 배워야 한다는 것이다. 그러지 않으면 실수가 반복될 수밖에 없다. 앳킨스는 사망 당시 72세라는 나이는 미국에서는 비교적 많은 나이였다. 그러나 심장건강에 좋은 음식습관을 가진 여러 선진국 사람들이 80세 넘어서까지 건강한 것을 보면 비교적 젊은 편이다. 사진과 동영상에서 앳킨스를 보면 분명히 과체중이나 비만으로 보인다. 그러나 미국인의 2/3가 과체중이기 때문에 우리는 그가 정상이라고 생각한다. 그는 결코 우리가 건강의 표본이라고 부르는 사람의 모습이 아니었다. 고단백전문가 대 채식전문가 사이의 온라인 토론을 보면 그 차이를 시각적으로 뚜렷이 알 수 있다. 존 맥두걸John McDougall, 닐 버나드Neal Barnard, 조엘 펄먼, 콜드웰 에셀스틴Caldwell Esselstyn, 콜린 캠벨Colin Campbell과 같은 채식(자연식물식)의 스승들은 모두 날씬했다. 에셀스틴 박사와 캠벨 박사는 모두 80대인데도 불구하고 60대처럼 건강상태가 양호하며 꼿꼿한 자세와 엄청난 활동량을 가지고 있다. 물론 외모가 전부는 아니다. 건강한 육식주의자들과 뚱뚱한 채식인들도 있지만, 채식을 주장하는 최고의 양심의 사들의 건강상태를 보면 깊은 인상을 받지 않을 수 없다.

물론 몇 사람의 죽음으로는 아무것도 증명하지 못한다. 어쩌면 앳킨스가 실제로 바이러스에 감염되었을 수도 있다. 어쩌면 이 세상의 어떤 식단도 심장병을 막을 수 없었을지도 모른다. 나는 단지 특정 식이요법의 주창자들이 질병, 자신들이 예방할 수 있다고 주장해온 바로 그 질병으로 사망하는 것이 이상할 뿐이다. 더구나 그렇게 자신 만만하다면 음식습관이 우리 몸에 미치는 영향을 연구할 수 있도록 부검을 허락하는 일이 왜 그리 어려웠을까? 앳킨스 그룹은 앳킨스 박사의 부검을 끝내 허락하지 않았다.

유명한 '다이어트 권위자'인 네이슨 프리티킨Nathan Pritikin은 이것을 실천한 사람이다. 프리티킨은 의사가 아니라 발명가이자 사업가였 다. 1957년 그는 42살의 나이에 심장병과 콜레스테롤 위험군(그리고 몇 년 후에는 백혈병) 진단을 받았다. 그 당시의 의료계는 음식습관이 아닌 스트레스가 심장병의 주원인이라고 가르쳤다. 프리티킨은 2차 세 계대전 동안 유럽에서 심장병 사망자가 현저하게 감소했다는 사실을 보여주는 기밀문서를 보고 처음에는 이 학설에 의문을 제기했다.

집중적인 연구를 통해 그는 우리가 먹는 음식이 질병의 근원이라 는 결론을 내렸다. 그는 캘리포니아 심장전문의인 레스터 모리슨Lester Morrison을 알게 되었는데, 그 역시 2차 세계대전 시기의 건강 관련 연 구자료를 접한 사람이었다. 1950년대 초 모리슨은 자신의 심장병 환 자 중에서 증세가 가장 심한 50명에게는 '전시식량배급'을 모방한 식 단(동물성 제품이 적고 섬유질이 풍부한 식물성 식단)을 공급했다. 그리 고 또 다른 50명은 고단백 미국식 식단을 유지하는 실험을 했다. 그 가 프리티킨과 공유한 결과는 놀라웠다. 1960년까지 고단백 식단을 따른 환자는 모두 사망했고, 저단백 식단을 따른 환자의 38%는 여전히 건강하게 살아있었다.

의문을 말끔히 해소한 프리티킨은 과일과 채소와 통곡물이 풍부한 식단이 자신의 건강문제를 해결할 수 있는 방법이라고 확신했다. 그것은 현명한 결정이었다. 그가 저단백질 식단을 시작하자마자 협심증이 사라졌고 암 상태 역시 호전되었다. 그는 계속해서 몇 권의 책을 썼고 '프리티킨 장수 센터'Pritikin Centers for Longevity를 설립했다. 상태가 호전되었던 암은 불행히도 27년 후에 재발했다. 만성 림프구 백혈병은 불행히도 치료할 수 없었고 오히려 그가 그렇게 오랫동안 완쾌 상태를 유지한 것은 행운이었다. 그는 항암치료를 시작했지만 치료로 인한 부기와 통증으로 고통을 받았다. 따라서 그가 가장 좋아하는 운동이었던 달리기가 불가능해졌다. 그는 오랫동안 건강함을 누려왔으나 결국 노화로 인해 사망 직전에 이르렀다.

프리티킨은 더 이상 세속적인 병원의 치료를 받기보다는 자연사하는 쪽을 택했다. 그러나 그는 그 전에 회의적인 의학계에게 있는 그대로의 진실을 알리고 싶었다. 그는 자신이 죽은 후에 자신을 부검하고 심장을 검사해서 어떤 결과가 나오든지 '뉴잉글랜드 의학저널' New England Journal of Medicine에 게재해 달라고 당부했다. 이 의학저널은 제약 및 식품업계의 후원을 받지 않는 가장 신뢰할 만한 저널이자 세계 최고의 저널로 명망이 높다. 부검결과는 주목할 만했다. 그의 심장에는 그 어떤 플라크도 없었고 나이를 고려해보면 매우 젊은 상태였다.

그의 혈관 역시 깨끗했고 그 어떤 질병도 없었다.(Hubbard, Inkeles, et al. 1985) 비록 그가 처음에는 암울한 진단을 받았지만 채식을 통해 건강상의 어려움을 헤치고 남은 삶을 활기차고 즐겁게 살 수 있었던 것은 우리에게 좋은 교훈이 될 수 있을 것이다.

저탄고지 운동은 2004년 앳킨스 뉴트리셔널Atkins Nutritionals의 파산, 그리고 일반인과 전문가들 사이에 채식의 우수성에 대한 인식이 증가하면서 막바지에 접어든 것처럼 보였다. 그 후 몇몇 사람이 저탄수화물 식단을 새로운 모습으로 부활시킨 '원시인 다이어트'를 들고 나오기 시작했다. '팔레오 다이어트'Paleo Diet가 그것이다. 그러나 사람들은 이제 계속되는 예수의 가짜 후계자들에게서 싫증을 느꼈다. 미국 땅에서 힘을 잃은 그들은 새로운 시장을 개척하고자 아시아로 유럽으로 떠났다. 그야말로 선교사가 된 것이다.

앳킨스와 그의 추종자들이 '동물의 시체'를 즐기다가 심장병으로 사망하는 동안 수많은 스타들은 채식주의자로 거듭났다. 그랜드 슬램 대회 17회 우승을 포함하여 총 56번의 우승을 기록한 테니스 스타 비너스 윌리엄스Venus Williams, 베니스 영화제 남우주연상에 빛나는 호아킨 피닉스Joaquin Phoenix, 영화 '레옹'Leon에서 빛나는 연기를 보여주었고 하버드대학까지 졸업한 천재배우 나탈리 포트만Natalie Portman, 그리고 Yesterday와 Hey Jude를 작곡했으며 만으로 80이 가까운 된 나이에도 정열적으로 활동하고 있는 비틀즈의 전 멤버 폴 매카트니Paul McCartney가 그들이다. 그들은 모두 앳킨스 추종자들과 달리 식물만을 먹는 사람들이다. 그리고 날씬한 몸매와 맑고 청명한 피부와 질병 없는 삶을 누리고 있다. 당신은 어떤 삶을 살고 싶으신가.

"만약 도살장이 유리벽으로 되어있다면
많은 사람들이 채식주의자가 될 것이다."
If slaughterhouses had glass walls,
everyone would be a vegetarian.

– 비틀즈 전 멤버, 폴 매카트니

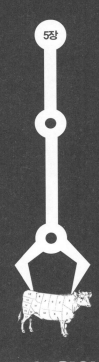

비만의 원인은
탄수화물이 아니다

"아직도 당뇨병의 원인이 탄수화물이라고 믿는 사람들이 많다. 통념을 깨는 수 많은 증거들이 과학자들에 의해 입증되었는데도 이를 알고 있는 사람들은 의외로 적은 이유는 무엇일까. 그렇다. 힘있는 각종 미디어에서 그 사실을 의도적으로 보도하고 있지 않기 때문이다. 육류업계와 식품업계가 그들의 돈줄(광고주)이기 때문이다."

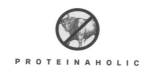

나는 매우 큰 충격을 받았다. 동물성 단백질이 인간의 건강에 미치는 영향을 연구한 과학문헌들을 검토한 후의 결과는 당혹과 충격 그 자체였다. 당뇨병의 가장 큰 원인은 육류섭취다. 탄수화물이 아니라는 말이다. 그렇다. 이것은 매우 대담한 발언이다. 8년 전이라면 나 자신도 믿지 않았을 것이다. 사실 미비만의사협회American Society of Bariatric Physicians의 회장도 이 사실을 모르고 있다. 최근 세미나에서 그는 탄수화물 때문에 환자에게 과일을 먹지 말라고 권고했기 때문이다. 심지어 미당뇨병협회American Diabetes Association에서도 식단에 고기를 포함시킬 것을 권고하고 있으며 당뇨병 환자에게 탄수화물을 조심해서 섭취하라고 지시하고 있다. 그러나 그들은 틀렸다. 그들은 수많은 육가공 업체와 식품회사로부터 자기 단체를 유지하기 위한 후원금을 받고 있으니 이해가 되기도 한다. 당뇨●의 원인이 왜 육류인지 이제부터 그 이유를 증명해보겠다.

나는 육류섭취와 당뇨병의 연관성을 발견했다. 나는 당시 일본인들의 건강에 대해 연구하고 있었다. 미국인은 가장 건강하지 못한 음식습관을 가진 반면, 일본인들은 전통적으로 좋은 건강상태와 장수로 유명했기 때문이다. 나는 일본인들이 쌀처럼 탄수화물이 풍부한 음식을 먹는다는 사실에 가장 관심이 많았다. 나 또한 탄수화물이 당뇨병을 유발한다고 믿었기 때문에 일본인들은 유전적으로 당뇨병에 내성이 있는 것은 아닐까 추측했다. 그러나 최근 일본인들 사이에서 당뇨병이 급증하고 있다는 사실(1997년 9.9%에서 2007년 15.3%로 상승)을 알게 되면서 이 가정도 힘을 잃었다. 미국의 20~30% 발병률보다는 낮지만 일본 정부는 크게 우려하고 있다. 일본의 후생노동성 관계자들은 이 문제를 연구했고 일본의 식생활이 점점 서구화되고 있다고 발표했다. 특히 육류소비의 증가와 과일 및 채소의 소비감소 등이 당뇨병 증가의 주요 요인이 될 수 있다는 것이다.(Morimoto 2010)

연구를 계속 진행하면서 일본인들이 당뇨병에 대한 유전적 저항력을 가지고 있지 않다는 사실이 명확해졌다. 오히려 유전적으로 취약할 수 있는 가능성이 발견되었다. 이와 관련하여 브라질에서 훌륭한 연구를 실시했는데, 브라질 태생의 일본인과 일본에서 브라질로

● 이 장에서 언급되는 당뇨병은 구체적으로 예전에는 성인 당뇨병으로 불렸던 2형 당뇨병을 의미한다.

이민 온 이전 세대를 비교하는 연구였다. 그들은 특히 이전 세대와 비교했을 때 브라질 태생의 일본인들이 당뇨병에 걸릴 확률이 매우 높다는 사실을 발견했다.(Gimeno, Ferreira, et al. 2002) 브라질 사람들이 다른 나라 사람들보다 동물성 단백질을 더 많이 섭취한다는 사실을 알았을 때 이것은 보다 분명해졌다. 실제로 브라질 정부는 그동안 국민을 상대로 육류섭취를 구체적으로 제한하자고 논의하는 등, 과도한 육류섭취에 대응해왔다.(de Carvalho, Casar, et al. 2013)

물론 당뇨병의 원인이 육류 하나 때문이라고 단정할 수는 없다. 다른 많은 요소들이 당뇨병의 증가에 기여했을 수도 있다. 만일 고기가 정말로 당뇨병의 발생에 결정적인 역할을 한다면, 이러한 상관관계를 보여주는 포괄적인 연구조사가 필요할 것이다. 게다가 단 한 번의 연구만으로는 충분하지 않다. 광범위한 통계분석 후에 동일한 상관관계를 도출하는 각종 조사를 실시해야 할 것이다.

내가 처음으로 살펴본 것은 '에픽 실험'이었다. EPIC(European Prospective Investigation into Cancer and Nutrition: 유럽인의 암과 영양에 관한 연구)은 영양과 질병에 대해 실시한 가장 큰 규모의 대대적인 연구였다. 유럽 10개국에서 모집한 521,000명을 대상으로 수백 명의 최고 과학자들이 진행한 연구였다. 그들은 우리가 먹는 음식이 질병에 어떤 영향을 미치는지 파악하기 위해 음식문화를 바탕으로 전문적으로 파고들었다.

12년 동안 수십만 명의 사람들을 조사한 결과, 과학자들은 고기(특히 베이컨이나 소시지와 같은 가공육)가 당뇨병의 발병과 상당한 관련성이 있으며 과일과 채소의 섭취는 당뇨병의 감소와 상당히 관련이 있다고 결론을 내렸다. 에픽 실험의 데이터 분석에서는 또한 '포도당과 과당의 섭취가 실제로는 당뇨병과 상관관계가 거의 없다'는 사실 또한 발견했다. 로버트 러스티그Robert Lustig와 같은 많은 저술가들은 과일의 당분이 당뇨를 일으킨다고 열변을 토한 바 있다. 러스티그는 주로 쥐 연구와 과잉섭취 연구결과에 근거하여 이러한 주장을 펼쳤다. 그러나 EPIC 연구와 같은 장기간의 대규모 조사에서는 식단에서 포화지방의 단 5%만 과당류로 대체해도 당뇨병에 걸릴 위험성이 무려 30%까지 감소했다고 분명하게 밝히고 있다.(Ahmadi-Abhari, Luben, et al. 2014)

50만 명 이상을 대상으로 한 이 장기적인 연구의 결과는 그동안 미국에서 음식습관과 관련하여 떠돌던 얘기들과는 완전히 달랐다. 지방과 단백질이 많고 탄수화물이 적은 식단은 우리 몸에 어떤 영향을 줄까? 수없이 많은 당뇨병 환자들은 고기를 더 많이 먹고 과일섭취를 줄이고 있다. 그래서 상황이 개선되고 있는가? 내 진료실을 찾아오는 환자들을 보면 분명하게 알 수 있다. 저탄고지 지지자들이 이러한 증거를 마주하면, 그들은 '뭐 그럴 수도 있겠지만 중요한 일이 아니지 않나요?'라며 대수롭지 않게 생각한다. 그래서 나는 관계문헌을 찾아보고 연구를 거듭해서 실제 그런지 알아보았다.

과학자들에게 연구대상으로 가장 매력적인 사람들은 캘리포니아의 로마 린다에 있는 '제7일안식일 예수재림파' 신도들이다. 이들은 앞서 블루존 토론에서 언급했던 바 있다. 이들의 신앙은 신자들의 몸을 신전으로 취급한다. 그들은 대부분의 미국인들보다 훨씬 더 건강하다. 술을 마시거나 담배를 피우지 않고 적당히 운동하며 건강하게 먹기 위해 노력한다. 많은 신도들은 동물을 먹지 말아야 한다고 믿는다. 그러나 흥미로운 점도 있다. 신자들의 생활방식은 다른 모든 면에서는 상당히 유사하지만 음식습관은 매우 다양하다. 고기를 어느정도 먹는 사람들, 생선을 일정량 먹는 사람들, 유제품을 먹는 채식인, 그리고 비교적 많은 수의 순수 채식인 등 다양하다는 말이다. 그들이 연구대상으로 완벽한 이유는 서로 가까이 살면서 비슷한 습관을 가지고 있지만 음식습관은 매우 다양하기 때문이다.

사실 '예수재림파 건강연구'가 바로 이 일을 해냈다. 로마 린다 대학Loma Linda University의 연구진들은 수년 동안 수만 명의 예수재림파 신도들을 추적해왔고, 그 결과를 상세히 기술한 많은 논문들을 발표했다. EPIC 연구처럼, 그들 또한 동물성 단백질이 당뇨병과 밀접하게 관련되어있다는 사실을 발견했다. 연구원들은 '동물성 단백질의 섭취량이 증가함에 따라 당뇨병 발병의 위험이 점진적으로 증가한다'는 명확한 사실을 발견했다. 채식인들의 발병률은 2.9%로 현저하게 낮았고, 유제품과 달걀을 먹는 페스코 채식인들은 3.2%, 생선을 먹는 채식인들은 4.8%, 육류를 먹는 사람들은 7.6%로 그 뒤를 이었다. 예수재림파 신도 중에서 육식을 하는 사람들도 미국 평균보다 발병률이 현저하게 낮았다. 이는 채식인이 아니더라도 이 종교의 신자들이 육류를 현저하게 적게 먹는 경향이 있다는 사실로 설명된다. 시간경과에 따라 이 수치를 계산해보면, 17년 동안 매주 고기를 섭취할 경우 채식인들보다 당뇨병에 걸릴 위험이 무려 74% 늘어난다는 결과가 도출된다.(Tonstad, Butler, et al. 2009; Rizzo, Sabata, et al. 2011; Snowdon 1988; Vang, Singh, et al. 2008) 채식인들이 일반적으로 고기를 먹는 사람들보다 체중이 덜 나간다는 사실을 고려해도, 육식과 당뇨병과의 상관관계는 놀라운 발견이었다. 육류를 섭취하면 살이 찌지 않아도 여전히 당뇨병과 관련이 있다는 말이다.

미국에서 가장 큰 연구조사로는 하버드대 연구진들이 수행한 '간호사 건강연구'와 '건강전문가 추적연구'Health Professionals Follow-up Study가 있다. '간호사 건강연구'는 2가지가 있다. 첫 번째 연구는 1976년에 시작되어 122,000명의 간호사를 전향적으로 추적했다. 두 번째 연구는 1989년부터 116,000명의 간호사를 추적했다. '건강전문가 추적연구'는 1986년부터 51,000명의 남성 전문의료인들을 추적했다. 이 연구들은 무엇을 보여주었을까? 그렇다. 역시 육류와 가공육은 당뇨병의 발병에 결정적인 원인임이 밝혀졌다는 사실이다. 실제로 육류섭취량을 하루 1/2 정도만 늘려도 당뇨병에 걸릴 위험이 48% 증가했다.(Fung, Schulze, et al. 2004; Pan, Sun, et al. 2011, 2013; Ley, Sun, et al. 2014; van Dam, Willett, et al. 2002)

또 다른 대규모 인구를 대상으로 한 연구인 '여성 건강조사'Women's

Health Initiative는 8년 동안 37,000명의 여성들을 추적했다. 앞서 언급한 다른 연구들과 마찬가지로, 이 연구 역시 동물성 단백질 섭취와 당뇨병, 특히 오랜 세월 인기를 얻고 있는 핫도그와 베이컨과 당뇨병 사이의 심각한 상관관계를 보여주었다.(Song, Manson, et al. 2004) EPIC 연구와 마찬가지로 설탕이 당뇨병의 발현과 전혀 무관하다는 사실도 밝혀냈다.(Janket, Manson, et al. 2003)

이렇게 동물성 단백질과 당뇨병의 상관관계를 추가적으로 입증해주는 조사는 물론, 채식이 당뇨병을 예방해준다는 사실을 입증하는 연구 또한 수도 없이 많다.(Aune, Ursin, et al. 2009; Chiu, Huang, et al. 2014) 한 연구는 특히 지방과 단백질을 비교하여 연구했는데, 그 결과 '당뇨병과 가장 관련이 높은 것은 특히 육류의 단백질'이라는 사실을 발견했다.(Ericson, Hellstrand, et al. 2015) 그러나 고기를 먹는 사람들이 당뇨로부터 안전하다는 사실을 보여주는 연구결과는 단 한 건도 없었다. '거의 없다'가 아니라 '단 한 건도 없다'는 말이다.

당뇨병은 왜 생기는가

아직도 당뇨병의 원인이 탄수화물이라고 믿는 사람들이 많다. 따라서 탄수화물이 아닌 동물성 단백질이 당뇨병을 일으킨다는 사실을 입증하려면 생물학적으로 명확한 증거가 필요하다. 그러나 수많은 증거들이 과학자들에 의해 입증되었는데도 이를 알고 있는 사람들은 의외로 적은 이유는 무엇일까. 그렇다. 거듭 말하지만 힘있는 각종 미디어에서 그 사실을 의도적으로 보도하고 있지 않기 때문이다. 육류업계와 식품업계가 그들의 돈줄(광고주)이기 때문이다.

먼저 영국의 BBC에서 제작한 한 다큐멘터리를 살펴보도록 하겠다. 이 방송에서는 35세 쌍둥이 형제에게 한 달 동안 서로 다른 식단을 따르게 했다. A는 육류 중심의 저탄고지 식단을 했고 B는 채식 위주의 저지방 식단을 했다. 한 달 후 저탄고지 식단을 따른 A는 변비와 머리가 멍한 증상인 브레인 포그Brain Fog가 생겼고 기운도 부족하다고 하소연했다. 그는 살이 더 많이 빠졌지만 대부분은 수분이었다. '저탄고지 다이어트 초기의 급격한 체중감량은 대부분 수분감소'라는 사실을 증명한 셈이다. 이 연구와 관련하여 가장 흥미로운 점은 A의 혈당수치가 급증했다는 점이다. 제작자들은 이것이 상당히 충격적이라고 말하고 있다.

사람들은 당뇨병의 원인이 탄수화물이라고 주장한다. 식단에서 탄수화물을 제거하면 인슐린 민감성이 증가하여 인체가 혈당을 조절하기 위해 더 효율적으로 인슐린을 사용하게 된다는 것이 그들의 주장이다. 그러나 실제로는 그렇지 않다고 나는 단호하게 말할 수 있다. 그 이유는 약간 복잡하지만 나는 중학생 정도의 이해력만 있으면 쉽게 머리를 끄덕일 수 있도록 설명할 자신이 있다. 진리는 항상 단순한 법이기 때문이다.

인간의 세포는 포도당을 흡수해서 운영되도록 설계되어있다. 이것은 지구상의 어떤 과학자도 부인할 수 없는 사실이다. 우리의 몸은 말 그대로 천연당(700만 년을 먹고 진화해온)을 먹고 살도록 설계되어 있다. 우리 몸의 모든 세포는 천연당을 섭취하고 그것을 크렙스 회로 Krebs Cycle라는 경로(음식물이 분해되어 발생한 유기산이 호흡에 의해 산화하는 경로로서, 최종적으로 물과 이산화탄소로 분해되어 몸에 필요한 에너지를 발생시키는 과정)를 통해 에너지로 바꾼다. 신이 설계를 했든 진화를 했든 우리 몸은 말 그대로 천연당을 처리한 후 그 에너지로 살아간다.

바로 여기서 인슐린이 필요하다. 췌장에 의해 생산되는 인슐린은 혈류를 통해 세포 속으로 포도당을 전달하는 데 필수적이다. 인슐린이란 쉽게 말해서 포도당을 실어서 세포에 날라주는 배달부라고 생각하면 맞다. 우리 몸에는 당분이 떨어질 경우 생존을 위한 안전장치로서 에너지를 위한 비상통로가 있기는 하지만, 우리 인간은 탄수화물(천연당)을 이용하여 가장 효율적으로 기능한다. 이것은 우리 뇌의 주요 연료다. 우리 몸의 세포는 지방과 천연당 둘 다 다양한 방법으로 사용할 수 있지만, 상황이 급박해지면(빠르게 달리려면) 천연당을 1차적인 주요 에너지원으로 사용한다.

게리 타우브스Gary Taubes와 같은 저탄고지 지지자들은 인슐린이 우리 몸에 해롭기 때문에 될 수 있으면 적게 생산하는 것을 목표로 해야 한다고 주장하며 인슐린을 악마로 만든다. 그러나 우리는 상식적으로 생각하는 습관을 길러야 한다. 만일 인슐린이 정말로 해롭다면 도대체 왜 우리 호모 사피엔스는 이렇게 비효율적인 시스템을 진화시켰을까? 신(자연)은 왜 그리도 애꿎은 물건을 인간의 췌장 안에 집어넣었을까? 저탄고지 지지자들은 '인슐린 분비를 최소화하기 위해 환자에게 고지방 고단백질을 섭취할 것'을 제안한다. 그들은 동물성 단백질이 탄수화물에 비해 실제로 지나치게 높은 인슐린 분비를 유발한다는 수많은 과학적 연구결과를 무시하고 있다는 말인가? 그들은 소고기가 파스타보다 인슐린을 더 많이 증가시킨다는 사실을 알고 있기나 한 것일까?(Holt, Miller, et al. 1997)

문제는 인슐린이나 당분이 아니라 세포가 인슐린에 반응하는 능력이 떨어진다는 사실이다. 이것을 '인슐린 저항'이라고 한다. 우리 몸의 근육은 포도당을 가장 많이 소비한다. 따라서 인슐린이 효과적으로 작용해야 건강을 유지할 수 있다. 우리가 고기를 먹으면 단백질과 지방을 섭취하게 되는데, 이 단백질이 인슐린을 증가시키고 섭취한 지방을 세포 속으로 들어오게 한다. 물론 우리가 사과나 감자를 먹을 때도 인슐린이 분비되지만 근육세포 속으로 들어가는 지방은 없다.(Barnard, Roberts, et al. 1998; Lara-Castro and Garvey 2004, 2008; Watt and Hoy 2012) 인슐린 저항성은 근육세포에 대한 지방의 독성 때문에 생긴다.(Anderson, Haynie, et al. 2015)

근육에 지방이 쌓이는 주원인 중 하나는 염증이다.(Coletta and Mandarino 2011; Eckel, Grundy, et al. 2005) 이것은 근육세포를 손상시켜 지방축적을 유발한다. 우리 인간은 700만 년 진화의 역사 중에서 아주 최근(농경과 목축을 시작한 1만 년 전쯤)에 고단백 산성식단을 맞이

했다. 거기에다 20세기 후반에는, 지금껏 자연에서 획득해왔던 동물의 시체를 이제 공장에서 획득하게 되면서 초기 농경민에 비해 수십 배의 동물시체를 소비하게 되었다는 말이다. 단백질 섭취가 증가하면 황 성분이 풍부한 아미노산을 더 많이 섭취하게 된다.(Sebastian, Frassetto, et al. 2002) 아미노산은 실제 산성이라는 사실을 반드시 기억하시라.

우리의 몸이 지나치게 산성화되면 인체의 조직에 염증이 발생한다. 우리 호모 사피엔스는 생존을 위해 혈중 pH를 안전한 약알카리(pH 7.45)로 유지하기 위해 비상사태에 들어간다. 신체가 pH를 적절하게 유지하기 위해 동원하는 하나의 메커니즘이 있는데, 바로 근육에서 칼슘을 가져와서 혈류에 내버리는 것이다. 칼슘이 산을 중화시킬 수 있기 때문이다. 당연히 과도한 육류의 섭취는 골다공증을 유발한다. 육류소비가 많은 나라들(스웨덴, 미국, 호주, 캐나다 등)이 골다공증이 많은 나라 1, 2, 3위 순서를 서로 다투고 있다는 사실이 이를 증명하지 않는가 말이다.

저탄고지 학파의 영웅적인 선구자인 게리 타우브스가 최근 자신의 지질이 정상범위 안에 있다는 것을 보여주기 위해 자신의 건강수치를 공개했다. 그는 의사가 아니기 때문에 자신의 중탄산염 수치가 19라는 사실을 놓쳤는데, 이것은 매우 낮은 수치이며 그의 몸이 서서히 그리고 꾸준히 손상되고 있으며 염증이나 질병이 진행되고 있음을 의미한다. 게리 타우브스가 혹시 이 책을 읽고 있다면 아직 늦지 않았음을 알려주고 싶다. 우선 소고기 대신 콩을 섭취하라. 그러면 빠른 시일 내에 건강을 되찾을 수 있을 것이다.

동물들은 상당히 비위생적이기 때문에 고기를 먹으면 염증이 생기기도 한다. 살모넬라균 같은 세균의 감염을 피하려면 생닭을 만질 때 방호복을 입어야 할 정도다. 2014년 소비자 보고서^{Consumer Reports}의 조사에 따르면 미국 슈퍼마켓에서 구입한 닭가슴살 중 97%가 이런 위험한 박테리아에 노출되어있었다. 충분히 높은 온도에서 요리하면 세균은 죽지만, 동물의 근육(단백질)에 박혀있는 박테리아에 의해 생성되는 내독소는 파괴되지 않는다. 우리가 고기를 먹을 때 포화지방은 내독소를 체내에 흡수되게 하고 우리의 면역체계는 결국 염증 상태를 유발한다.(Erridge, Attina, et al. 2007; Ghanim, Abuaysheh, et al. 2009) 이 염증은 근육세포의 지방축적으로 이어진다.

일단 지방이 근육세포 안으로 들어가면 새로운 인슐린 수용체를 만들어내는 세포의 능력을 방해한다. 고기를 구워 먹은 후 기름이 덕지덕지 달라붙은 프라이팬을 생각하면 좋다. 지방이 세포를 둘러싸고 있어서 인슐린이 세포 속으로 들어갈 수 없는 상태라고 보면 맞다. 이처럼 인슐린 수용능력이 떨어질수록 세포에 포도당을 보내기가 힘들어지기 때문에, 혈류 속에는 세포 문을 열고 들어가지 못하는 당분이 쌓여 정처 없이 방황한다는 말이다. 이렇게 되면 세포에 당분을 보내기 위해 췌장에서 인슐린을 더 많이 생성해야 한다. 비정상적으로 높은 인슐린 수치는 훨씬 더 많은 지방을 세포 안으로 유입시켜

악순환을 일으키게 된다. 인슐린 저항의 원인이 탄수화물이 아니라 과잉 지방과 과잉 단백질이라는 말이다. 당신이 원한다면 나는 수천 수만의 학술논문을 당신의 이메일로 전송할 자신이 있다. 이 모두 손꼽히는 명문의대를 졸업하였지만 돈을 목적으로 하지 않고 진실을 규명하기 위해 살아가는 양심의사들의 논문들임은 두말할 나위도 없다.

철분의 경우 헴철Heme Iron과 비헴철 2가지로 나뉘는데, 육류에 들어있는 철은 헴철이고 이것이 산화를 일으키는 주범이다. 몸이 산화되면 인슐린을 분비하는 췌장의 능력이 저하되고 결국 완벽하게 당뇨병의 포로가 되는 것이다. 육류를 사랑하는 사람들은 철분수치가 높은 경향이 있는데, 이것은 당뇨병의 형성과 직접적으로 관련이 있다.(Bao, Rong, et al. 2012; Jiang, Manson, et al. 2004; Reif 1992; Romeu, Aranda, et al. 2013) 사실 당뇨병 환자로부터 많은 양의 피를 뽑아내기만 해도 철분이 감소하여 인슐린 저항이 개선되는 것으로 나타났다.(Hua, Stoohs, et al. 2001) 당신은 하얀 침대에 누워 많은 분량의 피를 뽑겠는가, 스테이크를 사양하겠는가? 나라면 당연히 스테이크를 먹지 않는 너무도 간단한 방법을 택할 것이다.

고혈압의 주범도 과잉 단백질이다

내 비만 클리닉에는 매년 수천 명의 환자가 방문하는데 그중에서 약을 복용하지 않는 환자를 만나는 일은 극히 드물다. 대부분은 여러 가지 약을 복용하고 있는데 그중 가장 흔한 것은 항고혈압제(혈압약)다. 많은 환자들이 혈압을 조절하기 위해 한 가지 이상의 약을 복용하고 있다.

국민건강검진 및 영양조사(NHANES)National Health and Nutrition Examination Survey 2005년 보고서에서는 미국에서 무려 4,200만 명의 남성과 2,800만 명의 여성이 고혈압 직전 단계이며, 1,700만 명의 남성과 1,800만 명의 여성이 실제로 치료해야 할 중증 고혈압을 가지고 있다고 추정했다.(National Center for Health Statistics 2005) 2005년 미국 인구를 3억 명으로 계산하면 전체 미국인의 4명 중 1명(어린이와 성인을 모두 포함해서)이 고혈압 위험군이며, 중증 고혈압 환자가 10명 중 1명(어린이와 성인을 모두 포함해서)이라는 말이 된다. 전 세계적으로는 10억 명 이상이 고혈압 환자인 것으로 추정된다. 이것은 전염병보다 놀라운 수치다. 미질병통제센터CDC가 고혈압을 '침묵의 살인자'라고 부르는 것도 전혀 놀라운 일이 아니다.

고혈압이 미국인의 제1의 사망원인인 심장병과 뇌졸중의 직접적인 원인이라는 사실을 감안할 때, 사람들은 혈압을 조절할 수 있다면 무엇이든 할 수 있다고 생각한다. 약물치료의 측면에서는 맞는 말이다. 제약회사들은 11가지 등급의 고혈압 치료제를 개발했다. 의사들은 환자들에게 아무 생각 없이 약을 처방하고 있으며 환자들도 일단 복용을 시작하면 거의 끊지 않는다. 의사들은 심지어 '고혈압과 친구가 되라'고 말하기까지 한다. 고혈압과 친구가 되라고? 도대체 이런 말이 어찌 성립될 수 있다는 말인가? 질병을 치료해야 할 병원과 의사가 환자에게, 불편한 몸과 찌뿌둥한 컨디션을 가지고 평생 약을 먹으면서 살라니 이게 말이 되는가? 우리는 항상 의심하는 습관을 가져야 한다. 그래야만 상업자본주의에게 통장의 잔고를 털리지 않는다는 말이다. 어디 통장뿐이던가? 당신의 생명까지 담보로 잡혀있다.

나는 여기에서 당신에게 질문 하나를 하겠다. 만일 당신이 고혈압을 진단받았으며 의사가 심장마비와 뇌졸중과 신부전을 피하려면 평생 몇 가지 항고혈압제를 복용해야 한다고 말했다 치자. 당신은 그렇게 할 수 있겠는가? 시야혼탁, 혼탁뇨, 기침, 어지러움, 졸림, 두통, 우울한 기분, 메스꺼움, 구토, 설사, 배탈, 가벼운 피부 가려움증이나 발진(모두 미국에서 3번째로 많이 처방되는 항고혈압제인 리시노프릴Lisinopril의 흔한 부작용), 두통, 심근증, 현기증, 졸림, 피로감, 복통, 화끈거림(4번째로 가장 많이 처방되는 항고혈압제인 암로디핀Amlodipine의 부작용) 등의 부작용이 있는데도 말이다. 그리고 이보다 약간 적은 부작용으로는 팔과 허리 통증, 빠르고 불규칙한 심장박동, 식욕상실, 떨림, 수면장애 등이 있다.

그런데 만일 당신의 의사가 또 하나의 선택권을 준다면 어떻게 하겠는가? 하나는 약물을 복용하는 것이고(그리고 아마도 이 약물의 부작용을 없애는 또 다른 약물을 복용하는 것을 포함해서), 또 다른 하나는 식물성 식단으로 바꾸는 것(당뇨병, 암, 심장병, 뇌졸중 그리고 많은 다른 질병에 대한 위험성을 낮추는)이라면? 당신은 어렵지 않게 음식을 바꾸겠다고 말할 것이다. 그렇지 않은가? 그러나 식물성 식단이 혈압을 조절하는 데 결정적이라는 사실이 입증되었는데도 불구하고, 고혈압 진단을 받은 적이 있는 이 책의 독자들 중에서 음식습관을 바꾸라는 말을 병원에서 들어본 사람은 아마 거의 없을 것이다.

증거는 차고도 넘친다

EPIC 연구는 연구조사 중 가장 규모가 크고 가장 철저한 연구였다. 이 연구에서는 평균보다 건강한 육류섭취 집단과 다소 건강하지 않은 채식인 집단을 비교했다. 이 채식인 집단이 건강하지 않은 이유는 정제탄수화물(빵과 쿠키 등)을 자주 섭취하여 섬유질 섭취가 상당히 적었기 때문이다. 이렇게 다소 불공평한 비교에도 불구하고, 건강하지 못한 채식인들은 건강하다는 육식인들보다 고혈압의 비율이 현저하게 낮았다.(Appleby, Davey, et al. 2002) 다시 말하지만 채식의 효과는 최적화되지 않은 비교에서도 드러날 정도로 분명했다.

가장 유명한 고혈압 연구 중 하나로 INTERMAP(다량영양소 및 미량영양소가 혈압에 작용하는 연구)INTERnational study of MAcronutrients and micronutrients and blood Pressure라는 조사가 있다. 이것은 식생활과 혈압의 관계를 구체적으로 살펴보는 전 세계 수천 명을 대상으로 한 평가조사였다. 4,680명을 심층 분석한 결과, 식물성 단백질은 혈압저하 효과가 현저한 것으로 나타났다.(Elliott, Stamler, et al. 2006) 이것은 예상치 못한 결과였다. 동물성 단백질에 의한 염증은 쉽게 고혈압을 유발하는데 식물성 단백질은 왜 혈압을 낮출까?

확실한 이유 중 하나는 채식 위주의 식단에는 섬유질이 풍부하다는 사실이다. 육류에는 섬유질이 전혀 없다. 거의 없는 것이 아니라 '제로'라는 말이다. 섬유질은 혈압을 낮추는 것과 결정적으로 관련이 있다.(Whelton, Hyre, et al. 2005) 그러니까 섬유질은 '천연 혈압강하제'라는 말이다. 쉽게 말해서 진득진득한 몸속의 지방을 수세미로 박박 긁어내는 작용을 한다는 말이다. 부작용은? 그렇다. 전혀 없다. 인류가 700만 년 먹으면서 진화해온 음식이 어찌 부작용이 있을 수 있단 말인가? 수천만 년 동물의 시체를 먹고 진화한 사자가 얼룩말과 사슴을 먹어도 전혀 부작용이 없는 것과 같은 이치다.

동물성 단백질과 식물성 단백질은 아미노산 프로필이 다르다. 서로 다른 아미노산이기 때문에 실제로 다른 효과를 일으킨다는 말이다. 예레미야 스탬러Jeremiah Stamler 박사는 위에서 언급한 INTERMAP 연구를 살펴보다가 참가자들의 소변에 관한 자료를 보고 충격을 받았다. 그는 글루탐산Glutamic Acid이 혈압과 반비례한다는 사실을 발견했다. 소변에 글루탐산이 많을수록 혈압이 낮아진다. 스탬러 박사는 동물성 단백질보다 식물성 단백질에서 훨씬 더 많이 발견되는 아미노산인 글루탐산이 매우 강력한 항산화 물질인 글루타티온Glutathione으로 변환된다는 사실을 발견했다. 그는 이러한 항산화 효과 때문에 식물성 단백질이 혈압을 낮추는 데 매우 효과적인 것이라는 사실을 이론

화했고 학계에서 혁신적인 이론으로 받아들여졌다.(Stamler, Brown, et al. 2009)

심장병도 음식으로 치료된다

미국에서는 1년에 60만 명의 사람들이 심장병으로 사망한다. 6천 명이 아니고 6만 명도 아니고 무려 60만 명이다. 911사태로 사망한 3천 명에 비해 200배에 달하는 숫자다. 한국전쟁 미군사망자 3만7천 명의 16배이고 베트남전 미군사망자 5만8천 명보다 10배가 넘는다. 그것도 한 해에 사망하는 환자의 숫자다. 그러니까 10년으로 치면 600만 명이 심장병으로 사망한다는 말이다. 이것은 덴마크 정도의 총인구가 10년마다 미국에서 사라지는 것과 같다. 또한 이것은 미국인의 다른 어떤 사망원인보다 매우 높은 수치이다. 사망자 외에도 1년에 72만 명 정도가 심장마비라는 질병을 경험한다.

그러나 뉴스에서는 미국인의 사망원인 1위보다는 에볼라 바이러스에 감염된 2명에 대한 보도가 더 많다. 또한, 2010년에 미국에서 겨우(?) 1만5천 명이 에이즈로 사망했지만 질병관리본부는 심장질환 예방보다 에이즈 캠페인에 더 많은 돈을 쓴다. 이것을 돈으로 환산하면 에이즈 감염자 1인당 약 1만 달러(약 1,100만 원)가 쓰인 반면, 심장질환을 가진 사람 1인당 3.50달러(약 4천 원)밖에 쓰이지 않았다는 말이다. 심장병의 이러한 찬밥 신세는 마케팅뿐만이 아니라 연구계에서도 마찬가지다. 미국립보건원(NIH)National Institutes of Health은 심장병에 비해 훨씬 적은 사람이 걸리는 다른 질병들을 연구하는 데 훨씬 더 많은 돈을 쓰고 있다.

이런 통계에서 이상한 점은 단지 영향력과 효과의 차이만이 아니다. 심장병은 충분히 예방이 가능하다는 점도 무시되고 있다. 콜드웰 에셀스틴 박사는 21세기 가장 탁월한 건강서 중 하나로 꼽히는 〈지방이 범인〉에서 이렇게 말했다. "심장질환 및 뇌혈관질환은 우리가 물리칠 수 있는 이빨 빠진 종이호랑이에 불과하다. 설사 존재한다고 해도 아주 쉽게 물리칠 수 있다. 혈관질환은 음식 때문에 발생한다. 먹는 음식을 바꾸기만 하면 된다. 아주 간단하지 않은가?"

심장병이 대중의 관심과 연구자금에서 공정한 대접을 받지 못하는 몇 가지 이유가 있다. 첫째, 가장 결정적인 이유는 심장질환이 이미 너무 흔해서 우리가 그저 자연스러운 노화의 한 부분으로 받아들이기 때문이다. 할아버지가 78세에 심장마비로 돌아가시면 우리는 할아버지가 '노화'로 돌아가셨다고 생각한다. 그러나 오키나와에서 78세에 심장병으로 사망하는 것은 '젊은 나이에 아쉽게 죽었다'며 비극으로 간주된다.

이른바 프렌치 패러독스French Paradox 조차도 심장병은 노화의 일부일 뿐이라는 사실에 기원을 두고 있다. 프렌치 패러독스는 프랑스인이 지방을 많이 섭취하는데도 불구하고 상대적으로 심장병에 덜 걸리는 현상을 말한다. 사실 그들은 대부분의 서구화된 식단에 비해 훨씬 더 많은 과일과 채소를 먹는데, 이것이 기름진 식단에 대해 일종의 보호 역할을 한다.(Dauchet, Ferrires, et al. 2004) 그러나 프랑스 통계학자인 피에르 두씨메티에르Pierre Ducimetiere는 프렌치 패러독스의 진정한 의미를 폭로했다. 그것은 전혀 사실이 아니라는 것이다. 프랑스의 병리학자들은 사망진단서에 사망원인을 심장질환으로 표기하는 경우가 드물었다. 그 이유가 무엇인지 말하기는 쉽지 않다. 아마도 그들이 프렌치 패러독스를 워낙 자랑스러워해서 무의식적으로 사람들을 실망시키지 않고 싶기 때문일 수도 있다. 그러나 나는 심장질환이 노화의 불가피한 현상이라는 우리의 현대적 관념 때문이라고 생각한다. 우리는 노인이 사망하면 사망진단서에 자연사로 표기한다. 최근 변경된 보고서는 프랑스인들 역시 다른 서양국가들과 상당히 비슷한 심장병 발병률을 가지고 있다고 밝혔기 때문에, 한때 주목을 받았던 프렌치 패러독스는 사실은 일종의 오류라고 판단하는 것이 맞다.(Ducimetiere 2008)

둘째, 심장병은 진행이 느린 '잠행성 발병'의 특징이 있다. 우리가 젊었을 때는 매일 혈관에 플라크가 쌓이고 있다는 생각을 하지 못한다. 부검결과를 보면 12세 정도의 어린이들에게 이미 심장병의 시작 기미가 있었음을 보여주는 사례도 있다. 에볼라와 같이 충격적인 전염병과는 달리, 잠행성 발병은 갑자기 발생하는 것이 아니다. 우리는 우선 첫 심장마비가 오는 것을 늦추기 위해 약을 복용하고, 50대에는 막힌 혈관을 확장하는 스텐트Stent 시술을 받고, 나이가 더 들어서는 음식습관과 운동습관을 바꿀지도 모른다. 지금 일단은 스테이크를 먹을 수도 있다. 심장병은 우리가 당장 관심을 기울일 만큼 충격적이지 않다. 그러나 당신은 모든 심장병 환자 4명 중 1명의 첫 번째 증상이 바로 사망이라는 사실을 알아야 한다.

셋째, 앞에서 여러 번 말했듯이 심장병을 예방하기 위해 무엇을 먹어야 하는지에 대해 워낙 상반된 자료들이 많다. 육류업계와 식품업체가 노리는 것이 바로 그 혼란이다. 자금을 지원받지 않는 양심적인 연구에서, 육식은 채식에게 100전 100패다. 그래서 그들은 혼란을 즐기는 것이다. 사람들이 혼란스러울수록 막강한 자금과 광고로 '골고루 먹어야 한다'는 통념을 확산시킬 수 있기 때문이다. 바로 그 혼란이 우리를 위험한 길로 이끌었다. 2014년 타임Time지 표지에는 돌돌 말린 버터 사진과 함께 '과학은 착각했다. 우리는 지방을 더 많이 먹어야 한다'는 제목의 기사가 실린 적이 있다. 뉴욕 타임즈 역시 햄버거의 사진과 함께 비슷한 내용의 기사를 실었는데, 햄버거가 건강에 좋을 수도 있다는 것을 암시하는 글이었다. 빵(탄수화물)만 빼면 된다는 암시를 주고 있었다. 인터넷에서는 지방, 특히 포화도가 높은(더욱 진득진득한) 지방이 좋다는 글들이 여기저기 떠돌고 있다. 새로 나온 인기 있는 다이어트 책은 심지어 커피에 버터를 넣으라고 권장한다. 그 유명한 방탄커피 말이다.

마치 슬로우 모션으로 교통사고를 목격하는 것처럼, 인터넷과 언론의 선정성은 날이 갈수록 심해졌다. 사실 포화지방이 심장에 해롭다는 사실을 보여주는 기사는 남극의 빙하처럼 방대하다. 단지 타임지의 표지를 장식할 만큼 선정적이지 않을 뿐이다. 실제로 코크 란 연합Cochrane Collaboration에서 무작위 대조군 연구를 검토한 결과 '포화지방은 심장질환과 아주 심각한 관련이 있음'을 밝혀냈다.(Hooper, Summerbell, et al. 2011) 제약회사나 육류업계 및 식품업체의 상업적 후원에서 가장 자유로운 비영리 단체가 코크란 연합이다. 이 단체는 편향되지 않은 조사와 분석으로 과학계에서 높은 존경을 받고 있다. 그러나 이 존경받고 신뢰할 만한 그룹의 연구결과에 대한 언론의 반응은 단 한 건도 없었다. 그 대신, 미국 낙농협회National Dairy Association, 쇠고기 위원회National Beef Council, 앳킨스 뉴트리셔널Atkins Nutritionals로부터 돈을 받은 사람들이 쓴 기사만 주목을 받았다.(Siri-Tarino, Sun, et al. 2010) 그래서 사람들이 '정말 고기가 나쁜 것인지 과일과 채소가 좋은 것인지 전문가마다 의견이 다르니 알 수가 없다'면서, '사람마다 체질마다 다르니 자기에게 맞는 음식을 골고루 먹으면 되겠지'라고 생각해버리는 것이다.

〈지방이 범인〉의 저자 콜드웰 에셀스틴은 그의 저서에서 과도한 육류섭취로 인한 결과를 자동차 충돌실험에 비유한다. "시속 80km, 100km, 120km로 달리는 운전자는 모두 사망합니다. 따라서 육류섭취를 조금 줄인다고 해서 질병발생을 줄일 수는 없습니다. 당신이 시속 10~20km로 달린다면 어떤 상황에서도 몸이 다치는 일은 발생하지 않습니다. 육류를 끊거나 최소화하십시오. 과일과 채소와 통곡물에는 인간에게 너무도 충분한 분량의 지방과 단백질이 있습니다. 당신을 비만과 질병에서 완전히 해방시켜줄 것입니다."

저탄고지를 주장하는 사람들은 육류를 많이 섭취하는 케냐의 한 부족인 마사이족을 언급한다. 그러나 그들은 높은 고도에서 살고, 하루 종일 걷고, 그들이 먹는 소는 풀밭에서 천연의 풀을 먹는 소이므로, 이 모든 요인들이 그들의 심장병을 완화시키는 데 도움이 될 것이다. 그럼에도 불구하고 이들을 건강하게 하는 환경조차도 그다지 큰 도움이 되지 않았다. 마사이족은 기대수명이 낮으며, 부검결과 실제로 심장병이 많은 것으로 밝혀졌다는 사실을 아는 사람들은 그리 흔하지 않다.(Mann, Spoerry, et al. 1972)

많은 포화지방 옹호자들은 심장병으로 사망한 많은 사람들이, 사망 당시 정상적인 콜레스테롤 수치를 가지고 있다는 점을 지적한다. 심장질환의 확실한 위험 요인으로 알려진 콜레스테롤이 사실은 주범이 아니라고 말하고 싶은 것이다. 문제는 이들 중 상당수가 장기간 투병하다 병원에서 사망한다는 점이다. 인생의 후반기, 특히 몸이 허약할 때는 콜레스테롤 수치가 떨어진다. 정말로 아픈 사람들은 제대로 먹지 못하고 정맥주사로 영양소를 공급받는다. 사망 당시 콜레스테롤 수치가 낮았다고 해도 사실 평생 동안 높았을 가능성이 높으며 그것이 치명적인 질병을 유발했다고 과학자들은 지적한다.(Corti, Guralnik, et al. 1997)

미국인의 평균 콜레스테롤 수치는 210mg/dL이다. 채식인들은 평균 161, 비건(유제품을 비롯한 동물성 제품을 전혀 먹지 않는)은 평균 133

정도 된다. 식품업체나 육류단체들의 지원을 받지 않아서 공정성이 담보되기로 유명한 '프레이밍햄 심장연구'Framingham Heart Study의 윌리엄 카스텔리William Castelli 박사는 매사추세츠주 프레이밍햄에 거주하는 수만 명의 주민들을 대상으로 여러 해 동안 연구를 펼쳤는데, 총콜레스테롤 수치가 150 이하인 사람이 심장마비를 경험하는 경우는 거의 없는 것으로 밝혀졌다.

위에서 언급한 콜드웰 에셀스틴 박사도 〈지방이 범인〉에서 이렇게 밝히고 있다. "제가 12년 동안 직접 관리하며 관찰한 사망 직전의 환자 18명 모두 채식으로 식단을 바꾸었는데, 그들 중에서 12년 동안 콜레스테롤 수치가 150을 넘은 사람은 아무도 없었고 그들은 모두 죽음에서 부활했습니다." 이 12년 동안의 연구는 혈관과 심장병 분야에서 최장기 실험으로 의학역사에 기록되고 있다. 저탄고지 지지자들은 저지방 식단이 미국인들을 망쳤다고 말하기를 좋아한다. 그러나 사실 미국인들은 한 번도 저지방 식단을 따른 적이 없었다는 사실을 알아야 한다.

나는 이 책에서 고단백질의 위험성에 대해 언급하고 있지만 사실 고단백의 문제는 고지방의 문제와 동일하다. 나는 비만수술 및 체중감량 전문의사지만 음식을 각각의 성분으로 구분하는 환원주의 방식에는 문제가 아주 많다고 생각한다. 그러나 단백질에 대한 오해를 풀려면 지방에 대한 오해도 같이 풀어야 한다는 점에는 동의한다. 특히 심장병을 논할 때 포화지방과 동물성 단백질을 분리하는 것이 거의 불가능하다는 점은 누구도 부인할 수 없는 사실이다. 우리는 지방만을 먹지 않는다. 우리는 단백질만을 먹지 않는다. 우리는 지방과 단백질이 가득한 육류를 먹는 것이다.

포화지방은 모든 고기에 들어있고 과일과 채소에는 거의 들어있지 않다는 사실을 기억해야 한다.(코코넛에 들어있는 스테아산과 라우르산은 제외) 코펜하겐 대학University of Copenhagen은 심포지엄을 열고 심장병 분야 최고의 전문가들을 초청해 포화지방의 역할에 대해 토론했다. 그들은 포화지방이 심장병과 관련하여 원인적인 역할을 하는 것은 사실이지만, 단지 포화지방 하나만 원인이라고 말할 수는 없다고 결론을 내렸다. 단지 지방이 문제가 아니라 지방이 들어있는 과도한 단백질 자체도 위험하다는 것이다.(Astrup, Dyerberg, et al. 2011) 영화 속 보니와 클라이드(2명의 살인강도)Bonnie and Clyde, 프랭크와 제시 제임스(2명의 형제강도)Frank and Jesse James, 그리고 부치와 선댄스(2명의 은행강도)Butch and Sundance처럼 포화지방과 동물성 단백질은 항상 함께 작용한다.

현재는 윤리적이고 실용적인 이유로 인해 많은 사람들을 대상으로 음식 실험을 하는 것을 자제하는 경향이 있지만, 역사 속에서는 불가피한 경우도 있었다. 우리는 20세기에 몇 차례 강제로 음식습관을 바꿔야 했다. 제1차 세계대전과 제2차 세계대전이 그것이다. 이 전쟁 중에 독일은 네덜란드를 봉쇄하고 그들의 목장과 동물을 압수했다. 네덜란드의 육류소비는 두 시기에 모두 급격히 감소했다. 그리고 심장병도 급격히 감소했다. 고기를 줄이자 콜레스테롤 수치가 곤

두박질쳤고 심장병도 사라졌다는 말이다.(Schettler 1983) 전쟁이 끝나고 사람들이 다시 동물성 단백질 섭취를 시작하자마자 심장병이 다시 증가하기 시작했다.

비슷한 상황이 공산주의가 몰락하는 동안 폴란드에서도 목격되었다. 1970년대와 80년대에 폴란드에서는 심장병이 크게 증가했다. 그러나 베를린 장벽이 무너지고 구소련이 해체된 후 심장질환은 놀랄 정도로 감소했다. 연구진들은 이 예상치 못한 감소의 원인을 밝히기 위해 노력했다. 결국 소비에트연방 시대의 육류보조금이 없어지자 육류소비가 급감했다는 사실을 발견했다. 과일소비도 증가해 심장병으로 인한 사망률이 24%나 감소했다.(Bandosz, O'Flaherty, et al. 2012)

식생활이 인구를 변화시킨 가장 큰 예 중 하나는 핀란드이다. 전통적으로 핀란드의 식단은 지방 함량이 높았는데, 특히 많은 양의 버터를 소비했다. 따라서 콜레스테롤 수치가 높았고, 핀란드는 '세계 최고의 심장질환 국가'라는 불명예를 가지고 있었다. 1972년부터 핀란드 정부는 이 치욕에서 벗어나기 위해 적극적으로 노력했다. 북카렐리아North Karellia 지역은 핀란드에서 심장병 발병률이 가장 높았다. 보건부 관리들은 '북카렐리아 프로젝트'를 출범시켰다.

이것은 지방섭취를 줄이고, 과일과 채소의 섭취를 늘리고, 담배를 끊기 위한 집중적이며 대대적인 정부 차원의 프로젝트였다. 시간은 걸렸지만 효과는 극적이었다. 심장병은 무려 80%나 감소했고 핀란드 남성의 기대수명은 무려 7년이나 증가했다. 당신에게 묻겠다. 당신이 7년을 더 살고 평생 튼튼한 심장을 가지고 살 수 있다면 무엇을 할 것인가? 무슨 일이든 할 수 있을 것 같지 않은가 말이다. 이 놀라운 결과와 이 프로그램 진행상황은 다른 나라에도 소개되어 유럽인들을 놀라게 했다. 핀란드인들이 소시지와 버터와 우유를 줄이고자 하는 의지가 컸기 때문에 이런 변화가 가능했던 것이다.(Laatikainen, Critchley, et al. 2005) 국가 차원에서 실시되었던 이 장기간의 '북카렐리아 프로젝트'를 꼭 기억하시라. 핀란드가 거짓말을 하지 않는 이상 너무도 명확하고도 단순한 결과가 아니던가.

육류섭취의 감소가 심장병 감소와 관련이 있다면, 육류소비의 증가는 어떤 영향이 있을까? 북아프리카 튀니지의 경제발전에 대한 교훈을 반드시 기억하시라. 1997년과 2009년을 비교하면 콜레스테롤과 혈압과 당뇨와 비만과 심장질환 등이 무려 17%나 증가한 것을 알 수 있다. 이 기간 동안 신체활동이 줄고 흡연도 줄었다. 그러나 전체 단백질 소비량의 14%만을 차지했던 동물성 단백질 섭취가 27% 이상으로 증가했다는 사실을 기억해야 한다. 이것은 상당한 변화로, 심장병 증가의 결정적인 원인이었다. 그러나 시골지역의 튀니지인들은 여전히 밀로 만든 튀니지 전통음식을 먹고 있기 때문에 심장병이 그리 급격하게 증가하지 않았다. 튀니지의 시골사람들은 서구화된 도시인들과 비교해서 1/2 정도의 고기와 3배 정도의 밀을 먹었다. 우리는 다른 연구를 통해 밀이 심장병을 예방해준다는 사실을 배웠다.(Liu, Stampfer, et al. 1999; Hu and Willett 2002; Mellen, Walsh, et al. 2008) '밀가루

똥배'Wheat Belly라는 터무니없는 주장에도 불구하고 말이다.

물론 표백제와 보존제 가득한 정제 밀가루는 당연히 똥배라는 말과 어울린다. 그 밀가루에다 각종 화학합성물을 섞어 피자나 빵을 만들었다면 똥배라는 말은 더 어울린다. 그러나 '순수한 통밀'은 죄가 없다. 순수하고 착한 우리의 밀은, 인간들의 명령에 의해 정제되고 불순한 각종 화학합성물을 싣고 날랐다가 죄를 뒤집어썼을 뿐이다. 그 순수한 우리의 통밀은 아직도 '탄수화물이 범인'이라는 감옥에 갇혀 무기징역을 살고 있다.

'예수재림파 건강연구'는 앞서 설명한 바와 같이 수천 명의 사람들을 장기간 연구해온 훌륭한 연구조사다. 다시 말하지만 '예수재림파 건강연구'의 뚜렷한 장점은 동물성 단백질을 소비하는 사람들을 구체적으로 관찰했고, 동물성 단백질의 양을 계량화할 수 있었으며, 다년간 동물성 단백질을 섭취하지 않은 사람들과 비교할 수 있었다는 점이다. 그 결과는 동물성 단백질 섭취와 심장질환의 위험 사이의 명확한 상관관계를 보여준다.(Snowdon 1988; Fraser 1999, 2005) 부인할 수 없는 사실이자 진실이라는 말이다.

아이오와Iowa주에 거주하는 29,000명의 폐경 후 여성들을 15년간 추적한 연구조사도 있다. 연구진들은 동물성 단백질을 식물성 단백질로 대체하면 심장병 발병 위험이 30% 감소한다고 발표했다. 그러나 탄수화물을 붉은 고기로 대체하면 그 위험은 33% 증가했다.(Kelemen, Kushi, et al. 2005) 연구진은 '단백질의 원천을 차단하지 않고 장기간 고단백질 식단을 따르면 심각한 결과를 초래한다'고 확정 지어 결론을 내놓았다. 고기가 인간을 죽인다는 말이다.

동물성 단백질의 섭취와 심장병 사이에 이렇게 밀접한 상관관계가 있는 이유는 무엇일까? 바로 염증 때문이다. 염증은 모든 질병의 주요 원인이다. 동물성 단백질 식단은 코티졸Cortisol (스트레스에 반응해 부신에서 분비되는 호르몬)과 CRP(C-반응 단백질)를 증가시킨다. 이 수치가 심장병과 직접적인 연관성이 있다. 이런 이유 때문에 의사들은 당신이 매년 건강검진을 받을 때 이러한 수치를 확인한다.(Ebbeling, Swain, et al. 2012; Vogelzangs, Beekman, et al. 2010) 염증의 일부는 산독증 때문일 수도 있고 일부는 박테리아가 가득한 육류를 먹어서 생기는 내독성 혈증일 수도 있다.(Erridge, Attina, et al. 2007; Wiedermann, Kiechl, et al. 1999)

육류를 적게 섭취하고 과일과 채소로 대체한다는 것은, 염증을 줄이고 심장병의 위험을 줄이는 플라보노이드Flavonoid 와 항산화제를 섭취한다는 것과 같은 뜻이다. 또한 식물의 섬유질을 섭취한다는 것은, 콜레스테롤을 맑게 하는 천연치료제를 먹는 것과 같은 뜻이다.(Nanri, Moore, et al. 2007; (Huxley and Neil 2003; Leenders, Sluijs, et al. 2013; Nagura, Iso, et al. 2009; Holt, Steffen, et al. 2009; Tucker, Hallfrisch, et al. 2005)

포화지방과 결합된 동물성 단백질이 혈관벽에 직접적인 영향을 미친다는 사실도 발표되었다. 두 집단으로 나누어 초음파검사를 실시했는데, 지방과 크림이 많이 들어간 식사를 한 A집단은 혈관이 상당히 좁아진 반면, 과일과 채소를 풍부하게 섭취한 B집단은 혈관의 기름때가 제거되었다는 결과가 도출되었다.(Vogel, Corretti, et al. 1997) 사실 단기간만 저지방 식사를 해도 전형적인 고콜레스테롤 육식자의 막힌 혈관을 시원하게 뚫어낼 수 있다.(Pirro, Schillaci, et al. 2004) 이것은 고기와 지방의 섭취가 아미노산 아르기닌Arginine의 분해를 방해하기 때문에 발생한다. 아르기닌은 아산화질소로 변하는데, 아산화질소는 우리의 혈관을 팽창하게 하는 중요한 화학물질이다. 그러니까 혈관을 뚫어주는 물질이라는 말이다.

당신은 고기에 들어있는 아미노산이 아산화질소의 생산을 방해한다는 사실을 알고 계신가? 많은 남성들이 성적능력을 향상시키기 위해 복용하는 작은 파란색 알약(비아그라)이 아산화질소에 작용하여 혈류를 증가시킨다는 사실을 알고 계신가? 만일 마초 같은 남자가 촛불이 켜진 낭만적인 저녁식사에서 스테이크를 먹지 않을 수 있다면 이 알약이 전혀 필요하지 않을 것이다. 파란색 알약을 먹지 마시고, 형형색색의 과일과 채소를 먹으면 혈관의 기름때가 제거되어 혈관이 뚫린다는 말이다. 혈관이 뚫리면 남자의 성기로 가는 혈액이 왕성해지고 남자의 성적능력은 자연히 강해진다는 사실은 초등학생도 이해할 수 있다. 아내들은 파란색 알약 대신 형형색색의 음식으로 식단을 차리시라. 부부관계가 행복해지지 않을 수가 없다. 당신보다 미리 경험해본 내가 100% 장담한다.

미디어는 당신의 건강에 관심이 없다

우리는 지금까지 고기를 먹는 것이 심장병과 깊은 관계가 있다는 것을 보여주는 관찰 및 연구조사를 검토했고, 몇 가지 생리학적 이유도 알아봤다. 이제 우리는 무작위 대조군 연구를 살펴서 이것이 단순한 상관관계가 아니라 실제적인 인과관계라는 것을 입증할 수 있는지 살펴봐야 한다. '뉴잉글랜드 의학저널'에서는 '동물성 단백질을 콩 단백질로 대체하는 무작위 실험'의 메타분석 결과를 게재했다.(Anderson, Johnstone, et al. 1995) 결과는 놀라웠다. 콩 단백질은 심장질환의 2가지 위험요인인 LDL 콜레스테롤과 트리글리세라이드를 현저히 감소시켰다. 비슷한 연구결과에 따르면, 식물성 단백질은 콜레스테롤 저하제인 스타틴을 섭취하는 것만큼 효과적이다. 스타틴과 다른 점이 하나 있었는데 식물섭취는 부작용이 거의 없다는 것이었다. 많은 비난을 받은 콩 단백질이 지방질을 조절하는 핵심성분인 것으로 밝혀졌다.(Jenkins, Kendall, et al. 2002, 2003; Harland and Haffner 2008) 우리는 운동이 콜레스테롤 감소에 도움이 된다는 것을 알지만, 연구결과를 보면 운동과 함께 단백질의 섭취를 줄이는 것이 훨씬 더 효과적이라는 것을 알 수 있다.(Garca-Unciti, Martinez, et al. 2012)

'리옹식단 심장연구'Lyon Diet Heart Study는 심장마비를 일으킨 423명을 대상으로 표준식단이나 지중해식단을 무작위로 따르게 한 후 46개월간 추적한 대규모 연구였다.(de Lorgeril, Salen, et al. 1999) 지중해식단의 결과는 매우 좋았는데, 연구진들은 표준식단 그룹의 건강이 나빠질까 염려해서 연구를 일찍 끝냈다. 이 연구는 지중해식 음식습관을 유명하게 만들었다. 지중해식단은 포화지방이 매우 낮고 섬유질이 풍부했다. 그들은 환자들에게 과일과 채소와 통곡물을 더 많이 먹게 했고 동물성 단백질을 덜 먹게 했다. 동물성 단백질을 식물성 단백질로 대체한 결과는 훌륭했다. 이러한 권장식단을 따른 사람들은 또 다른 심장마비의 위험을 50%에서 70%까지 줄였다. 만일 이런 종류의 결과를 얻을 수 있는 알약이 있다면 그것은 수백만 달러에 팔릴 것이다.

나는 당신에게 컴퓨터 하드디스크에 들어있는 도서관 장서 분량의 논문과 서적을 보여줄 수 없다는 사실이 안타깝다. 그 논문과 서적들은 미디어의 관심사항이 아니기 때문이다. 미디어는 광고와 홍보를 통해서 수익을 창출하는 육류단체와 식품업체의 대리인이기 때문이다. 과수원 주인과 텃밭 주인은 신문과 방송에 자신의 과일과 채소를 홍보할 힘도 돈도 없다. 그들은 서로 단체를 형성하지도 못한다. '사과협회'도 없고 '바나나협회'도 없다. '배추연합'도 없고 '시금치연합'도 없다. 진실이 궁금한 당신은, 공영채널에서 '프리바이오틱스' 가루를 먹고 살이 빠졌다는 체험수기를 보았을 것이다. 그런데 바로 옆에 있는 홈쇼핑 방송에서 프리바이오틱스 제품을 팔고 있다. 당신이 채널을 살짝 돌리기만 하면 당신의 통장에서 돈이 빠져나가는 소리를 들을 수 있다. 정부로부터 공인받은 '보이스피싱'이 아니고 무엇이란 말인가? 미디어는 당신의 건강에 관심이 없다. 없는 정도가 아니라 '전혀' 없다.

비만의 범인은 탄수화물이 아니다

당신은 사람들이 실제로 살을 빼기 위해 과일을 피한다는 사실을 믿을 수 있는가? 과일섭취가 체중증가를 유발한다는 것을 입증하는 연구조사를 당신은 본 적이 있는가? 이 분야의 전문가를 자처하는 나조차 단 한 건도 보지 못했다. 그럼에도 불구하고 이 개념은 무슨 새로운 신조처럼 널리 퍼져있다. 나는 수년 동안 비만 환자들을 치료해왔는데 사과나 포도를 너무 많이 먹어서 나를 찾아오는 사람은 전혀 없었다. 왜 도대체 과일을 먹으면 살이 찐다고 생각할까? 내 환자들은 탄수화물 때문이라고 대답한다.

환자들에게 체중감량에 있어서 가장 큰 장애물은 무엇이냐고 물으면 한결같이 탄수화물이라고 대답한다. 그들의 식사일지에는 아마도 아침에는 달걀과 베이컨을 넣은 샌드위치, 점심은 서브웨이 샌드위치, 그리고 저녁은 감자를 곁들인 돼지고기 로스트라고 쓰여있을 것이다. 그들에게 메뉴 중에서 살이 찌게 하는 음식이 무엇이냐고 물으면 샌드위치에 들어있는 빵과 감자튀김이라고 대답한다. 한결같이 고기가 아니라 빵을 탓한다.

그러나 오해하지 마시라. 나는 지금 가짜 탄수화물(빵이나 감자튀김이나 과자나 국수와 같은)에 대해 말하고 있는 것이다. 반복해서 말하지만 그것들은 모두 진짜 탄수화물을 가공해서 각종 화학약품으로 버무린 공장음식일 뿐이다. 밀가루는 단지 화학약품을 실어 나르는 운반체에 불과하다는 말을 재차 강조한다. 화학약품을 실어 나르다가 엉뚱하게 범인으로 오해받았을 뿐이라는 말이다.

　나는 비건들을 사랑한다. 그들은 모두 지구환경과 동물을 사랑하는 나의 동지들이다. 채식인들이나 비건들은 모두 '동물을 먹지 않겠다'고 결심한 이 시대의 진정한 현자(賢者)들이다. 그러나 문제가 없지 않다. 비건이라고 내세우는 사람들 중에 의외로 살찐 사람이 많은 것도 사실이다. 왜 그럴까? 동물성 지방과 단백질을 먹지 않는 대신에 정제탄수화물, 즉 가짜 탄수화물을 먹기 때문이다. 동물을 사랑하자고 말하면서 밀가루에 각종 화학물질을 투하한 정크음식을 먹기 때문이다. 이런 사람들을 정크비건Junk Vegan이라 부른다. 동물을 사랑하자고 하면서 가장 중요한 동물인 인간을 학대하는 음식을 먹는다는 것은 앞뒤가 맞지 않는다. 당신이 진정으로 동물을 사랑한다면(진정으로 당신을 사랑한다면) '당신의 입이 좋아하는 간사한 음식'이 아니라 '당신의 몸이 사랑하는 참음식'을 먹어야 한다는 것이 나의 주장이다. 가장 중요한 동물은 인간이 아니고 누구란 말인가. 본인 자신을 학대하면서 개와 고양이와 소와 돼지만을 사랑한다면, 당신을 창조한 신(자연)이 저 위 하늘에서 얼마나 슬퍼하겠는가 말이다.

　감자튀김도 건강에 좋은 음식은 아니다. 그 악명 높은 트랜스지방 범벅이기 때문이다. 샌드위치 빵 역시 거의 영양가가 없는 표백 밀가루에 불과한 것은 마찬가지다. 당신이 먹는 샌드위치의 칼로리 대부분은 지방과 단백질에서 나온다. 피자와 도넛은 탄수화물(가짜 탄수화물)의 칼로리보다 지방 칼로리를 더 많이 함유하고 있음에도 불구하고 탄수화물로 간주된다. 초등학생의 지식만으로도 충분히 파악할 수 있는 상식이 아니던가?

숫자와 증거를 좋아하는 당신을 위해서 2가지 예를 들어보겠다. 첫 번째는 피자헛에서 판매하는 6인치 '퍼스널 팬미트 러버즈 피자'인데, 총칼로리 850 중 430이 지방(51%)에서 공급된다. 또한 100칼로리는 단백질에서 나오고 탄수화물은 320칼로리를 공급한다. 두 번째로 '크리스피 크림 오리지널 글레이즈 도넛'이 있다. 이 회사 웹 사이트(2014년 9월 업데이트)에 따르면 도넛 한 개의 칼로리는 190인데, 이중 100칼로리(53%)가 지방으로부터 나온다고 쓰여있다. 탄수화물은 84칼로리(44%)를 차지하며 단백질은 6칼로리(3%)를 차지한다.

나는 최근에 가나 출신의 한 여성 환자와 대화를 한 적이 있다. 그 환자는 탄수화물에 대한 오해와 단백질 집착증을 가지고 있는 뚱뚱한 당신을 닮아있을 수 있다. 미안한 말이지만 그녀가 당신이라 생각하고 다음의 대화에 집중해보시라. 그녀는 미국에서 여러 해 동안 살아왔는데 대부분의 시간을 비만과 전쟁을 치르면서 보냈다. 그녀는 많은 의사를 만났고 영양학자도 만났으며 당연히 운동 트레이너도 만나왔다. 그녀는 앳킨스 다이어트를 여러 번 시도했고 가장 최근에는 의사를 찾아가서 체중감량 치료제인 벨비크Belviq를 처방받기도 했다. 그녀는 시중에서 용하다는 하얀 가운의 전문가를 만나서 주머니에 지폐를 성실하게 꽂아주는 노력까지 했음에도 불구하고, 그녀의 체질량 지수(BMI)는 여전히 40이었는데 이것은 병적인 데다가 초고도 비만에 해당되는 수치이다. 165cm에 체중이 무려 110kg이었다. 그러나 당신이 믿을지 모르겠지만 유럽이나 아시아와는 달리, 미국에서는 길거리에서 흔히 볼 수 있는 체격이다. 그녀는 단백질만이 건강한 천국에 임하게 할 수 있다는 신앙을 가진 광신자였다. 당신의 이야기라고 생각하고 그녀의 이야기를 들어보자.

나(의사): 아침에는 주로 무엇을 드시나요?

환자: 보통 달걀 종류와 단백질이요.

나: '단백질'이란 무엇을 말하죠?

환자: 닭고기나 베이컨이나 소시지요.

나: 음, 그런 음식은 '진짜 단백질'이 아닙니다. 그런 음식은 단백질보다 지방 칼로리가 더 많습니다. 그래서 사실 이렇게 대답하는 것이 맞습니다. "저는 아침에 달걀과 약간의 지방을 먹고 있어요."

환자: (살짝 웃으며) 그렇게 생각해본 적은 없네요.

나: 그러면 점심에는 무엇을 드시나요?

환자: 샐러드하고 주로 단백질, 그러니까 생선이나 닭고기를 먹어요.

나: 그렇군요. 낮 시간에 간식도 드시나요?

환자: 간식은 안 먹어요. 사실 밤이 문제인데, 가나의 전통적인 음식습관은 밤에 탄수화물을 더 먹거든요. 우리는 얌Yam과 얌으로 만든 스튜

Stew를 많이 먹습니다. 모두 탄수화물이죠.

나: 제가 볼 때는 그게 제일 좋은 음식인데 해로운 음식이라고 하시니 흥미롭네요. 최근에 가나에 가신 적이 있나요?

환자: 네. 그런데 재미있는 것이 가나에 가면 살이 빠지더라고요. 제가 유일하게 살이 빠지는 곳이에요.

나: 거기서는 무엇을 드시는데요?

환자: 얌이죠. 얌 스튜와 옥수수도 많이 먹습니다.

나: 가나에도 비만 인구가 많나요?

환자: 전혀요. 사실 제가 가나에 가면 가장 뚱뚱한 사람이 돼요.

나: 자, 제가 무엇을 말하고자 하는지 이해가 가시나요? 가나에서는 녹말과 과일을 많이 먹는데, 가나 사람들은 날씬하고 환자분은 가나에서 살이 빠진다고 하셨죠. 그러나 미국에 와서 '미국의 자연식품'을 먹으면 살이 찌네요. 환자분의 식단 기록을 보면 항상 고단백과 고지방 위주의 식생활을 하셨습니다. 당신은 단백질을 많이 먹으려고 노력한다고 하셨는데 오랫동안 효과가 없었습니다. 오히려 당신은 체중을 감량시켜 준 식단을 완전히 외면했어요.

환자: 흠, 저는 과일과 탄수화물 때문에 살이 찐다고 생각했거든요. 단백질은 더 섭취해야 하고요. 저는 그렇게 알고 있었어요. 방송에서도 영양사와 의사분들이 그렇게 말했거든요.

가나의 비만율은 그리 높지 않다. 미국의 비만율 34.9%와 비교할 때 단지 5.5%이고 여성(7.9%)이 높고 남성(2.8%)이 낮다. 이보다 높은 비만율은 가나의 서구화된 지역에 거주하며 과일과 채소를 덜 먹는 사람들 사이에서 발견되었다. 또한 중등교육을 이수하지 않은 사람들은 중고등학교와 대학을 졸업한 사람들보다 비만이 될 가능성이 훨씬 적었다. 이것은 소득이 높을수록 고기나 다른 서양음식을 구입할 수 있는 능력이 높아짐을 암시한다. 가나의 전통식단은 정상체중과 가장 밀접하게 연관되어 있으며, 옥수수와 얌과 과일과 카사바 뿌리가 풍부한 식단이다.(Biritwum, Gyapong, et al. 2005)

과일과 채소와 통곡물이 많이 들어있는 전통적인 식단은 수천 년 동안 효과가 있었으며, 우리 호모 사피엔스를 날씬하고 건강하게 유지시켜주었다. 그러나 지방과 탄수화물과 단백질의 수치를 계산하는 것에만 집착하는 우리의 강박관념이 진실에 대한 눈을 멀게 했다. 지적이고 의욕적인 내 환자가 체중문제에 대한 분명한 해결책을 미처 깨닫지 못한 것이다. 내 '하얀 가운의 권위'가 그녀를 단백질 과잉에서 벗어나 전통적이고 건강한 식단으로 돌아가게 만들었는지는 아직 확신할 수 없다. 시간이 말해줄 것이다.

그러나 이 점은 분명히 강조하고 싶다. 정제되지 않은 진짜 탄수화물은 지나치게 섭취하지 않는 한 당신의 살을 찌우지 않는다. 사실 우리 몸은 탄수화물을 지방으로 바꾸는 화학작용에 매우 저항적이다. 우리 몸은 탄수화물을 태우도록 설계되고 진화했다는 말이다. 우리 몸의 모든 세포는 포도당을 에너지로 사용한다.

탄수화물의 섭취가 늘어나면 우리 몸은 탄수화물 이용률을 증가시킨다. 그렇다. 많이 먹을수록 더 많이 태우는 것이다. 한 흥미로운 연구에서 피실험자들에게 음식물을 과잉으로 공급해보았다. 처음에는 탄수화물, 그다음에는 지방을 많이 먹게 했다. 복잡한 분석을 통해 연구진들은, 우리 몸이 여분의 탄수화물은 신진대사를 활발히 하는 데 이용한 반면, 여분의 지방은 몸속에 저장했음을 발견했다.(Horton, Drougas, et al. 1995) 탄수화물을 지방으로 바꾸는 일은 매우 비효율적인 화학작용으로, 우리 몸에서 원하지 않는 에너지를 과도하게 소비하도록 조장한다. 점심에 고기를 먹으면 졸리고 저녁에 과도한 육류를 섭취하면 아침에 일어나기 힘든 이유가 바로 이 때문이다.

유일하게 탄수화물이 지방으로 바뀌는(이른바 de novo lipogenesis: 지방신생성) 경우는 탄수화물을 저장하는 공간이 꽉 차있을 때뿐이다. 태우는 칼로리보다 더 많은 칼로리를 섭취하면 탄수화물이든 단백질이든 지방이든 상관없이 모두 지방으로 바뀐다.(Hellerstein 1999) 그러나 반드시 그런 것은 아니다. 우리 몸은 사실 과잉 탄수화물을 지방으로 바꾸기 전에 글리코겐으로 저장할 수 있다. 우리는 글리코겐의 형태로 체중 1kg당 15g의 탄수화물을 저장할 수 있다.(Acheson, Schutz, et al. 1988) 이와는 대조적으로, 우리 몸은 과잉 단백질을 저장할 곳이 없어서 지방으로 전환시킨다. 그리고 지방의 경우는 즉시 지방으로 저장된다.

영양학 문헌에는 저지방 식단과 저탄고지 식단을 비교한 보고서가 수도 없이 많다. 그러나 소위 저지방 식단이라고 불렀던 식단은 결코 저지방이 아니었다는 사실을 발견하게 될 것이다. 저지방 식단은 체중감량에 도움이 되지 않는다고 결론을 내려버린 많은 보고서들은 저지방을 총칼로리의 30%로 정의하고 있는데, 이는 실제로 엄청나게 높은 수준이다. 전형적으로 참가자들의 기준 식단은 35%의 지방을 함유하고 있기 때문에 식단에 큰 변화를 주지 못한 것이다. 그들은 아마도 감자튀김 한 봉지 대신에 기름기가 없는 쿠키 한 봉지를 먹고 있을 것이다. 한편 저탄고지 식단은 탄수화물 섭취량을 엄격하게 제한함으로써 엄청나게 큰 변화가 일어났다. 그들은 메뉴와 음식 선택을 제한하고 있기 때문에 칼로리 섭취가 줄어든 것이다. 내가 읽어본 거의 모든 저지방 대 저탄고지 연구에서 저탄고지 그룹은 더 적은 칼로리를 섭취했다. 다시 한 번 강조하지만 칼로리를 적게 섭취할수록 살은 더 많이 빠진다. 이것은 세상을 놀라게 할 만한 발견이 아니다. 기본적인 열역학일 뿐이다.

지금까지 살펴봤듯이 우리 몸은 탄수화물로부터 에너지를 얻는다. 우리 몸에는 탄수화물이 필요하다. 호모 사피엔스가 포도당을 에너지로 사용하는 동물이라는 사실을 부인할 수 있는 과학자는 지구상에 1명도 없을 것이다. 따라서 저탄고지 다이어트 지지자들은 살이 빠지고 난 후에 탄수화물을 미친 듯이 갈망하기 시작한다. 진짜 탄수화물이 아니라 정제된 가짜 탄수화물 말이다. 그들은 결국 못 참고

빵과 파스타와 피자와 도넛을 폭식하게 된다. 그리고 그들은 '탄수화물 때문에 다시 살이 쪘어요'라고 변명한다. 탄수화물이 범인이 아니라 과잉 칼로리(지방과 화학약품으로 범벅이 된 가짜 탄수화물)가 범인인데도 말이다. 가장 슬픈 점은 저탄고지 다이어트를 하는 사람들이 그 식단 자체가 지속불가능하다는 사실을 깨닫기보다는 자신의 의지를 탓하게 된다는 사실이다. 너무나 많은 환자들이 앳킨스 다이어트에 성공하긴 했지만 계속 실천할 의지가 없었다고 부끄러워한다. 그들이 나를 찾아올 때쯤이면 이미 포기한 시점인 것이다. 나는 매번 그들 잘못이 아니며 그 식단 자체가 우리 몸에서 자연스럽게 저항을 유발하기 때문이라고 그들을 납득시켜야 했다.

수많은 비교연구(Gardner, Kiazand, et al. 2007; Dansinger, Gleason, et al. 2005)의 결과에 따르면 처음에는 앳킨스 그룹이 가장 체중감량 성과가 좋았다. 그러나 결국 저탄고지 식단에서는 물과 함께 저장되는 글리코겐 예비량이 모두 소비된 후에 문제가 생긴다. 기본적으로 앳킨스 다이어트가 체중감량이 빠른 이유는 몸속에 저장된 수분이 신속하게 빠지기 때문이다. 결국 연말에는 모든 집단이 비슷한 체중감량을 보였다.

고단백 식단 옹호자들은 또한 단백질이 더 포만감을 준다고 말한다. 그러나 사실 우리가 느끼는 것은 포만감이 아니다. 우리가 탄수화물을 너무 적게 섭취하면 몸에서 일차적인 에너지 형태인 탄수화물이 고갈된다. 그러면 생존을 위해 우리 몸은 탄수화물이 아닌 대체

에너지를 이용하기 시작한다. 인체는 연료를 얻기 위해 지방을 태우기 시작하고, 이때 케톤이라고 불리는 화학물질이 부산물로 생성된다. 케톤은 우리 몸을 아프게 할 수 있다. 그래서 저탄고지 지지자들이 메스꺼움과 복부의 불편을 호소하는 것이다. 그런데 아이러니하게도 바로 이러한 불편증상이 칼로리를 적게 섭취하는 원인이 된다.

단백질이 그렇게 포만감을 주고 우리의 신진대사를 증가시킨다면, 왜 미국인은 그렇게 과체중일까? 결국 미국인은 모든 문명국가들보다 더 많은 단백질과 더 적은 탄수화물을 섭취하지만 인구의 약 2/3가 비만 또는 과체중인 상태이다. 상황이 너무 심각한 나머지 현재 미국은 비만과 관련된 질병에 연간 2,000억 달러(210조 원)를 쓰고 있다.(Li and Heber 2012) 국립보건통계센터National Center for Health Statistics는 미국인의 음식습관을 공개했다. 연구원들은 1998~2008년 사이에 총칼로리 섭취량은 비슷했지만 탄수화물 섭취는 감소하고 단백질 섭취는 증가했다고 결론지었다. 만일 단백질의 칼로리가 비만을 막아준다면 통계상 적어도 비만의 확산이 멈추거나 감소했어야 했다. 그러나 연구결과는 같은 기간에 성인과 청소년들의 비만율이 크게 증가했음을 보여주고 있다.(Ogden, Carroll, et al. 2006)

일반적으로 비만인이 체중을 5%만 감량해도 성공적인 것이다. 연구결과에 따르면 10% 감량은 상당한 심혈관 개선효과를 준다. 그러나 사람들은 훨씬 더 살을 빼기 원한다. 사람들은 나를 찾아와서 깡마르게 살을 빼고 가능하면 아주 빠른 시간에 살을 빼고 싶다고 말했었다. 그리고 그들은 내게 위절제술과 위우회술을 통해서 한두 달 만에 20~30kg을 빼면 행복할 것이라고 말했었다. 연구에 따르면 대부분의 사람들은 체중의 32%를 줄이고 싶어 하고 그보다 적게 감량하면 실망하는 경향을 보인다.(Foster, Wadden, et al. 1997) 왜 사람들이 메스꺼움과 변비를 무시하고 최대한 빨리 살을 빼려고 극단적으로 저탄고지 다이어트를 하는지 알 수 있다. 직접 시도해보고 전문가인 척하고 책까지 썼던 나도 그랬으니 무슨 말을 더 하랴. 그 마음을 충분히 이해한다.

주변에 다이어트를 하지 않는 사람이 없다. 그런데도 다들 살이 쪘다고 아우성이다. 비만할 수밖에 없는 생활을 하고 있으면서도, 무슨 기적과 같은 다이어트 비법에 열광한다. 물론 어떤 사람들은 실제로 살을 빼고 잘 유지하기도 한다. 이런 사람들은 극단적으로 특출난 사람들이지만 실제로 존재하는 것도 사실이다. 살을 빼지 못하고 있는 수백만 명보다는 이런 '편견과 관습을 거부하는 반항아'들을 연구하는 편이 낫다. 1998년에는 국가체중관리소National Weight Control Registry가 설립되어 이들을 연구했다. 실제로 체중을 상당히 감량했으며 그 체중을 수십 년간 유지하는 반항아들 말이다.

분석 결과는 매우 흥미롭다. 대부분 수십 년간 다시 살이 찌지 않은 '반항아'들은 몇 가지 공통점이 있었다. 모두 적당한 운동을 했고, 속성 다이어트를 하지 않았고, 지방을 최소화하는 음식을 꾸준히 섭취한다는 사실이었다.(Shick, Wing, et al. 1998) 그렇다. 많은 저탄고지 다이어트는 초기에 체중감량 효과가 있다. 그러나 우리가 주목해야 할 것은 그것이 지속가능하지 않다는 사실이다. 당신은 6개월 동안 날씬하게 살고 싶은가, 아니면 평생 날씬하게 살고 싶은가? 저탄수화물/고단백질 식단에서 식욕 억제로 인한 초기 체중감량은 대부분의 경우 오래가지 않는다.

돈을 버는 것은 사실 쉽다. 모두가 돈을 벌 수 있기 때문이다. 월급쟁이도 사업가도 모두 돈을 벌고 모을 수 있다. 그러나 그 돈을 장기간 계속해서 모아서 그것을 계속 유지하는 것은 매우 어렵다. 그래서 아주 소수만이 부자가 되는 것이다. 체중감량도 이와 같다. 누구나 일정 기간 살을 뺄 수 있지만 그것을 유지하는 사람은 많지 않다. 나는 실전에서 수천 명의 환자들을 대상으로 체중감량을 지도해왔다. 앞에서 말한 대로 나 또한 저탄고지 지지자였기 때문에 그때는 단백질 셰이크 식단을 처방한 적이 있다. 환자들의 초기 체중감량은 매우 효과적이었다. 문제는 체중이 매우 빨리 원상 복귀되었고, 정체 상태가 되면 옛날보다 훨씬 더 몸이 무거워졌다는 사실이다. 내가 만난 거의 모든 환자는 저탄고지 다이어트를 시도했고 그들은 하나같이 다시 살이 쪘다. 그렇지 않았다면 나를 다시 찾아오지 않았을 것이다. 나는 그때 많이 부끄러웠다.

추적조사 8년이면 충분한 기간이다
무엇이 옳은 식단인지 알아낼 수 있는 방법이 없는 것은 아니다.

봉건시대의 국왕이나 전체주의 국가의 지도자가 강제로 국민의 반에게는 채식 위주의 저지방 식단을 명령하고, 나머지 반에게는 저탄고지(고단백질이 포함된)를 명령한 후 10년 이상 지켜보면 간단하다. 그러나 안타깝게도 상업자본주의와 인권민주주의가 혼합된 현대사회에서 이런 연구는 절대 수행할 수 없다. 10년은 고사하고 1년 동안 따르게 하는 것도 매우 어렵기 때문이다. 가장 좋은 방법은 실제로 서로 다른 식단을 먹는 사람들을 대상으로 여러 해에 걸쳐 그들이 어떻게 변화하는지 관찰하는 것이다. 살을 빼고 싶다면 이미 성공한 사람들의 생활습관을 모델로 하는 것이 이치에 맞지 않겠는가?

앞서 살펴봤듯이 에픽 실험 연구진은 수년에 걸쳐 수십만 명을 추적 관찰했고, 일반적인 믿음과는 달리 동물성 단백질을 많이 먹을수록 비만이 될 가능성이 높다는 사실을 발견했다.(Schulz, Kroke, et al. 2002; Halkjær, Olsen, et al. 2011) 실제로 단백질로부터 칼로리의 22%를 섭취했을 경우 단백질로부터 14%만 섭취했을 때보다 비만이 될 확률이 23% 더 높았다.(Vergnaud, Norat, et al. 2013) 더욱 놀라운 것은 육류, 특히 닭고기가 비만과 크게 관련이 있다는 사실이었다.(Vergnaud, Norat, et al. 2010) 저탄고지 지지자들이 각종 이유와 편견과 교란 변수를 들먹이며 반박할 수 없도록, 연구진들은 상상할 수 있는 모든 요소들을 통제했다. 그들은 여러 집단에게 동일한 칼로리를 섭취하게 했지만 미국인의 건강식품인 닭고기는 여전히 가장 많은 체중증가와 관련이 있었다!

에픽 실험의 데이터는 연구를 하면 할수록 채식(자연식물식) 위주의 식사가 체중감량을 유지하는 효과적인 방법이라는 사실을 증명했다. 그들의 연구결과는 명확했다. '고기를 적게 먹으면 먹을수록 날씬해진다'는 사실 말이다.(Romaguera, Norat, et al. 2010) 당신은 인터넷상에서 정제되지 않은 데이터를 대충 훑어보고 성급한 결론을 내리는 사람들을 본 적이 있을 것이다. 그들은 차트를 올리면서 주장하기도 하는데, 분석하지 않은 원시 데이터를 보고 과학적 결론을 내리는 것은 옳지 않다. 통계(특히 숫자로 구성된)는 일반적으로 결론을 내리고 싶어 하는 주체 측에 의해서 얼마든지 왜곡될 수 있다. 스위스가 노벨상 수상자를 가장 많이 배출했으며, 스위스가 초콜릿을 가장 많이 생산하고 소비한다고 해서 초콜릿을 많이 먹을수록 노벨상 수상 가능성이 높아지는 것은 아니다.

게리 타우브스Gary Taubes의 저서인 〈좋은 칼로리, 나쁜 칼로리〉Good Calories, Bad Calories에는 자사 직원들의 음식습관과 건강을 모니터링한 '시카고 웨스턴 일렉트릭 연구'Chicago Western Electric를 심층적으로 분석한 내용이 있다. 여기서 중요한 것은 이 연구가 8년 동안 1,730명의 직원을 추적 관찰하면서 단백질의 섭취와 체중과의 관계를 살펴봤다는 점이다. 8년 동안 추적 관찰했다면 충분하지 않은가? 그 연구는 동물성 단백질은 분명하고 현저하게 살을 찌웠고 식물성 단백질을 섭취하면 확실하게 살이 빠졌음을 증명해냈다.(Bujnowski, Xun, et al. 2011)

과잉 단백질은 왜 체중을 증가시키나?

아마도 당신은 살을 빼려면 단백질을 섭취해야 한다는 말은 수도 없이 들어봤어도 단백질이 체중을 증가시킨다는 말은 생소할 것이다. 당신은 칼로리 밀도Calorie Density라는 말을 들어보았을 것이다. 영양학자인 바바라 롤스Barbara Rolls 박사는 '칼로리가 낮은 음식을 먹으면 살이 찌지 않는다'는 매우 간단한 개념을 설명하기 위해 칼로리 밀도라는 용어를 만들어냈다. 우리 위장에는 배가 부르면 뇌로 피드백을 보내는 팽창센서가 있다. 우리가 음식을 많이 먹을 경우 팽창센서는 배가 부르다고 뇌에 경고하는데, 칼로리 밀도가 높은 음식을 먹을 때는 뇌에 신호가 가기 전에 이미 너무 많은 칼로리를 섭취한 셈이 된다는 말이다. 그러나 칼로리 밀도가 낮은 음식을 먹으면 칼로리를 과다 섭취하지 않고도 위에서 배가 부르다는 것을 알려줄 때까지 원하는 만큼 많이 먹을 수 있다.(Rolls 2000; Rolls and Bell 1999; Rolls, Ello-Martin, et al. 2004)

과일과 채소와 통곡물은 섬유질이 풍부하다. 섬유질은 우리 혈류로 흡수되지 않는다. 따라서 이러한 식물성 음식의 무게 중 일부는 흡수되는 칼로리로 변환되지 않는다. 따라서 280g의 큰 수박 한 조각을 먹어도 섬유질(나중에 불순물을 흡착해서 배출되는)과 물 때문에 실제로는 85칼로리밖에 섭취하지 않는다. 반면에 280g의 닭고기는 거의 6배 높은 수치인 480칼로리를 공급한다. 정제기름인 올리브유 280g(20큰술)을 섭취할 수 있다면 무려 2,380칼로리를 섭취하게 된다는 계산이 나온다. 지중해식단에 올리브유가 있다고 해서 올리브유를 건강식품이라고 생각하면 큰 오산이다. 지중해식단은 과일과 채소가 많기 때문에 건강한 것이지 올리브유 때문이 아니라는 말이다. 정제된 상업용 올리브유는 칼로리가 높은 정제기름일 뿐이다.

나는 환자들에게 식물성 식단을 먹을 때는 칼로리를 계산하지 말라고 조언한다. 나는 그들이 사과를 얼마나 많이 먹는지, 얼마나 많은 케일을 섭취하는지 상관하지 않는다. 나는 브로콜리나 바나나를 너무 많이 먹어서 살이 찐 사람을 본 적이 없다. 어떤 환자는 내 말을 믿지 않았고 하루에 사과를 여섯 개씩 먹어서 내가 틀렸다는 것을 증명하려고 했다. 그녀는 그래도 체중이 감소했다. 과일과 채소에 듬뿍 들어있는 천연수분과 섬유질이 몸속의 독성물질을 흡착해서 배출하기 때문이다. 과일과 채소를 먹으면 아무리 식성이 좋은 사람도 칼로리를 과잉섭취하기 전에 배가 부르게 될 것이다.

보너스로, 과일과 채소의 섬유질은 자체에 함유되어 있는 당분의 결합체 역할을 한다. 마트에서 시판되는 주스는 당분에서 섬유질을 제거하기 때문에 나는 공장에서 만든 주스를 마시는 것을 절대 추천하지 않는다. 오렌지 주스를 마시면 당분이 정말 빠르게 체내로 들어간다. 그렇다고 뚱뚱해지지는 않지만 한 시간쯤 지나면 배가 고파진다. 반면에 오렌지를 먹으면, 섬유질이 당분을 당분을 천천히 방출되는 알약처럼 만들기 때문에 당분이 급속하게 흡수되지 않는다. 높은 섬유질은 음식의 당분밀도를 감소시키고 이것이 정말로 배고픔까지 줄여준다.(Lennerz, Alsop, et al. 2013) 바로 이런 이유 때문에 섬유질은 체중감소와 관련이 있다. 대규모 연구결과를 보면 과일과 채소와 통곡물을 많이 먹는 사람들은 섬유질을 많이 섭취하고 있기 때문에 육식을 하는 사람들보다 낮은 칼로리를 섭취하고 살이 많이 빠진다.(Mozaffarian, Hao, et al. 2011) 그러나 어떤 육류에도 섬유질은 없다. '섬유질 제로'라는 말이다.

나는 수년간 체중감량을 위해 채식을 권장해왔고 대대적인 성공을 거두었다. 나의 목표는 모든 사람들을 채식인으로 만드는 것이 아니라, 과일과 채소와 통곡물 섭취량을 증가시키면서 동물성 단백질 의존도를 줄이는 것이다. 나는 내 환자들의 주식을 바꾸고 싶다. 나는 환자들에게 식탁의 중앙에서 고기를 빼라고 말한다. 사람들은 늘 '채식은 지키기 힘들다'고 불평하지만 내 환자들은 그렇지 않았다. 내가 하얀 가운의 의사이기 때문일까? 그들은 내 말에 수긍했고 모두 살이 빠졌고 질병에서 회복되었다.

식물성 식단은 칼로리 계산으로부터 자유롭게 해준다. 나는 환자들에게 아무것도 계산하지 말라고 말한다. 나는 그들에게 집에 있는 체중계를 치우라고 말한다. 나는 그들에게 매달 체질량지수와 같은 숫자에 연연하지 말라고 말한다. 나는 그들에게 아침에 일어나 엄청난 양의 독성쓰레기를 대변과 소변으로 배출한 후 몸의 쾌적함을 직접 느껴보라고 말한다. 현대인들은 체중과 칼로리 등을 계산하면서 숫자에 중독되었다.

나는 환자들에게 다양한 과일과 채소를 무제한으로 먹으라고 조언한다. 배고프면 사과를 마음껏 먹으라고 말한다. 배불리 먹어도 상관없다. 인간과 유전자가 99.6% 일치하는 야생의 침팬지는 과일과 나뭇잎을 배부를 때까지 먹지 않는가 말이다. 내 환자들은 이 음식습관이 얼마나 쉬운지 몇 번이고 얘기한다. 그들은 이런 식단이 얼마나 맛있고 포만감을 주는지 칭찬한다. 기억하시라. 내가 하는 일은 사람들이 살을 뺄 수 있도록 도와주는 일이다. 살을 빼고 지긋지긋한 만성질환에서 탈출시키는 일이다. 그들이 살을 빼지 못하면 나는 성공할 수 없다. 그러나 나와 나의 환자들은 거의 완벽하게 성공해냈다.

식물성 식단(저지방/저단백/고탄수화물)이 얼마나 쉽고 효과적인지 보여주는 연구결과를 소개하겠다. 하와이의 '와이아나에 식단 연구'Waianae Diet Study가 바로 그것이다. 하와이에서는 지난 수십 년 동안 비만과 만성질환이 크게 증가했다. 그러나 서구화 이전의 원주민들은 이러한 질병으로 고생한 적이 없었다. 연구진은 성인 22명을 모집해 21일 동안 서양화되기 전 원주민들이 주로 섭취한 식단을 따르게 했다. 그들은 토종 과일과 채소를 원하는 만큼 먹을 수 있었다. 식단의 약 78%는 탄수화물이었고 단백질은 11%, 지방은 11%에 불과했다. 마음껏 먹게 했음에도 불구하고, 그들은 결국 칼로리 밀도가 낮은 음식들을 섭취한 후 혈관이 깨끗해지는 놀라운

(심근경색이 치료되는) 결과를 보여주었다. 그들은 또한 3주 동안 평균 5kg 감량했다. 가장 중요한 것은 이 식단에 모두 거부감이 없었다는 사실이다.(Shintani, Beckham, et al. 1994, 2001) 당신도 할 수 있다는 말이다.

살을 빼는 것이 당신이 이 책을 읽는 한 가지 이유라면 그 목표를 달성하는 것은 너무나 쉽다. 거기에다 고혈압과 당뇨의 치료, 투명해진 피부, 그리고 맑고 쾌적한 정신은 덤으로 받을 수 있다. 수없이 많은 내 환자들이 증명해준 사실이다. 한때 육류와 단백질 신봉자에서 사상을 전환(?)한 후 새 인생을 살고 있는 내가 바로 그 증거라는 말이다.

나는 이 책에서 단백질 중독에 대해 주로 이야기하고 있다. 앞에서 말했듯이 동물성 단백질은 반드시 동물성 지방을 동반한다. 모든 육류는 지방과 단백질의 합작품이라는 말이다. 따라서 당신이 체중감량이 목적이라면, 미국에서 채식(자연식물식)의 대부라고 불리는 존 맥두걸 박사의 다음 말을 기억하기 바란다. 그는 의사이자 베스트셀러 〈어느 채식의사의 고백〉The Starch Solution의 저자다. 고기를 너무 많이 먹어 19세에 뇌졸중(중풍)을 겪었고 그 여파로 지금까지 다리를 저는 채식의사로 유명하다. 그는 또 다른 명저 〈맥두걸 박사의 자연식물식〉The McDougall Program for Maximum Weight Loss에서 유명한 말을 남겼다. '지방을 먹으면 고스란히 지방으로 쌓인다'(The Fat You Eat Is The Fat You Wear) 초등학생도 알 수 있는 진실이다. 이 진실들이 상업용 미디어에 가려

져 천덕꾸러기 대접을 받고 있다는 사실이 나는 슬프다. 반드시 기억
해주시길 바란다.

"지방을 먹으면
몸속에 고스란히 지방으로 쌓인다."
The Fat You Eat Is
The Fat You Wear.

– 채식의사, 존 맥두걸 박사

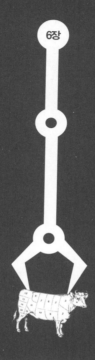

과잉 단백질은
인간에게 위험하다

"단백질을 만드는 아미노산은 벽돌과 같다. 벽돌은 분명히 벽을 짓는 데 필요하다. 그러나 과연 벽돌이 많을수록 좋을까? 만일 덤프트럭이 계속해서 당신의 집 앞에 벽돌을 떨어뜨리고, 지게차가 계속해서 당신의 부엌 바닥에 벽돌을 두고 간다면 어떨까? 그것은 더 이상 건축재료가 아니라 위험하고 공포스러운 존재로 바뀔 것이다. 공포스러운 존재, 바로 악취와 변비와 두통과 알러지가 그들이다."

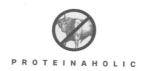

PROTEINAHOLIC

지나친 동물성 단백질이 비만과 각종 질병의 원인이라는 사실을 당신은 알게 되었다. 그렇다면 당신이 실제 섭취하는 단백질의 양과 당신이 섭취해야 할 단백질의 양 사이에는 어떤 차이가 있을까? 2013년 설문조사에서 57%의 미국인들이 자신의 식단에 단백질을 더 많이 추가하려고 노력한다고 대답했으며, 63%는 포장에 '고단백질'이라고 표시되어 있는 제품을 구입한다고 대답했다. 당신은 필요한 것보다 과도하게 먹고 있지만, 실제로 당신은 적게 먹고 있다고 생각한다. 이것이 핵심이다.

공기는 산소 21%와 질소 78%와 기타(아르곤 0.93%, 이산화탄소 0.03%, 기타 0.04%) 1%로 구성되어있다. 이 균형이 최적화된 곳이 바로 숲이다. 당신은 산소가 부족하다고 해서 100% 산소를 계속 들이 마시면 과산소증으로 죽음에 이를 수 있다는 사실을 알고 있는가? 산소호흡기를 끼는 대신 완벽한 공기질서를 갖춘 숲에 들어가라는 말이다. 당신은 수학을 좋아한다고 해서 친구들이 운동장에 나가 있는 체육시간에 교실에 혼자 남아 창백한 얼굴로 수학공식을 연구하는 소년이 사회의 우등생이 될 수 있다고 보시는가? 수학을 조금 못한다 해도 친구들과 뛰어놀면서 사회성을 기르는 것이 백번 사회의 우등생이 되는 길이다.

단백질도 마찬가지다. '단백질은 많으면 많을수록 좋다'는 통념을 바꾸는 것이 핵심이라는 말이다. 그것은 식품업계와 육류업계가 당신에게 심어준 편견과 통념이다. 당신이 그 고정관념에서 벗어나지 않는다면 계속해서 살은 찔 것이고 질병에도 취약해질 것이다. 미의학연구소IOM의 식품영양위원회FNB가 실시한 단백질 요구량에 대한 광범위한 연구는, 신체활동을 위해서 특별히 단백질을 추가할 필요가 없음을 다음과 같이 밝혔다. "근육의 발달에 필요한 적은 양을 제외하고는, 근육활동을 위해 추가로 단백질이 필요하다는 증거는 거의 없다. 힘든 노동과 운동처럼 땀을 많이 흘리게 하는 격렬한 활동은 피부의 질소손실을 유발한다. 그러나 따뜻한 환경에 적응함으로써 과도한 손실(피부를 통한 땀 손실 등)을 줄일 수 있으며, 땀으로 배출된 독소로 인해 신장의 부담을 부분적으로 보상할 수 있다. 노동이나 운동을 위해 단백질을 추가로 보충하는 것은 무의미하다."

우리 인간은 단백질을 음식으로 먹어야 단백질이 생긴다고 믿고 있다. 그러나 그것은 진실이 아니다. 음식에 있는 단백질이 단백질을 생성하는 유일한 원천이 아니라는 말이다. 우리 몸은 매일 100g에서 300g의 단백질을 효율적으로 재활용한다. 새로운 단백질을 만들어낼 수 있는 아미노산 풀Amino Acid Pool, 이해하기 쉽게 말하자면 '아미노산 공장'이 있다는 말이다. 우리는 우리가 섭취하는 단백질 음식뿐만 아니라, 몸속에 있는 단백질을 분해함으로써 아미노산을 이 공장에 첨가한다. 우리는 과일과 채소로 구성된 식단만으로도 필요한 단백질 양을 쉽게 충족시킬 수 있다. 당신은 단백질을 재생하는 공장에 신경 쓸 필요가 없다. 식사 때마다 단백질을 위해서 특정한 음식을 섭취하는 데 신경 쓰지 않아도 된다는 말이다.

물론 단백질이 부족해져서는 안 된다. 모든 단백질이 우리 몸에 해롭다는 것도 아니다. 그렇다면 실제로 얼마나 필요한 것일까? 식품업계와 육류업계가 주장하는 대로 '많으면 많을수록 좋다'는 것이 사실일까? 단백질의 하루권장량과 이 수치에 올바른 과학이 반영되어 있는지 살펴보도록 하겠다.

단백질이란 무엇인가

인간에게 정말로 필요한 단백질의 양이 얼마인지 파악하기 전에 생물학적으로 살펴보자. 단백질은 근육을 만들고 유지하기 때문에 인간의 건강에 필수적이다. 특히 근육을 키울 때 단백질이 가장 많이 필요하다. 그러나 분명히 말하자면 인간에게 필요한 것은 단백질이 아니라 아미노산이다. 이것은 아주 중요하다. 인간은 우리 몸의 아미노산으로부터 필요한 단백질을 만들어낸다.

탄수화물이나 지방과 구별되는 단백질의 성분은 질소다. 과학자들은 이 사실을 기반으로 우리의 소변과 대변으로 배설되는 질소를 측정하는데, 이것을 우리는 '질소균형연구'라고 부른다. 이 연구를 통해서 우리 인간은 아미노산을 매우 잘 재활용하고 있음이 밝혀졌다. 쉽게 말해서 '많으면 배설하고 적으면 빼내서 쓰는 데 아무런 문제가 없다'는 사실을 증명했다는 말이다. 트루노스 건강 센터TrueNorth Health Center의 연구 책임자인 더그 리슬Doug Lisle 박사는 '단백질은 어디에서 얻나요?'라는 지겨운 질문을 받을 때 '제 살에서요'라고 대답해야 한다고 농담했다.

우리 몸에는 아미노산이 부족하지 않다. 우리의 근육을 키우는 것은 칼로리다. 단백질이 아니라는 말이다. 인간의 몸이 작동하고 근육이 만들어지기 위해서는 탄수화물과 단백질과 지방과 비타민과 미네랄 모두가 필요하다. 즉 먹는 음식의 칼로리로부터 근육이 나오지, 어느 특정 성분에서 나오는 것이 아니라는 말이다. 단백질 합성제나 육류업계의 말을 전적으로 믿고 싶다면 그 부정적인 결과물(악취와 변비와 두통과 알러지 등)도 당신은 책임져야 한다.

체중 70kg인 마른 남자의 몸에는 약 11kg의 단백질이 있는데, 근육에 4.7kg, 뼈와 조직에 6.3kg이 있다. 인간은 잉여 단백질을 거의 배설하지만 간이나 다른 조직에 불안정한 상태로 일정 부분 비축해서 굶주릴 때 사용하기도 한다. 그러니까 음식물을 통해서 항상 단백질을 섭취할 필요가 없다. 우리가 단백질을 충분히 섭취하지 않으면 아미노산을 90%의 효율로 재활용할 수 있기 때문이다. 우리 몸의 단백질 비축량은 끊임없이 변동된다. 우리는 하루 평균 약 250g의 단백질을 분해하고 합성하고 있다.

우리 몸에서 활용할 수 있는 단백질에는 한계가 있다. 한 연구는 이 한계에 대해 실험을 했다. 연구원들은 8.5시간 동안 8명의 건강한 사람에게 순수한 합성 아미노산을 꾸준히 주입했다. 근육 단백질 합성은 아미노산과 함께 증가했지만 이내 최고 수준에 도달했다. 그 후에는 아미노산이 증가해도 근육 합성이 감소했음을 연구자들은 밝혀냈다.(Atherton, Etheridge, et al. 2010) 즉, 단백질이 많을수록 근육이 늘어난다는 것은 사실이 아니며 최대치에 이르면 오히려 감소한다는 말이다. 거기에다 악취와 변비와 알러지와 같은 질병을 선물로 받는다는 말이다. 직접 실천해본 후 책까지 냈던 '하얀 가운의 단백질 전도사'로서 본의 아니게 대중을 현혹했었음을 솔직히 고백한다.

왜 단백질 권장량은 자꾸 늘어날까?

단백질 권장량은 자꾸만 늘어가는 경향을 보인다. 19세기 후반 독일의 생리학자 칼 폰 포이트Carl von Voit 박사는 그 당시 노동자들이 섭취하는 단백질에 대해 관찰한 후 '질소균형법'을 개발해서 하루 118g까지 그 양을 부풀렸다. 그러나 앞서 언급했듯이 치턴든 박사와 그 밖의 연구진들은 정교한 과학기술을 이용해서, 실제로 필요한 단백질은 포이트 박사 권장량의 절반 정도라는 것을 입증해 보였다.

1940년대에 일리노이 대학University of Illinois의 영양학 교수인 윌리엄 로즈William Rose 박사는 인간이 스스로 합성할 수 없어서 음식에서 섭취해야만 하는 8개의 아미노산이 무엇인지 밝혀냈다. 그는 이 8가지를 '필수 아미노산'이라고 불렀고 인간의 섭취해야 하는 최소한의 권장량을 설정했다. 그런데 이러한 아미노산은 감자와 밀과 옥수수를 비롯한 거의 모든 식물성 식품에 풍부하게 포함되어 있다. 다양한 식물성 식단으로부터 충분한 칼로리를 얻으면 절대로 단백질이 결핍될 수 없다는 사실을 증명한 셈이다.

미국 정부는 2차 세계대전 중에 미국인들을 영양결핍으로부터 보호하기 위해 RDA(하루권장량)를 만들었다. RDA는 최소권장량이나 평균권장량이 아니라 최적의 양을 나타낸다. 1955년 유엔식량농업기구FAO는 로즈의 데이터를 근거로 권고안을 발표하기 시작했다. 영양학자들은 너무 적은 것이 너무 많은 것보다 더 나쁘다는 가정 하에, 로즈 박사의 권장량을 최소치로 설정했다. 그들은 1963년과 1981년에 이 권고안을 개정했는데, 이때 체중 1kg당(체중에서 차지하는 지방 무게는 제외) 최소 단백질 요구량이 0.66g으로 정해졌다.

야생의 동물들은 이 수치를 보고 어떤 생각을 할까? 저 초원을 달리는 얼룩말은 풀을 얼마까지 먹어야 단백질을 합성할지 생각하고 먹을까? 저 밀림의 원숭이는 어떨까? 저 아프리카 초원의 사자는 그들의 단백질 하루적정량을 생각하면서 동물을 시체를 먹고 있을까?

식물에도 단백질은 충분하다

이러한 단백질 비율은 실제 어떤 의미일까? 체중(몸무게에서 차지하는 지방무게는 제외)을 계산하여 이 비율을 단백질로 바꿔보겠다. 72.5kg의 남성을 예로 들어보자. 이 남성의 체중에서 지방을 제외한 체중은 약 58kg으로 추정된다. 유엔식량농업기구의 권고안에 따르면 이 남성은 하루에 0.66 x 58, 즉 38.2g의 단백질이 필요하다. 0.8의 높은 하루권장량을 적용하면 하루에 0.8 x 58, 즉 46.4g의 단백질이 필요하다.

참고로 몇 가지 음식에 들어있는 단백질은 다음과 같다.

우유 1컵: 8g
고기 한 점(85g): 21g
마른 콩 1컵: 16g
브로콜리 1인분: 4.2g
콜리플라워 1개(소): 5g
현미밥 1컵: 5g
삶은 감자 1개(중): 4.3g
감자칩 8온스 봉지 1개: 16g
도미노 치즈 피자 1조각: 12g
완두콩 1컵: 8g

위에서 보다시피 식물에도 단백질이 충분히 들어있다는 사실을 알 수 있다. 심지어 공장음식마저도 단백질 권장량을 충족시킬 수 있다는 사실을 알 수 있다. 감자칩 30개와 도미노 플레인 피자 2조각을 하루 3번 먹으면 단백질을 48g 섭취하게 된다. 그러나 당연히 이런 종류의 식단은 추천하지 않는다. 요점은 우리가 굶지 않는 이상 단백질이 결핍되는 것은 사실상 불가능하다는 것이다. 단백질 결핍을 무기로 위협마케팅을 구사하는 상업미디어에 속지 마시라.

현재 미국 정부는 단백질 하루권장량을 0.8g/kg으로 설정했다. 2003년의 메타분석에 의하면, 우리 몸의 근육은 단백질 섭취보다 에너지 섭취와 더 관련성이 높다.(Rand, Pellett, et al. 2003) 즉, 단백질 하루권장량 자체가 중요한 것이 아니라 '충분한 칼로리를 섭취하는 것'이 핵심이라는 말이다. 다시 말하면 당신이 충분히 먹기만 하면 절대 단백질 부족은 생기지 않는다는 말이다. 말라깽이가 되고 싶지 않다면 충분한 칼로리를 섭취하라. 근육을 키우고 싶다면 충분한 칼로리를 섭취하라. 이것이 핵심이다.

그럼에도 불구하고 수많은 과학자들(식품업계와 육류업계로부터 연구비를 지원받는)은 단백질의 하루권장량을 높이기 위해 온갖 방법을 구사하고 있다. 그들은 육류에 함유된 메티오닌Methionine과 류신Leucine 이 각각 암과 노화를 유발한다는 사실을 애써 숨긴다. 그들은 공장에서 자라는 소와 돼지가 항생제 범벅이라는 사실을 애써 숨긴다. 그들은 고기가 채소보다 더 좋은 아미노산을 더 많이 가지고 있다고 말한다. 당신도 앞에서 살펴보았듯이 식물은 완벽하고도 균형 있게 단백질을 함유하고 있는 반면 고기는 단백질을 과잉으로 공급한다. 그 과잉으로 공급된 단백질이 배설되면서 칼슘과 결합되는데, 우리의 뼈에서 칼슘을 꺼내므로 골다공증의 원인이 된다는 점을 당신은 깨닫게 되었다. 당신은 육류와 유제품을 많이 소비하는 국가의 순서가, 골다공증 환자가 많은 국가의 순서와 일치한다는 사실도 깨닫게 되었다.

최근 들어 하얀 가운의 과학자들은 단백질 하루권장량을 1.0g/kg까지 증가시켜야 한다고 제안하고 있다. 이 연구진들은 완전한 단백질을 얻기 위해서는 밀가루와 우유를 결합해야 한다고 계속해서 부추기고 있다.(Young and Borgonha 2000) 뚱보 미국인들이 아니라 아프리카 난민 어린이를 위한 제안이라면 나는 그 순수한 의도를 인정할 것이다. 과학자들이 몇 푼의 연구비와 지원금 때문에 끊임없이 타락하고 있는 세상이 안타까울 뿐이다.

우리 호모 사피엔스는 단백질이 얼마나 필요할까?

미국 정부 자료에 따르면, 우리는 하루권장량인 남성 56g과 여성 46g보다 훨씬 더 많은 단백질을 섭취하고 있다. 게다가 식품업계와 육류업계의 지원을 받는 과학자들이 선정한 과도한 권장량(남성의 경우 70~80g, 여성의 경우 58~68g)보다 훨씬 더 많이 섭취하고 있다. 국민건강검진 및 영양조사NHANES 결과, 남성은 하루에 평균 102g, 여성은 평균 70g의 단백질을 섭취하는 것으로 나타났다.

그러나 이 데이터조차 실제로 미국인의 단백질소비를 과소평가하고 있다고 나는 주장한다. 유엔식량농업기구는 미국이 1인당 단백질의 세계 최대 소비국 중 하나이며 그 소비량이 하루 평균 130g 이상이라고 밝혔다. 붉은 육류의 소비는 수년간 약간 감소했지만 돼지고기와 생선, 그중에서 특히 닭고기의 소비는 크게 증가했다.

대부분의 사람들은 자신의 단백질 요구량을 그램까지 일일이 계산하지 않는다. 반면에 운동선수들과 다이어트를 하는 사람들은 그렇게 한다. 불행히도 많은 체중감량 유튜버들과 피트니스 유튜버들은 지방을 제외한 체중과 실제 체중을 혼동한다. 모든 일일권장량은 지방을 제외한 체중을 기본으로 하기 때문에 그 둘을 혼동하는 것은 위험하다. 예를 들어 내 환자 중에서 136kg의 몸무게(그중 77kg이 지방)인 분을 예로 들어보겠다. 이 환자의 몸무게에서 지방을 제외하면 59kg이다. 따라서 정확한 하루권장량은 0.8 x 59, 즉 하루 47.2g이다. 만일 우리가 체중 kg당 0.8g의 단백질이 필요하다고 가정한다면, 우리는 이 환자에게 매일 110g의 단백질을 섭취하라고 권고할 것이다. 환자가 권장량의 2배가 넘는 과잉 단백질을 섭취하게 되면 그들의 수입은 2배가 되기 때문일까? 이것은 도덕적으로도 문제가 많고 학자의 양심으로도 있을 수 없는 일이다.

우리 호모 사피엔스는 단백질이 얼마나 필요할까? 아마도 0.8g/kg의 하루권장량으로 충분할 것으로 보인다. 그러나 애초에 이런 질문을 하는 것조차 무의미하다. 인간이 배고프지 않을 정도로만 먹어도 단백질 결핍은 절대로 발생할 수 없기 때문이다. 미의학연구소는 남성의 경우 하루에 38g 이상의 섬유질을, 여성의 경우 하루에 25g 이상의 섬유질을 섭취할 것을 권고하고 있다. 그러나 '국민건강검진 및 영양조사 데이터'는 미국인은 하루 15g 이하의 섬유질만 먹는다는 사실을 보여준다. 몸속의 불순물을 흡착해서 배출하는 우리의 청소부가 필요량의 절반도 안 된다는 말이다. 몸속에 쓰레기를 계속 쌓이게 하는 일에는 열심인 반면, 쓰레기를 몸 밖으로 내보내는 데는 관심이 없다는 말이다. 미국인을 포함한 선진국 국민들은 거의 모두 섬유질 결핍상태다. 그런데 왜 아무도 섬유질을 어디서 가져오는지 묻지 않는 걸까? 과수원 주인과 채소농장 주인들은 식품업계의 주류가 아니기 때문이다. 이 선량한 농부들은 신문과 방송에 자금을 지원할 힘이 없기 때문이라는 사실을 이제 당신은 깨달았을 것이다.

단백질이 특별히 더 필요한 사람?

지금까지 우리는 '하루 평균 단백질 요구량'에 대해 살펴봤다. 그렇다면 어떤 사람들은 다른 사람들보다 더 많은 단백질이 필요할까? 자라나는 아이들은 단백질이 더 필요한 것 아닌가요? 운동선수는 단백질이 생명 아닌가요? 나는 이런 질문을 수도 없이 받고 있다. 정말 어린이와 운동선수에게 단백질이 더 필요할까? 병상에 누워있는 환자나 노인들에게 단백질이 더 많이 필요할까? 상업논리에 휘둘리지 말고 진심을 가지고 '과학적으로' 살펴보자.

유아

아미노산은 우리의 근육과 조직을 구성하는 벽돌이라고 할 수 있다. 벽돌은 건설 초기단계에 더 많이 필요하다. 마찬가지로 인간은 성장과 발달의 여정을 막 시작한 갓난아기 시절에 가장 많은 단백질을 필요로 한다. 모유 1리터에는 평균 7~11g의 단백질이 들어있다. 성장기 아이들은 하루에 약 1.5g/kg의 단백질을 섭취하는데, 이는 성인의 하루권장량보다 거의 2배가 더 많은 것이다. 흥미롭게도 모유를 먹는 아기들은 권장량보다 단백질을 적게 섭취하는 경향이 있는데, 이는 전체 칼로리의 약 7%에 불과하다. 그런데도 전혀 문제가 되지 않는다. 사실 모유를 먹는 아기들은 상업용 분유를 먹는 아기들에 비해 면역력이 훨씬 뛰어나다. 이것은 단백질을 적게 섭취해도 면역력에 전혀 문제가 없음을 암시한다. 당신도 예상할 수 있겠지만 분유를 먹는 아기들은 체중이 더 나가며 자주 아프고 병원에 더 자주 드나든다.

운동선수

일반인들은 '근육손실을 어떻게 예방할 수 있나요?'와 같은 올바른 질문을 한 적이 없을 것이다. 대신 단기적으로 근육을 키우는 데만 초점을 맞춘다. 한 연구에 따르면 근육량을 유지하기 위해서 보디빌더들은 5%의 단백질이 추가로 필요한 반면, 장거리달리기와 같이 지구력이 필요한 운동선수들은 67%의 단백질이 더 필요하다는 사실이 밝혀졌다.(Tarnopolsky, MacDougall, et al. 1988) 또한, 다른 연구에서는 지구력이 필요한 운동선수의 경우라 하더라도 0.94g/kg 정도면 충분한 것으로 밝혀졌다.(Meredith, Zackin, et al. 1989)

미/캐나다 식이섭취위원회US/Canadian Dietary Reference Intake Committee가 수행한 2005년 대규모 연구에서는 '웨이트 트레이닝이나 지구력 운동을 하는 건강한 성인에게 추가적인 단백질 섭취는 권장되지 않는다'

고 결론을 내리고 있다.(Otten, Hellwig, et al. 2006) 2013년 한 연구에서는 운동 후 20g 이상의 단백질을 섭취하면 체내에서 과잉 암모니아가 발생해서 몸냄새와 구취의 원인이 된다는 사실을 밝혀냈다. 이것은 인간의 몸이 과잉 단백질을 독소로 인식하고 그것을 제거하기 위해 힘들게 애쓰고 있으며, 나아가서 그것이 몸에 해를 끼칠 가능성이 더 높다는 것을 의미한다.(Witard, Jackman, et al. 2013)

2001년의 한 연구는 탄수화물이 없는 상태에서 단백질을 첨가하는 것은 무의미하다는 새로운 사실을 발견했다.(Tipton and Wolfe 2001) 2011년 한 연구에서, 과학자들은 8명의 건강한 남성에게 자전거 타기를 3시간씩 시키고 탄수화물과 단백질이 다양하게 조합된 음료를 마시게 했다. 연구진들은 탄수화물과 단백질이 적절하게 조합된 음료가 그들의 피로회복에 가장 큰 효과가 있다는 사실을 발견했다.(Hulston, Wolsk, et al. 2011) 그러나 우리는 여전히 탄수화물 때문에 살이 찌지 않을까 걱정하면서 항상 운동 후에 단백질 100% 음료를 마시는 사람들을 매일 본다.

정확한 비율은 여전히 논란이 있지만 단백질에 비해 탄수화물의 양이 3~4배 정도 높은 것이 가장 좋다. 헬스장 이용자들 사이에서 떠도는 비과학적인 지식과는 반대로, 운동 후 탄수화물 섭취는 기록 향상에 있어 적어도 단백질만큼 중요하다. 헬스클럽에서 근육을 만드는 대부분의 사람들은 '탄수화물은 살이 찌게 하기 때문에 단백질만 먹는다'고 말한다. 그들은 단백질 제품을 파는 식품업체와 제약회사의 상업용 메시지를 그대로 믿고 있다. '탄수화물을 포함하지 않는 한 단백질 섭취가 단백질 합성을 증가시키지 않는다'는 과학적 진실을 놓치고 있다는 말이다. 탄수화물이 없는 상태에서 단백질만 공급하면 근육에 가스가 가득 차게 된다. 이것은 석유가 없어서 작동하지 못하는 엔진이나 마찬가지다. 그래서 그들은 변비에 시달리고 땀에서 악취가 나는 것이다.

나는 육류를 전혀 섭취하지 않는 비건 운동선수들을 대상으로 설문조사를 한 적이 있다. 나는 그들 대부분이 운동 후에 식물성 단백질 보충제가 들어있는 스무디를 섭취한다는 사실도 발견했다. 그러나 단백질의 무게를 계산하는 사람은 거의 없었다. 놀랍게도 단백질에 대해 전혀 걱정하지 않는다고 말한 근육질의 남녀들도 많았다. 그들은 단지 다양한 식물성 음식을 먹을 뿐이었다. 피부는 맑았으며 근육은 정갈하게 튼튼했고 영혼 또한 밝아 보였다.

나도 운동을 한다. 나 또한 내 단백질 섭취량을 계산해본 적이 없다. 순전히 호기심에서 2주 동안만 계산해본 적이 있는데, 하루 평균 60~70g을 섭취한 것으로 나타났다. 나는 평소에 단백질 셰이크를 거의 마시지 않는다. 그 대신 운동 후에 식사하는 것을 좋아하기 때문이다. 이 생활방식을 시작한 이후로 나는 상당한 근력을 얻었고 그 속도는 계속 빨라지고 있다. 나는 45세 때 참가한 마라톤에서 40세 때 참가했던 마지막 두 마라톤보다 21분 빠른 3시간 35분의 개인 기록을 세웠다.

노년층

나이가 들면 근육의 손실을 피하기 위해 단백질을 더 많이 먹어야 한다는 것이 사회적 통념이다. 그러나 이것 또한 과학적 진실과는 거리가 멀다는 사실을 알아야 한다. 과학자들은 노인들에게 0.8g/kg의 단백질을 섭취하게 하고 다양한 운동을 시켰다. 결과는 분명했다. 운동을 하는 사람들은 근육이 늘어났고 앉아서 지내는 사람들은 근육이 줄어들었다. 근육은 단백질의 섭취와 관련이 없다는 사실을 밝혀냈을 뿐이다. 그들은 그저 라마르크의 '용불용설'을 연구로 증명했다는 말이다. 노인이든 일반성인이든 단백질과 관계없이 운동을 많이 하면 할수록 근육이 늘어난다는 '단순한 진실'을 증명했다는 말이다.(Campbell, Trappe, et al. 2002)

또 다른 연구는 운동하는 노인들 사이에서 단백질 수치가 근육 합성에 미치는 영향을 평가하기 위해 보다 복잡한 측정을 사용했다. 연구진들은 62~75세의 건강한 남녀들에게 각각 저단백, 중단백, 고단백 식단 중 하나를 따르게 하고 운동을 시켰다. 그들은 세 집단에서 근육 합성의 차이를 발견하지 못했다.(Welle and Thornton 1998)

노인들이 다른 사람들보다 더 많은 단백질을 필요로 한다는 증거는 없다. 그 대신 고단백 식단이 실제로 해롭다는 증거들이 속속 나오기 시작했다. 과학문헌을 종합적으로 검토한 2013년 한 논문에서는, 과잉 단백질은 신장에서 빨리 배설하기 힘들기 때문에 노인에게 특히 해롭다고 결론지었다.(Dideriksen, Reitelseder, et al. 2013) 한 연구에서는 젊은이들과 노인들에게 각각 고단백 식단을 따르게 하고 그 결과를 지켜보았다. 두 집단 모두 근육 합성이 증가되지는 않았지만, 노인들 사이에서 신장 기능이 저하되었다는 점에 주목했다. 이들은 산도가 높은 퓨린Purine(붉은 고기, 가금류, 생선 등에 많은)이 신장을 손상시킬 정도로 무리를 주고 있다는 것을 밝혀냈다.(Walrand, Short, et al. 2008) 과잉 단백질이 몸 밖으로 배출되면서 뼈 속의 칼슘과 결합해서 골다공증의 원인이 된다는 사실은 이제 상식이 되었다.

과일만 먹는 운동선수들

우리는 지금까지 단백질이 우리 몸에 얼마나 많이 필요한지 살펴보았다. 근육량을 유지하고 면역체계를 손상시키지 않으려면 단백질이 그리 많이 필요하지 않다는 사실도 알게 되었다. 오히려 과도한 단백질은 매우 유해한 것으로 판명되었다. 나는 여기에서 과일만 먹는 운동선수들을 소개하고자 한다. 과일은 아래에서 보다시피 단백질 함량이 극히 낮다.

과일	칼로리	단백질(g)	단백질로부터 얻는 칼로리(%)
사과	95	0.5	2.1
바나나	105	1.3	5.0
오렌지	45	0.9	8.0
망고	201	2.8	5.5

만일 칼로리 결핍이 아닌 단백질 결핍이 있는 선수가 있다면 과일만 먹는 마라톤 선수일 가능성이 높다. 최소의 섭취량으로 최대의 능력을 발휘하는 사람들이기 때문이다. 숫자나 이론이 아니라 실제 마라톤 선수들을 살펴보자.

마이클 안스테인Michael Arnstein은 2011년 뉴욕 마라톤에서 29위를 차지한 세계 최고의 울트라 마라톤 선수이다. 마이클에게 42.195km 마라톤은 단지 준비 운동일 뿐이다. 그는 상상할 수 있는 가장 극한의 지형(상상이 안 간다면 인터넷에서 리드빌Leadville 100, 배들랜즈Badlands 100, 그리고 데저트 솔스티스Desert Solstice 100을 찾아보시라)에서 100마일(약 160km) 경주에 도전하는 것을 즐긴다. 2012년 12월 그는 100마일 트랙 경주에서 미국인 중에서 6번째로 빠른 기록을 달성했다. 단백질에 집착해야 하는 사람이 있다면 바로 마이클일 것이다. 그러나 그는 하루에 13kg 정도의 과일을 먹는다. 그가 섭취하는 칼로리의 80~90%는 과일이고, 나머지 10~20%는 셀러리와 상추와 고추와 비트와 같은 생채소에서 섭취한다. 세상에는 산 음식과 죽은 음식이 있는데 마이클은 바로 그 '살아있는 음식'만을 먹는 사람이라는 말이다.

여기에 또 한 무리의 사람들이 있다. 당신이 만일 온라인 유튜브에서 과일만 먹는 운동선수들을 검색해본 적이 있다면 두리안라이더Durianrider나 프릴리 바나나걸Freelie the Banana Girl을 보았을지도 모른다. 두 사람 모두 뛰어난 운동선수이고 그들은 하루에 30개의 바나나를 먹으며 다른 것은 거의 먹지 않는다. 이 선수들은 운동 중에 그리고 운동 직후에 과일을 먹으며 탄수화물과 아미노산의 완벽한 조합을 이용해서 훌륭한 기록과 건강을 유지한다. 그리고 고단백 식단에 수반되는 신체의 산성화와 신장에 가해지는 과도한 압력을 피함으로써 근육을 회복하고 성장시키고 있다. 당신은 혹시 휴스턴에서 유기농 농산물을 박스로 판매하는 조합을 운영하고, 하루에 10~13km를 달리는 크리스티나 카릴로 부카람Kristina Carrillo-Bucaram('완전한 생식주의자 크리스티나'FullyRaw Kristina로도 알려져있음)에 대해 들어본 적이 있는가? 그녀는 나의 친한 친구이자 구독자가 100만 명이 넘는 인기 유튜버로, 우리는 같이 동영상•을 찍어 올린 적도 있다.

약국(Pharmacy)을 가지 말고 농장(Farmacy)으로 가라

나는 종종 비만 환자들에게 처방전을 써주는데, 그들을 약국(Pharmacy)보다는 농장(Farmacy)으로 보내는 것을 더 선호한다. 크리스티나는 과일 위주의 식단을 하기 때문에 건강한 사람의 표본이라고 할 수 있겠지만, 나는 확실히 하기 위해 그녀의 건강수치를 확인하고 싶었다. 그녀의 단백질 수치와 근력은 완전히 '최적'이었다. 하얀 가운의 의사로서 나도 내 환자들이 내게 물어본 것처럼 '단백질은 어디서 얻나요?'라고 물었다. 그녀는 이렇게 대답했다. "나는 한 번도

• 아직 본 적이 없다면 여기에서 시청할 수 있다. http://j.mp/fullyraw.

단백질에 대해 걱정해본 적이 없습니다. 모든 것은 과일과 채소에 빠짐없이 들어있습니다."

과일은 단백질이 상대적으로 적지만 아미노산이 풍부하다는 사실이 밝혀졌다. 우리 인간은 아미노산 재활용에 능숙하고 우리 인간의 내장 박테리아는 우리에게 부족할 수 있는 아미노산을 합성할 수 있는 능력이 탁월하다. 따라서 과일의 아미노산은 우리에게 필요한 단백질로 차고 넘친다. 우리는 천연음식이 아닌 가공된 음식처럼 나쁜 음식을 먹을 때도 충분한 단백질을 섭취한다. 따라서 당신이 기아상태에 처하지만 않는다면 단백질이 결핍되기는 불가능하다. 우리가 음식을 적당히 먹기만 한다면 단백질은 충분하다는 말이다.

나는 단순히 이론만을 주장하는 의사가 아니다. 실제 실천하고 그것을 증명하는 사람들을 좋아한다. 세계 대부분의 오지에 사는 주민들은 옥수수와 쌀과 밀과 같은 통곡물로부터 충분한 단백질을 얻고 있다. 1999년에 인도의 타밀 나두Tamil Nadhu와 웨스트 벵골West Bengal 지역에서 수행한 포괄적인 연구는 식물성 식단이 많은 단백질을 제공한다는 사실을 증명했다. 그들은 각종 독성이 가득한 동물성 음식이 아닌 옥수수에서 열량의 대부분을 공급받았음에도 불구하고, 아이들의 성장과 몸무게 또한 부족함이 없이 정상인 것으로 나타났다. 그들의 단백질 섭취량은 세계보건기구WHO의 권장량보다 높았다. 식물성 식단 이외의 단백질 보충은 전혀 불필요했다.(Millward 1999)

아마도 적절한 단백질 요구량을 파악하는 방법은 앞에서 말한 '아미노산은 벽돌과 같다'라는 비유를 통해서일 것이다. 벽돌은 분명히 벽을 짓는 데 필요하다. 또한 벽의 높이나 길이나 폭을 키우고자 할 때 필요하다. 이들은 또한 분실되거나 부서지거나 낡은 벽돌을 교체해야 할 때와 같이 지속적인 정비를 위해서도 필요하다. 그러나 과연 벽돌이 많을수록 좋을까? 만일 당신의 집이 이미 지어졌고 잘 관리되고 있는데, 덤프트럭이 계속해서 당신의 집 앞에 벽돌을 떨어뜨리고, 지게차가 계속해서 당신의 부엌 바닥에 벽돌을 두고 간다면 어떨까? 그것은 더 이상 건축재료가 아니라 위험하고 공포스러운 존재로 바뀔 것이다. 공포스러운 존재, 바로 악취와 변비와 알러지가 그들이다.

이것이 바로 충분한 단백질과 과잉 단백질 사이의 차이점이다. 우리 몸은 우리가 식물로부터 얻는 단백질의 양과 종류를 잘 처리하도록 정교하게 설계되어있고 그렇게 진화해왔다. 우리의 간은 일정한 비율로만 해독을 할 수 있다. 우리의 신장은 너무 많은 단백질에 의해 부담을 받지 않을 때 최적으로 기능한다. 1999년의 한 연구는 단백질의 균형에 대해 잘 요약하고 있다. "고단백질 식단이 체력이나 건강 면에서 특별히 유용하다는 증거는 없다. 우리는 이 사실을 과잉 단백질이 우리 몸에 가하는 위험성과 비교하고 검토해야 한다." (Garlick, McNurlan, et al. 1999)

우리는 인간에게 예상보다 단백질이 훨씬 덜 필요하다는 사실을 발견했다. 또한 독성 가득한 동물성 단백질이 아니라 식물에서 가져온 순수한 단백질이 우리 몸에 최적이라는 사실도 알게 되었다. 단백질이 인간의 생존에 매우 중요하다는 것은 부인할 수 없는 사실이다. 우리의 모든 식단에서 과잉 공급되고 있는 것이 문제일 뿐이다. 우리 인간은 700만 년간 진화하면서 단백질 결핍으로 고생해본 적이 한 번도 없다는 사실을 가슴에 새겨두기 바란다. 자연(신)은 '정제된 인공 단백질'과 '동물성 독성 단백질'을 인간의 몸에 넣어야만 생존하도록 내버려두는 어리석은 존재가 아니다.

나는 '단백질 중독'을 '산소 중독'과 비교하는 것을 좋아한다. 부족하면 곧 죽게 되니까 우리의 생존에 가장 중요한 것은 바로 산소다. 우리가 지구에서 숨을 쉬고 있는 한, 자연은 우리 인간에게 충분한 산소를 공급해주고 있다. 앞에서 말했듯이 우리 지구의 공기는 21%의 산소와 78%의 질소와 기타 1%로 이루어져있다. 당신은 질소가 너무 많아서 고통받고 있는 '과질소 환자'에 대해 들어본 적이 있는가? 그러나 당신은 병원에서 산소호흡기의 과다사용으로 '과산소증'에 걸린 사람에 대해서는 수없이 들어보았을 것이다. 당신은 질소를 생성시켜준다는 질소통을 살 필요도 없고 당연히 산소통도 살 필요가 없다. 78%/21%/1%가 완벽히 조화를 이루고 있는 숲에 들어가면 그만이다. 돈이 들지 않는다는 말이다. 누군가가 어떤 한 성분만을 강조한다면 그것은 그 성분을 팔아서 당신 주머니의 돈을 빼앗으려는 사람이라고 보면 맞다.

자연은 항상 부족하면 채워준다. 그러나 인간의 욕심으로 과다하게 사용할 경우에는 반드시 대가를 치르게 해서 깨닫게 해준다. 이것이 자연이 인간을 다루는 방식이다. 당신에게 과다한 산소를 종용하는 업자들은 당신이 과산소증에 걸릴 경우 이렇게 말할 것이다. "그럴 경우를 대비해서 과산소증 치료제를 마련했습니다." 그들은 산소통을 팔고 난 후, 가슴통증과 폐부종을 호소하는 당신에게 '산소중독완화보충제'를 팔려고 할 것은 너무나도 당연하다. 우리가 그렇게 당해왔지 않은가?

어이없지만 사실이다. 앳킨스 다이어트의 주창자 앳킨스 박사는 그 이론의 주창자이기도 했지만 '앳킨스 뉴트리셔널'이라는 그룹의 회장이었다. 그는 저탄고지를 주창하면서 초콜릿도 팔았고 단백질 바도 팔았고 치즈 케이크도 비타민제도 팔았다. 앞에서도 말했듯이 검색창에 Atkins라고 치면 수백수천 개의 정제된 공장식품들이 알록달록한 화장을 하고 등장하는 모습을 지켜볼 수 있을 것이다. 그가 그렇게 완벽한 식사를 해서 살을 빼고 질병을 고쳤다면 왜 그는 이런 공장음식을 팔아야만 할까? 진실이 아니기 때문이다. 진실은 단순하고 사기꾼은 말이 많다. 물건을 팔아야 하기 때문이다.

나의 결론은 단순하다. 숫자 세는 것을 좋아한다면 '미국 정부의 하루권장량' 이하로 식사하시라. 숫자 세는 것을 좋아하지 않는다면 그냥 잊어버리시라. 당신이 엘리트 운동선수나 보디빌더라면 조금 더 섭취하는 것이 도움이 될지는 모르겠다. 그러나 헬스장 트레이너들이 권하는 것처럼 '빅 사이즈 단백질 셰이크'와 닭가슴살을 먹을 필요는 전혀 없다. 나는 숫자를 중요시하는 의사에다가 철인3종경기

선수지만 '비건 보디빌더'들처럼 전혀 신경을 쓰지 않는다. 웹 사이트 Veganbodybuilding.com에 들어가서 그들이 어떤 음식을 먹고 저리 날씬하고 탄탄한 몸매를 유지하는지 확인해보시라. 그래도 숫자가 궁금하시다면 Proteinaholic.com에 있는 '단백질 양 계산기'를 사용해보시라.

통념과 편견에서 벗어나라

당신은 지난 세기말의 그날을 기억하시는가? 나는 1999년 12월 31일을 기억한다. 그날 지구가 멸망할 것이라고 예언한 사람들이 있었다. 노스트라다무스Nostradamus가 예언했다는 사람들도 있었다. 기독교 중에서 이단으로 불리는 많은 교파의 사람들이 2000년 1월 1일 새벽에 예수가 다시 나타난다고 말을 하기도 했다. 그들은 12월 31일 저녁부터 다음 날 새벽까지 통성기도를 하고 눈물을 흘리며 예배를 드렸다. 결과는 어땠을까. 지구는 멀쩡했고 우리는 모두 살아남았다. 우리가 한번 편견과 통념에 사로잡히면 사고를 전환시키는 것은 정말 힘들다. 나는 1월 1일 오전, 그 종교의 신도로서 전날 밤 그 예배를 드리고 나온 한동네 이웃을 만난 적이 있는데, 그는 내게 이렇게 말했다. "오늘은 아니지만 지구는 곧 멸망하고 예수님은 곧 다시 오십니다." 나는 이렇게 말하고 돌아서는 그의 뒷모습을 바라보며 생각에 잠겼다. 편견과 통념은 참으로 무서운 것이구나….

나는 직업상으로도 '페이스북'을 거의 매일 하는 편이다. 특히 음식과 건강에 대해 편견과 통념을 바꾸라고 주장하는 것으로 유명하다. 내가 댓글을 읽으면서 배운 한 가지는, 믿음이 너무 강하면 눈이 먼다는 사실이다. 그리고 우리는 그중에서 특히 먹는 것에 대한 믿음을 가장 강하게 성토한다. 차라리 음식보다는 종교에 대해 말하는 것이 더 쉬울 지경이다. 사람들은 아무리 과학적이고 분석적으로 설명해도 자신의 식단을 고집하고 자신의 선택을 합리화한다. 8년 전 나도 그중의 한 명이었으니 말해 무엇 하랴. 호모 사피엔스는 습관의 동물이다. 우리는 우리를 위로해줄 음식을 찾고 있다. 내가 환자들과 다이어트에 대해 상담할 때면 그들은 늘 햄버거가 얼마나 맛있는지 얘기한다. 내가 브로콜리와 같은 음식을 언급하면 그들은 반사적으로 '자신은 채식주의자도 아니고 브로콜리를 먹는 것은 상상할 수 없다'고 대답한다. 식감이 싫다는 것이다.

나는 수년 동안 사람들이 식단을 바꾸도록 도와주었다. 여전히 사람들이 얼마나 고집스럽게 변화를 거부하는지 발견하고 놀란다. 나도 그랬으니까 이해한다. 나는 그들이 철의 장막(상업자본주의의 장막)에 갇혀있다고 생각한다. 우리의 취향은 정해져있지 않다. 우리의 신념과 습관은 모두 우리 생활 전반에 걸쳐 반복된 교육의 결과일 뿐이다. 당신이 '건강을 위해서 채식을 해야겠어'라고 생각하자마자 TV에서 하얀 가운의 의사가 나와서 '골고루 먹는 것이 좋다'고 주장한다. 옆 채널로 돌리자마자 날씬한 배우가 나와서 햄버거와 라면을 광고한다. 당신의 신념은 프로그래밍된 결과일 뿐이다. 하얀 가운의 의

사로서 스스로 과학적으로 생각하고 분석적으로 판단한다고 자부하는 나도 그랬으니 당신은 얼마나 혼란스럽겠는가?

그러나 나는 많은 사람들의 변화를 지켜보았다. 고정관념에 도전하여 자신의 삶을 완전히 바꾼 멋진 사람들을 목격해왔다. 나는 하루 종일 소파에 누워서 패스트푸드를 먹던 사람이 사과와 케일을 좋아하는 운동선수로 변신한 것을 보았다. 나는 직업상 운 좋게도 매일매일 감격적인 장면을 지켜볼 수 있었다.

그리고 바로 나 자신이 그러한 변신에 성공한 대표적인 사람이다. 내 인생의 초반 35년 동안 나는 '햄버거광'으로 살았다. 이 기간 동안 채소를 한 번이라도 먹은 적이 있는지 기억조차 안 난다. 만일 누군가가 식단에 브로콜리를 추가하라고 제안했다면 '나는 육식주의자여서 브로콜리를 좋아하지 않는다'고 대답했을 것이다. 내 성격상 멱살을 잡았을지도 모른다. 인간에게 변화라는 것이 얼마나 어려운지 나는 이해한다. 오죽하면 '사람은 고쳐 쓰는 것이 아니다'(Once a bastard, always a bastard)라는 말이 있겠는가? 사람은 변하지 않는 동물이라는 말이다.

물론 나도 갑자기 변한 것은 아니었다. 나는 무서운 벽에 부딪쳤었다. 내가 건강의 산증인이라고 신문에 기사가 실리고 있는 동안에도 건강은 악화되고 있었다. 나는 사람들의 생각보다 훨씬 뚱뚱했고 예상보다 일찍 죽음에 직면할까 두려웠다. 그래서 이 책에 수록된 논문과 서적들을 독파해나갔다. 해답은 분명했다. 비만과 질병과 조기사망의 운명을 피하려면 식단을 완전히 바꿔야 했다. 나는 어느 날 채식(자연식물식)이 내분비계에 미치는 영향에 대한 훌륭한 기사를 읽었다. 그는 자료의 압도적인 신빙성 때문에 채식인이 되지 않을 수 없다고 말했다. 결론은 이랬다. "나는 '공장음식과 동물의 시체를 먹지 말라'는 문장이 전 세계 모든 도서관에 있는 그 어떤 난해한 지식보다 호모 사피엔스의 건강을 위해 더 많은 일을 할 수 있다고 믿는다."(McCarty 1999) 도서관에서 조용히 말하고 있는 압도적인 데이터에 설득되어서 식단을 바꿨다는 그의 글을 읽고 나도 인생을 바꾸어 나갔던 것이다.

그러나 나는 그 당시에 의지가 부족했었다. 아니 변화에 대한 두려움이 더 컸다고 말하는 편이 솔직한 내 마음이었을 것이다. 해결책을 찾았지만 우울했다. 머리로는 바꾸었지만 가슴은 두려웠다. 평소에 먹던 것을 모두 포기해야 했고, 한 번도 생각해본 적이 없는 것들을 먹어야 했다. 나는 앞에서 내가 왜 변화를 위해 산전수전을 겪어야 했는지 얘기했다. 이제 왜 음식을 바꾸어야 하는지, 어떤 것을 먹어야 하는지, 또 어떻게 해야 하는지에 대해 알아보도록 하자. 식단을 바꾸고 새로운 음식습관을 사랑하게 된 지금의 내가 사용했던 원칙과 요령을 말해주겠다.

나는 많은 환자들이 나와 같은 길을 갈 수 있도록 도움을 주었다. 따라서 단백질 중독을 극복하고 채식을 받아들이는 과정에서 어떤 방법이 효과가 있는지 충분히 파악할 수 있었다. 변화하고 싶으신가?

일회적인 다이어트가 아니라, 평생 투명한 피부와 날씬한 몸매, 그리고 쾌적한 몸 상태를 유지하면서 질병 없이 사는 실천법이 궁금하신가? 그것이 궁금하고 그런 마음의 자세가 되어있다면 당신은 벌써 절반은 성공한 셈이다.

의사 말고 음식에서 답을 구하라

'이유'를 확립하는 것이 중요하다. '의사가 그렇게 하라고 하던데요?'는 충분한 이유가 될 수 없다. 당신은 의사의 말을 믿고 저탄고지도 해봤고 '무슨무슨 프리바이오틱스'도 먹어봤고 '무슨무슨 오메가-6'도 먹었다. 당신은 또 의사의 말을 믿고 비만수술도 해보고 특효약도 먹어보지 않았는가? 그래서 당신은 계속해서 건강해졌는가? 그래서 당신은 계속해서 살이 빠진 상태로 살고 있는가?

'자연의 이치에 기초해서 당신 스스로 만든 강한 습관'이 아니면 금방 무너지지 않던가? 그런 상태로 친구가 피자나 핫도그를 권하면 의지가 무너질 것이다. 당신이 항상 해왔던 것을 계속하는 데는 목표보다 중요한 것이 있다. 습관이다. 오직 습관만이 당신의 행동을 계속 강화시킬 것이다. 그러나 당신이 변화하고 싶을 때, 특히 당신의 새로운 행동이 환경과 대립하게 될 때 개인적인 동기로 무장할 필요가 있을 것이다. 당신이 가공식품과 동물성 식품을 피해야 하는 강력한 이유를 언제든지 기억할 수 있다면, 강한 습관을 밀고 나가는 것이 훨씬 더 쉬워질 것이다.

나는 환자들에게 목표를 기록하고 그것을 항상 소지하고 다니라고 당부한다. 공장음식과 '불에 그을린 동물의 시체'에 대한 유혹을 받을 때 꺼내 볼 수 있도록 나는 그들에게 목표가 적힌 카드를 들고 다니라고 당부한다. 아니면 식단을 바꿔야 하는 이유를 적어서 주방의 싱크대나 욕실 거울에 테이프로 붙여놓을 수도 있다. 이렇게 하면 목표가 있는 강한 습관을 더욱 강화시킬 수 있다.

나의 경우는 어떠했을까? 내 목표는 다음과 같았다. 나는 겨우 35살(그 당시)이었는데 고혈압과 고콜레스테롤과 지방간 진단을 받았다. 나는 또한 심각한 과민성 대장증후군을 가지고 있었다. 그런데도 나는 사람들이 살을 빼는 것을 돕는 전문가였다. 환자들의 배를 열고 위절제술과 위우회술과 위밴드술을 했다. 내가 그 대상자이면서 사람들을 가르치려 들다니, 나는 위선자가 된 기분이었다.

나는 건강한 삶을 오래 살고 싶었다. 나는 아내와 예쁜 두 딸과 함께 즐겁게 살고 싶었다. 나는 귀여운 내 딸들이 밝게 자라는 모습을 보고 싶었다. 나는 아침에 일어나 쾌변을 보고 싶었다. 매번 화장실이 가까이 있는지 신경 쓰지 않고 외출할 수 있었으면 했다. 나는 당혹감이나 두려움에 얽매이지 않고 활발하게 사회생활을 하고 싶었다.

나는 비만수술 전문의사이자 체중감량 전문가로서 언행이 일치하는 삶을 살고 싶었다. 나는 환자들에게 나 자신이 직접 실천하고 있는 '완벽한 실천법'을 말해주고 싶었다. 나는 이 나라의 채식과 자연식물식을 이끌고 있는 '존 맥두걸' 박사처럼 되고 싶었다. '콜드웰 에셀스틴' 박사나 '콜린 캠벨' 박사처럼 되고 싶었다. 그들은 실제로 모두 날씬하고 그들은 실제로 모두 건강하다. 나도 그들처럼 환자들의 롤모델이 되고 싶었다. 그래야 그들이 나의 충고를 따르지 않겠는가 말이다.

나는 음식을 바꾸었다. 그러자 살이 빠지고 몸과 정신이 쾌적해졌다. 살이 빠지자 나는 새로운 계획을 세웠다. 나는 일주일에 32km씩 달리기로 결심했다. 나는 마라톤 대회에 참가하기로 결심했다. 나는 철인3종경기에 도전하기로 했다. 살이 빠지기 전에는 상상도 하지 못했던 목표들이 하나둘 늘어나기 시작했다. 앞서 언급했듯이 나는 지금도 성장하는 중이다. 나는 내 새로운 음식습관과 생활방식이 만들어내는 엄청난 에너지를 어떻게 소비해야 할지 고민하고 있다. 채식(자연식물식)의 가장 강력한 이유 몇 가지를 살펴보자.

질병은 채식으로 반드시 치유된다

우리는 앞에서 채식(자연식물식)이 어떻게 당뇨병, 고혈압, 심장병, 비만, 암, 그리고 조기사망을 예방해주는지 자세히 살펴보았다. 그러나 그것은 극히 일부일 뿐이다. 공장음식과 육식의 확대로 인해 우리 호모 사피엔스는 건강해지기는커녕 나날이 살이 찌고 질병의 숫자를 늘리고 있다. 현재 질병의 종류만 해도 무려 1만여 개로 추산된다. 물론 상업자본주의는 끊임없이 하나의 현상을 세세하게 쪼개고 분리해서 확장하는 성질을 가진 것도 안다. 그래서 의학계와 제약업계가 엄청난 부와 권력을 확장하고 있다는 사실도 안다. 이제 우리는 결심해야 한다. '당뇨와 친구 되세요'라는 말을 믿고 평생 의료계와 제약업계에 호주머니를 털리며 살 것인가, 아니면 신(자연)이 설계한 바로 그 음식을 먹으며 자유를 누릴 것인가. 그 자유를 얻기 위해서 당신은 통장잔고에서 한 푼도 꺼낼 필요가 없다.

예를 들어보겠다. 서양인에게 아주 흔한 질병 중의 하나가 대장게실증Diverticular Disease이다. 게실증이란 대장의 벽이 밖으로 돌출하며 마치 꽈리처럼 튀어나와 주머니를 형성하는 현상을 말한다. 결국 그 게실에 염증이 생기고 터지면서 문제가 발생한다. 모든 대장게실증은 '섬유질이 결핍된 결과로 생기는 증세'다. 데니스 버킷Denis Burkitt 박사는 섬유질이 많은 음식을 주로 섭취하거나 동물성 단백질을 적게 섭취하는 사람들은 게실증이 거의 없거나 전혀 없었다고 발표했으며 그 이후의 연구들 역시 그가 옳다는 것을 증명했다.(Gear, Ware, et al. 1979; Korzenik 2006) 그렇다면 섬유질은 어디에 있을까? 그렇다. 당신이 맞혔다. 바로 과일과 야채와 통곡물이다. 그렇다면 육류에는 섬유질이 얼마나 있을까? 닭고기든 소고기든 돼지고기든 생선이든 모든 육류에는 섬유질이 없다. '거의 없다'가 아니라 '전혀 없다'이다. 제로(0)라는 말이다. 몸속의 독소를 흡착해서 몸 밖으로 빼내는 쓰레기 청소부가 제로라는 말이다.

미국에서 가장 흔히 행해지는 수술 중의 하나가 담낭절제술

Cholecystectomy이다. 담낭은 흔히 쓸개라고도 부르며 간 아래쪽에 붙어있는 7~10cm 길이의 주머니를 말한다. 담낭은 담즙을 농축시키고 저장시킨 다음 십이지장으로 담즙을 보내서 우리가 섭취한 지방질의 소화와 흡수를 돕는 역할을 한다. 이 담낭이 악성화(용종이나 담석 등)되면 제거수술을 해야 하는 경우가 생긴다. 실제로 미국에서는 '뚱뚱한 40대 아줌마들에게 생기는 병'으로 묘사되기도 한다. 그러나 채식을 실천함으로써 이 질병의 발생을 확연하게 줄일 수 있다.

고기는 체내에서 퓨린Purine과 요산Uric Acid으로 분해된다. 엄격하게 말하면 퓨린의 대사 후 생긴 찌꺼기가 요산이다. 이 요산이 배출되지 못해 생기는 질병이 바로 통풍Gout이다. 이것은 극도로 고통스러운 관절염으로 이어질 수 있다. 종종 통증이 너무 심해서 발가락을 살짝만 만져도 비명이 나온다. 이보다 더 심한 고통을 유발하는 것은 요산으로 인해 형성될 수 있는 신장결석Kidney Stone Disease이다. 개인적으로 이런 '영광'을 누려본 적은 없지만 신장결석은 극심한 통증으로 유명하다. 그리고 나는 환자들이 병원의 들것에서 고통으로 몸부림치는 광경을 수없이 보았다. 그래서 나는 예전의 '골고루 식단'으로 되돌아가지 못했다. 채식을 하면 요산이 급격히 떨어지고 신장결석과 통풍을 확실히 예방할 수 있다.(Choi, Atkinson, et al. 2004; Siener and Hesse 2003; Reddy, Wang, et al. 2002; Adeva and Souto 2011) 당신은 선택하기만 하면 된다. 그리고 실천하기만 하면 된다.

백내장Cataract은 나이가 들면서 시야가 흐려지는 끔찍한 질환이다. 나는 음식을 바꾸기 전에는 이것을 '노화의 불가피한 현상'이라고 생각했었다. 누구나 죽는다. 그리고 누구나 늙는다. 그러나 늙어도 10~20세 이상 젊어 보이는 사람들이 있다. 늙어도 질병에 걸리지 않고 팔팔한 사람들이 있다. 우리는 앞에서 노화의 속도가 음식습관에 의해 크게 영향을 받는다는 사실을 알게 되었다. 채식인들은 평생 백내장 형성률이 40%나 낮은 것으로 나타났다.(Appleby, Allen, et al. 2011) 유제품이나 달걀을 먹지 않는 채식을 하면 백내장의 위험이 현격하게 낮아진다. 심지어 정신질환도 우리가 먹는 방식과 연관되어 있다. 아미노산과 지방이 많은 음식을 먹으면 기분이 우울해지며 집중력이 떨어지고 치매 발병률이 높아진다는 확연한 연구결과가 있다.(Brinkworth, Buckley, et al. 2009; de Castro 1987; Beezhold and Johnston 2012; Giem, Beeson, et al. 1993; Wing, Vazquez, et al. 1995) 채식으로 음식을 바꾼 후 정신이 또렷해지고 행복지수가 확연하게 올라갔다고 증언하는 수없이 많은 내 환자들이 이를 증명한다.

채식에 대한 5가지 오해

이제 채식과 관련된 '오해'에 대해 언급하지 않을 수 없다. 사람들은 자기가 믿는 것만 믿는 경향이 있다. 통념과 편견에서 한 발짝도 벗어나지 못하고 확연한 진실 앞에서도 눈을 감아버리는 사람들이 대부분이다. 인간은 그처럼 생각을 바꾸기가 힘든 동물이다. 20세 이전에 고착화된 주입식 교육과, 식품업계와 육류업계가 미디어와 결탁해서 심어놓은 왜곡된 지식에서 한 발짝도 물러서지 못한다. 생각이 바뀌면 그것에 맞추어서 생활을 바꾸어야 하는데, 생활을 바꾸는 것이 생각만큼 쉽지 않기 때문이다. 그래서 나이가 들수록 보수적인 경향을 띠게 된다.

세상에는 '참과학'과 '상업화된 과학'이 있다. TV만 틀면 상업화된 과학이 눈과 귀를 통해 당신을 교육시킨다. 방송국은 광고로 먹고 사는 사업체다. 방송국의 스폰서가 육류업체와 식품업체와 제약업체라는 말이다. 자기에게 돈을 지불하는 그 스폰서들에게 해를 끼치는 말을 방송국이 할 수 있겠는가? 미디어는 진실을 말할 수가 없다. 진실을 말하는 순간 미디어는 존재할 수 없기 때문이다. 미디어로부터 연구비도 홍보비도 받지 않기로 한 내가 지금부터 당신의 편견에 대해 말해보겠다. 오해를 풀어드리겠다는 말이다.

하루 세 끼를 먹고 골고루 먹지 않으면 비타민이 결핍된다는 주장이 있다. 그러나 내가 진료한 수백수천의 육식주의자들 모두는 비타민이 극도로 결핍되어있었다. 육식을 위주로 골고루 먹는 사람들은 비타민 B12와 비타민 D, 그리고 티아민과 철분 등이 결핍되어 있었다. 그들은 모두 비만이었으며 골다공증의 비율이 현저하게 높았다. 구체적으로 살펴보자.

| 오해1 | 비타민 B12가 결핍된다고?

채식을 하면 비타민 B12가 부족해져서 건강에 나쁘다고 주장하

는 사람들이 있다. 그리고 엄격한 비건(공장에서 생산한 비건식품을 사랑하는 정크비건)들 사이에서 실제로 비타민 B12가 결핍된 사람이 있는 것도 사실이다. 그러나 앞서 말했듯이 육식주의자들 역시 비타민 B12가 부족한 경우가 많다.(Tucker, Rich, et al. 2000) 농산물이 원시적인 형태로 생산되던 시절에는 B12를 충분히 쉽게 얻을 수 있었다. 그러나 대부분의 농산물이 무기비료와 농약으로 가득한 토양에서 자라기 시작하면서 문제가 생겼다. 비타민 B12는 동물이 아닌 세균에 의해 만들어진다. 대부분의 육식인들이 비타민 B12를 충분히 섭취할 수 있는 이유는 육류에 비타민 B12를 생성하는 박테리아가 많이 들어있기 때문이다.

제약회사들과 의료계는 비타민 B12가 식물에 없기 때문에 따로 보충제를 섭취하라고 합창을 하며 권장한다. 그렇다면 나는 또 묻겠다. 당신은 비타민 B12가 부족해서 병에 걸린 사람을 보았는가? 당신은 비타민 B12 알약을 먹으라는 상업용 메시지에 두려워할 필요가 없다. 자연(신)은 알약을 먹어서 비타민 B12를 섭취해야 할 정도의 어리숙한 동물로 인간을 창조하지 않았다.

우리가 농약 없이 진짜 유기농 토양에서 과일과 채소를 재배할 수 있다면 채식만으로도 충분한 양의 비타민 B12를 얻을 수 있다. 과학적인 호기심에서 나는 직접 이 실험을 해본 적이 있다. 가까운 유기농 농장에서 농작물을 주문했다. 배달된 채소에는 잡초와 흙과 곤충들이 들어있었다. 유기농으로 농사를 지으면 흙도 조금 묻어있고 벌

레도 조금 먹을 수밖에 없다. 그것이 바로 정상이고 그것이 바로 자연이라는 말이다. 나는 이 농산물을 섭취하면서 B12 수치를 검사해 보니 보충제를 섭취하지 않은 상태에서도 정상이었다. 나는 자연과 가까이 지내느라 처음엔 약간 힘들었었다. 그러나 나는 여전히 마트를 가도 유기농코너에서 과일과 채소를 산다. 인터넷으로 주문할 때도 가능하면 유기농 농산물을 구입한다. 내 기억에는 여러 해 동안 동물성 단백질을 전혀 먹지 않았음에도 불구하고 비타민 B12가 결핍이 된 적은 한 번도 없다.

또한 비타민 B12를 사용하기 위해서는 그것을 합성하는 박테리아가 필요한데 그 박테리아는 흙이나 먼지나 공기에 얼마든지 존재한다. 또한 과일과 채소의 표면에도 박테리아가 존재하므로 과일과 채소를 세제로 지나치게 닦아내지 않고 물로만 깨끗이 씻어서 먹는다면 절대로 걱정할 필요가 없다. 또한 위와 장에 있는 박테리아를 통해서도 알맞은 양의 비타민 B12를 얻을 수 있다. 그뿐만 아니라 자연산 식초나 동양의 발효식품인 간장과 된장에도 이 박테리아가 존재하므로 차고도 넘친다고 할 수 있다.

비타민 B12가 결핍되면 신경장애부터 빈혈에 이르기까지 여러 증상이 나타날 수 있다. 특히 동물성 식품을 전혀 먹지 않지만 공장에서 만든 비건음식을 섭취하기도 하는 '순수한 비건'들에게 호모시스테인Homocysteine 상승현상이 나타나기도 한다.(Elmadfa and Singer 2009) 호모시스테인 수치가 높으면 이론적으로 심장병의 위험이 증가한다.

그러나 앞에서 살펴보았듯이 동물성 단백질을 최소한으로 섭취하거나 아예 먹지 않는 사람들 중에서는 심장병 환자가 거의 없다는 사실이 중요하다. 국민건강검진 및 영양조사NHANES를 통해 연구자들은, 채식인들과 비건들이 더 적은 칼로리와 콜레스테롤을 섭취하면서도 많은 섬유질과 칼슘과 마그네슘과 철분, 그리고 비타민 A와 비타민 C와 비타민 E와 티아민Thiamine과 리보플라빈Riboflavin과 엽산Folic Acid 등을 섭취한다는 사실을 발견했다.(Farmer, Larson, et al. 2011)

비타민 B12는 '순수한 비건'들 사이에서 실제로 결핍된 경우가 있는 유일한 영양소이다. 문제는 과일과 채소와 통곡물이 아니라 '가공된 비건식품'에 있다. 나는 채식인들을 내 환자로 받아본 경험이 전혀 없다. 그러나 내가 유일하게 비만 치료를 해봤던 비건이 있었는데 그녀는 공장에서 만든 비건치킨과 비건쿠키들을 좋아했다. 존 맥두걸 박사의 〈어느 채식의사의 고백〉에는 '뚱뚱한 채식주의자'에 대한 재미있는 얘기가 나온다. 같은 병원에 가죽이 아닌 천으로 된 허리벨트를 두르고 신발조차 가죽을 거부하는 '순수하고 뚱뚱한 비건의사'가 있었다는 것이다. 그는 병원매점의 단골손님이었는데 각종 드링크와 공장에서 만들어진 비건과자나 비건빵을 끼고 살았다는 것이다. 동물을 죽이지 않는 대신에, 공장에서 만들어진 비건식품이 더 중요한 동물인 인간을 죽이고 있다고 존 맥두걸 박사는 논평하고 있다. 그러나 그런 윤리적인 비건들조차도 일반 미국인들보다 훨씬 더 건강한 음식습관을 가지고 있는 것은 엄연

한 사실이다.(Haddad and Tanzman 2003)

| **오해2** | 뼈가 약해진다고?

채식인들과 비건들은 칼슘을 충분히 섭취한다. 그러나 나는 '채식을 하면 뼈가 약해지지 않나요?'라는 질문을 수도 없이 들어왔다. 미국이라는 나라는 50년이 훨씬 넘는 동안 유제품산업의 마케팅에 완전히 세뇌되어왔다. 우리는 웃통을 벗어젖힌 근육질의 남자배우와 운동선수들이 출연하는 우유광고에 매료되었다. 우리는 대부분 '우유는 몸에 좋다'Milk, it does a body good는 슬로건을 들으며 자라왔다. 우리는 학교선생님들과 의사들로부터 유제품이 뼈의 건강을 위해 필수적이라는 말을 듣고 자라왔으며 그것에 대해 한 번도 의심해보지 않고 살아왔다. 동물성 단백질을 식탁에서 없앤다는 것은 우유와 치즈와 요구르트를 없앤다는 것인데 그러면 뼈가 약해진다는 것이다.

그러나 과학적인 관점으로 보면 이것은 사실이 아니다. 오히려 정반대다. 뼈만 놓고 보아도 채식인들이 더 강한 뼈를 가지고 있다. 음식습관이 뼈의 건강에 미치는 영향을 연구하는 것은 변수가 너무 많아 매우 어렵다. '뼈=칼슘'이라는 등식을 적용하면 위험하다. 뼈는 칼슘뿐만 아니라 칼륨과 마그네슘과 섬유질과 비타민 C 등이 조화를 이루어야만 튼튼해진다. 그런데 이 모든 것이 가장 부족한 식단은 무엇인가? 그렇다. 바로 전형적인 서구식단이라는 말이다.(New, Bolton Smith, et al. 1997)

채식인들이 육식주의자나 '골고루 식단주의자'들보다 더 튼튼한 뼈를 가지고 있는 이유는 그들 식단의 대부분을 차지하는 과일과 채소 때문이다. 무려 34개 연구를 분석한 결과는, 동물성 단백질을 자주 섭취하는 사람들이 채식인에 비해 고관절 골절의 위험성이 월등히 높다는 것을 보여주었다.(Abelow, Holford, et al. 1992) 어떻게 이럴 수가 있을까? 당신이 속은 것인가? 아니면 식품업계의 지원을 받지 않고 순수한 마음과 과학적인 연구로 보고서를 제출한 연구원들이 당신을 속인 것인가? 우유는 정말 뼈를 튼튼하게 하지 않는 것일까? 마트에 가면 '칼슘첨가 우유'라는 딱지를 붙인 우유들이 진열대에 화장을 하고 앉아 있다. 아니, 유유에 칼슘이 그렇게 많다는데 왜 '칼슘 첨가'를 또다시 주장하는 것일까? 당신은 의심해보지 않았는가?

앞에서 알아봤듯이 동물성 단백질이 많은 식단은 산성이 높은 식단이다. 우리 몸은 어떤 방법으로든 과도한 산의 생산을 낮추기 위해 노력한다. 우리의 혈중 pH가 정상 수치인 7.4에서 벗어나면 우리 건강은 심각해지기 때문이다. 일반적인 서구식단은 매일 50~100meq(밀리그램당 양을 지칭하는 milliequivalent의 약어)의 산을 생산하지만, 고단백 저탄수화물 식단은 훨씬 더 많은 산을 생산한다. 단백질과 지방을 많이 섭취할수록 소변 속의 산성 농도가 높아지고 소변 속의 칼슘이 증가한다.(Wynn, Krieg, et al. 2010) 건강한 혈중 pH를 유지하기 위해 칼슘을 증가시켜 산을 완충시키는 것이다. 고단백 식단에서는 섭취하는 것보다 더 많은 칼슘이 소변으로 배설된다는 확연한 연구결과들이 차고도 넘친다.(Reddy, Wang, et al. 2002) 그렇다면 소변 속의 과잉칼슘은 어디에서 나온 것일까? 그렇다. 칼슘은 실제로 뼈와 근육 모두에서 빠져나온다. 고단백 식사를 하면 다른 필수적인 뼈 영양소가 부족하게 되어 골질환이 더욱 심화된다. 그래서 유제품 섭취가 많은 나라들(1위 핀란드, 2위 스웨덴, 3위 미국, 4위 영국)의 순위가 골다공증이 많은 나라들(1위 핀란드, 2위 스웨덴, 3위 미국, 4위 영국)의 순위와 정확하게 일치한다는 말이다.

65세 이상 여성 1,000명을 7년간 추적 관찰한 전향적인 연구에서는 동물성 단백질을 많이 섭취할수록 골절률이 높고 골밀도 손실도 확연히 높은 것으로 나타났다.(Sellmeyer, Stone, et al. 2001) 앞에서 살펴본 '간호사 건강연구' 또한 동물성 단백질을 많이 섭취하는 여성들이 식물성 단백질(시금치나 통곡물에서 다량 섭취할 수 있는)을 많이 섭취하는 여성들에 비해 실제로 골정상의 비율이 더 높다는 사실을 발견했다.(Feskanich, Willett, et al. 1996)

우리 인체의 모든 부분들이 그렇듯이 뼈도 단순히 칼슘만으로 만들어지는 것이 아니다. 모든 성분들의 합작품이라는 말이다. 과일과 채소에는 칼슘이 풍부할 뿐만 아니라 뼈대를 형성하는 다른 영양소들(칼륨, 마그네슘, 비타민 C 등)도 들어있다는 사실을 알아야 한다. 케일과 같은 채소 속의 칼슘은 그 생물학적 이용가능성(우리 몸이 신진대사에 이용할 수 있는 영양소의 비율)이 50%지만, 채소는 각종 비타민과 미네랄이 풍부해서 뼈 속의 칼슘을 외부로 방출하지 않는다. 당신이 과일과 채소를 충분히 섭취한다면 뼈에 대한 걱정은 절대 할 필요가 없다는 점을 다시 한 번 분명히 밝혀둔다.

| 오해3 | 빈혈이 생긴다고?

또 다른 오해는 채식은 철분이 부족하기 때문에 빈혈을 유발한다는 주장이다. 내 환자들은 거의 대부분 육식주의자들이나 '골고루 식단주의자'들인데 그들이 진료실에서 내 얘기를 들은 후에 똑같은 질문을 했다. "풀만 먹으면 빈혈이 생기지 않나요?" 채식인들에게서 철분 수치가 낮은 경향이 보이는 것은 사실이다. 그러나 앞에서도 언급했듯이 철분이 과다한 증상, 특히 헴철은 질병의 지표가 될 수 있다는 사실을 알아야 한다. 과도한 철분은 체내에 산화 스트레스를 준다. 노화를 연구하는 과학자들은 죽어가는 세포에서 다량의 철분이 쌓여있다는 사실을 발견했다. 이는 과도한 철분이 노화의 원인이 될 수 있다는 것을 의미한다. 채식인들과 비건들은 철분 수치가 낮을 수는 있지만 철분이 결핍된 것은 아니며 빈혈이 증가하지도 않았다.(Hunt 2003; Ball and Bartlett 1999)

| 오해4 | HDL 수치가 낮아진다고?

어떤 사람들은 식물성 식단은 흔히 '좋은 콜레스테롤'로 알려진 HDL 수치를 감소시키기 때문에 해롭다고 주장한다. HDL은 우리 몸에 정말 좋다. 이것은 일종의 이동청소기로 보면 좋다. HDL은 우리 몸 혈관 내벽에 쌓인 불순물과 플라크를 청소하고 혈액순환을 원활히 해주는 역할을 한다. 그러나 만일 동물성 콜레스테롤을 먹지 않는다면 HDL은 필요 없다. 그러니까 '혈관이 깨끗하다면 청소기가 필요 없다'는 말이다. 채식인들은 HDL 수치가 낮지만, 우리가 앞에서 살펴보았던 것처럼 심장병 발병률은 현저하게 낮다. 저탄수화물/고단백질 식단은 일반적으로 HDL을 증가시키기 때문에 이롭다고 생각한다. 연구결과 '나쁜 콜레스테롤'인 LDL이 상승하는 것은 '좋은 콜레스테롤'인 HDL이 낮아지는 것보다 심장질환에 훨씬 위험한 것으로 나타났다.(Briel, Ferreira-Gonzalez, et al. 2009; Ray, Wainwright, et al. 2012; Nicholls, Lundman, et al. 2006; Voight, Peloso, et al. 2012; Brinton, Eisenberg, et al. 1990)

채식을 하면 몸속에 독성물질과 나쁜 콜레스테롤이 거의 없는데, 그것들을 청소하는 청소기가 무슨 필요가 있다는 말인가? 우리 몸은 이처럼, 나쁜 것들이 나타날 때에야 비로소 스스로 청소기를 작동시키는 자연치유의 힘을 가지고 있다. 자연(신)은 우리가 어설픈 지식으로 분석하고 재단할 수 있는 허름한 존재가 아니다.

| **오해5** | 채식인들은 허약하다고?

마지막으로 채식을 하면 허약해진다는 선입견도 있다. 그러나 너무도 많은 운동선수들이 채식으로 전환하고 있다는 사실은 그렇게 많이 알려져있지 않다. 아리안 포스터Arian Foster나 토니 곤잘레스Tony

Gonzales 같은 축구 선수들, 티모시 브래들리[Timothy Bradley]와 같은 권투 선수들 그리고 UFC 파이터 맥 댄지그[Mac Danzig]와 같은 선수들이 자신의 운동능력을 향상시키기 위해 식물성 식단으로 전환했다. 채식주의자인 데이브 스콧[Dave Scott]은 세계 철인선수권대회[Ironman World Championships]에서 6차례 우승하며 역사상 최고의 철인3종경기 선수로 자리를 차지하고 있다.

그러나 무엇보다도 가장 유명한 채식주의 운동선수는 단연코 칼 루이스[Carl Lewis]다. 그는 1984~1996년까지 4차례의 올림픽 대회에서 총 9개의 금메달과 1개의 은메달을 획득했으며 1983~1993년까지 4차례의 세계 육상선수권대회에서 8개의 금메달을 비롯해 총 10개의 메달을 획득했다. 그는 채식으로의 전환이 자신의 경기력을 혁신적으로 상승시킨 원인이었다고 고백한 바 있다.

리치 롤[Rich Roll]은 채식 식단이 자신의 삶을 바꾸었다고 고백했다. 그는 패스트푸드와 정크푸드 중독을 극복하고 최고의 지구력 운동선수가 될 수 있었다. 그의 저서인 〈초능력 발견하기〉[Finding Ultra]는 채식이 정말로 실력 향상에 도움이 되는지 아직도 의심하는 사람들이 꼭 읽어야 할 책이다. 스콧 주렉[Scott Jurek]은 세계 최고의 울트라 마라톤 선수이다. 그의 저서인 〈먹고 달려라〉[Eat and Run]는 순전히 채식만으로 에너지를 얻어 100마일 경주에서 우승한 경험을 얘기하고 있다. 마지막으로 나는 유명한 철인3종경기 선수인 브렌던 브레이져[Brendan Brazier]가 쓴 〈번성〉[Thrive]이라는 책에 감사를 표한다. 이 책은 내가 식물성 식단을 설계할 때 도움이 되었던 책이다. 이 음식습관 덕분에 마침내 나는 소파에서 벗어나 철인3종경기 중에서 가장 힘든 경기인 '아이언맨 레이스'Iron Man Race를 완주할 수 있었다. 내 음식습관을 변화시키지 않았다면 수영 3.9km, 자전거 180km, 마라톤 42.195km를 같은 날 연속으로 성공하지는 못했을 것이다. 내가 100m만 뛰어도 헉헉거리는 '뒤뚱뒤뚱 뚱보 의사'였다는 사실을 아는 사람이 과연 얼마나 될까?

이 선수들 중 어느 누구도 전혀 허약해 보이지 않는다. 사실 그들은 모두 채식이 체력을 회복하는 시간을 단축시켰고, 경쟁자들보다 더 집중적으로 훈련하는 데 도움이 되었다고 설명하고 있다. 기록보다는 순수한 근육에 관심이 많다면 비건 보디빌더들을 만날 수 있는 Veganbodybuilding.com을 방문해보시라. 나는 사람들이 과일과 채소로만 근육을 만드는 것이 불가능하다고 믿는 게 오히려 더 이상하다. 이탈리아의 명배우 피노 카루소Pino Caruso는 다음과 같은 명언을 남겼다.

"사람들은 소처럼 강해질 것이라 생각하며 소고기를 먹는다.
그러나 그들은 소가 풀을 먹는다는 사실을 잊고 있다."
People eat meat thinking
they will become as strong as an ox,
forgetting that the ox eats grass.
– 배우, 피노 카루소

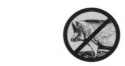

P R O T E I N A H O L I C

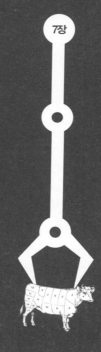

그렇다면 어떻게
시작해야 하나요?

"뉴욕 양키스가 15억 달러를 들여 경기장을 리모델링했다. 가장 큰 이유가 무엇이었을까? 바로 엉덩이가 30%나 커진 미국인들이 100년 전에 만든 좌석 때문에 불편함을 호소했다는 것이 가장 큰 이유였다. 왜 의사들과 병원들이 엄청나게 늘어나고 다이어트 숫자는 수백수천 가지로 늘어나는데 뚱뚱한 사람들은 천문학적으로 늘어났을까? 그렇다. 효과가 없기 때문이다. 미디어는 당신의 주머니에서 돈을 훔친다. 나는 이 일련의 현상들이 '허가받은 보이스피싱'이라고 주장한다."

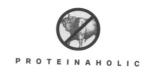

이제 구체적으로 무엇을 어떻게 먹어야 하는지 살펴보겠다. 기독교 신자라면 성경의 창세기 1장 29절을 다시 읽어보시라. 아니면 구약성서에 나오는 다니엘서를 보시라. 다니엘은 느부갓네살 Nebuchadnezzar에 의해 포로로 잡혀서 고기를 비롯한 왕의 술과 음식을 제공받았지만 채소와 콩과 물만 먹었다. '70년간의 공직생활 동안 탁월한 업무수행 능력을 보여 총리에까지 올랐고, 85세 고령에도 불구하고 마음이 민첩하여 정확한 기억력과 빠른 판단과 청렴한 인격을 유지했으며, 90살까지 살았다'고 성경에 기록되어있다.

인간은 동물성 단백질을 섭취하도록 설계되지 않았다. 인간은 육식동물만큼 산(acid)을 잘 처리하지 못하고, 인간의 턱과 침과 장기들은 과일과 채소를 먹도록 설계되었고 진화해왔다. 나는 가능하면 간단하게 말하길 좋아한다. 나의 대답은 '자연에서 나온 것을 먹으세요'이다. 땅에서 자라거나 나무나 덩굴에서 자라는 모든 음식이 그 대상이다. 눈이 달려있어서 먹을 때마다 당신을 말똥말똥 쳐다보는 것들은 가능하면 피하시라. 우유나 유제품도 피하시라. 우유는 송아지를 위한 음식이고 쥐의 젖은 새끼 쥐를 위한 음식이고 사자의 젖은 당연히 새끼 사자를 위한 음식이다. 우리가 다른 동물의 젖을 먹을 이유가 무엇이란 말인가?

당신이 초원에서 풀을 뜯는 소의 젖을 손으로 직접 짜서 마신다면 이해하겠다. 소는 수천만 년을 풀을 먹고 진화했으며 몸집을 키워왔다. 지금의 소들은 옥수수와 각종 동물의 부산물을 열처리하고 각종 화학합성제를 섞어서 만드는 사료를 먹고 있다. 30여 년을 살게 되어있는 소들은 불과 30개월도 되기 전에 몸을 움직일 수 없을 정도로 큰 성체가 되는데, 그 우유에는 각종 항생제가 섞여있다. 거기에다 상업용 우유에는 표백제를 비롯한 각종 화학첨가물이 들어간다는 사실을 당신은 정녕 이해하지 못하시는가 말이다.

동물성 단백질을 절대 먹지 말라는 말이 아니다. 물론 동물성 단백질은 적게 먹을수록 건강하다. 만일 고기를 먹고 싶다면 조미료처럼 먹으시라. 과일과 채소와 통곡물이 주식이 되어야 한다. 블루존의 100세 이상 장수노인들은 한결같이 말한다. "고기는 1년에 몇 번 잔치 때나 먹는 음식 아닌가요?"

나는 육식주의자였을 때보다 훨씬 더 다양한 음식을 먹는다. 사람들은 내가 지루하고 싱거운 음식을 먹느라 고생하고 있다고 생각한다. 주변 사람들이 먹는 음식을 부러워할 것이라 생각한다. 내가 엄청난 의지의 소유자라고 생각한다. 그러나 이것은 전혀 사실이 아니다. 오히려 나는 맛은 물론 영양도 풍부한 다양한 식사를 하고 있다. 무엇보다도 먹고 난 후에 쾌적함이 느껴진다. 속이 더부룩하다거나 졸리다거나 하는 현상은 말끔히 사라졌다. 나이키는 좋은 광고카피를 썼다. Just Do It. 한번 해보시라. 해보지도 않고 이론으로만 반박한다면 당신은 미디어와 제약회사의 먹잇감이 될 수밖에 없다.

상업용 비건음식도 피하시라. 거기에는 각종 화학합성제가 들어 있다. 동물을 사랑한다는 당신의 마음은 충분히 이해한다. 그러나 더 중요한 동물(인간)을 죽이는 음식을 먹는다는 것은 '진정한 동물사랑'과는 거리가 멀다. 과일과 채소와 통곡물에 집중하시라. 나는 바나나, 사과, 배, 복숭아, 키위 등을 하루에 한 번이라도 먹으려 노력한다. 껍질을 벗기지 않고 통째로 먹도록 노력한다. 또한 매일 딸기류의 열매를 한 그릇 정도 먹으려고 노력한다. 때로는 아침 시리얼(공장음식) 위에 얹어 먹기도 한다. 그 정도는 괜찮다. 열매를 많이 먹기 위해서 시리얼 몇 개를 추가하는 것은 신(자연)도 귀엽게 용서하리라 생각하기 때문이다. 종류는 상관없다. 먹을 수 있는 열매는 다 좋다.

또한 나는 매일 샐러드에 약간의 생채소를 넣어서 먹으려고 노력한다. 나는 시금치나 케일 같은 진한 색의 채소들을 좋아한다. 채소의 색이 진하다는 것은 강렬한 태양에너지를 받은 음식이라는 증거다. 인간도 햇빛을 받으면 멜라닌세포가 활성화되어 피부가 까맣게 그을리는 것처럼, 채소나 과일도 태양을 오래 받을수록 색이 짙어진다는 사실을 알게 되었다. 가능하면 비닐하우스나 실내에서 기른 것 말고 노지(露地)에서 기른 것이 더욱 좋다. 바람과 비와 같은 거친 자연현상을 겪고 살아남은 식물이 더 건강하다는 사실은 우리 인간과 다르지 않다.

또한 나는 십자화과 채소를 좋아한다. 배추나 양배추나 브로콜리 등이 십자화과에 속한다. 보통은 샐러드에 넣는다. 샐러드를 만들 때마다 나 자신이 샐러드 바의 요리사라도 된 듯한 느낌이 든다. 항암물질(설포라판) 성분이 있는 콜리플라워는 브로콜리와 피망과 같은 그릇에 넣으면 좋은 색 대조를 이루어서 아름답기까지 하다. 여기다가 마그네슘이 풍부한 호박씨와 향이 좋은 발사믹 식초를 얹으면 환상적인 한 끼가 된다.

또한 나는 찐 채소도 좋아한다. 찐 채소는 조리가 간단하고 쉬우며 풍미도 좋다. 나는 종종 통곡물 파스타에 데친 시금치를 약간 넣는다. 그릴에 채소를 구우면 좋은 훈제 맛이 난다. 그리고 엄밀히 말하면 채소가 아니라 곰팡이균이긴 하지만 버섯도 잊지 않는다. 버섯은 비타민 B와 미네랄의 훌륭한 공급원이다. 양송이버섯에는 비타민 D도 들어있다. 고기와 비슷한 식감을 가진 양송이버섯으로 버거를 만들어 먹기도 한다. 구운 채소나 생채소를 위에 얹고 통곡물 빵에 곁들여 내면 된다.

냉동과일과 냉동채소를 사용하는 것을 두려워하지 않아도 된다. 종종 신선한 것보다 더 영양이 풍부하기 때문이다. 농작물은 수확되는 순간부터 비타민을 잃기 시작한다. 대부분의 농산물은 수천km 이동한 후 판매점에 도착하는데 그동안 많은 영양분이 손실된다. 냉동 농산물은 수확이 끝나고 씻은 후에 즉시 냉동하므로 많은 비타민이 그대로 저장되어있다. 또한 유기농인 경우에도 가격이 결코 비싸지 않다.

시중에서는 '무슨무슨 슈퍼푸드'라는 광고가 넘쳐난다. 그러나 대부분은 풍족한 마케팅 예산으로 광고되는 일반 식물일 뿐이다. 물론 블루베리에는 항산화성분이 많이 들어있다. 그러나 밭에서 막 따온 신선한 블루베리에만 해당된다. 이러한 농작물이 슈퍼푸드라고 제품화가 되면 얘기는 달라진다. 주스로 만들어지면 방부제가 섞인다. 분말로 만들어지면 열처리되고 또한 각종 화학합성제가 투하된다. 멀리 떨어진 소비자에게 보내기 위해 병이나 상자에 넣어질 때쯤에는 대부분의 가치를 잃어버린다. 그러나 값싸고 풍부한 블루베리는 신선하고 달콤하며 비타민과 항산화제가 가득한 상태로 가까운 농산물시장에서 구할 수 있다.

나는 또한 대부분의 상업용 주스를 피한다. 과일과 채소는 완전식품으로 밝혀졌다. 과일의 당분은 섬유질과의 결합 때문에 서서히 방출되도록 설계되어있다. 그러나 과일을 주스로 만들어 병에 넣은 것들은 섬유질이 제거되므로 이 완벽함이 사라진다. 섬유질의 섭취만으로 건강하게 장수할 수 있다는 사실이 밝혀진 지 오래다.(Chuang, Norat, et al. 2012) 대부분의 미국인들은 섬유질 결핍으로 고생하고 있다. 서양인들은 대부분 섬유질 결핍으로 변비가 많다. 그들은 섬유질 결핍으로 게실증이나 암과 같은 문제를 겪는다.

당신이 진정 과일이나 채소를 입으로 씹어서 먹고 싶지 않다면 과일즙(압착해서 섬유질이 버려지는) 형태 말고 믹서로 갈아서 만든 주스(섬유질이 살아있는)의 형태로 드시라. 어떤 사람들은 해독 및 정화작용을 이유로 상업용 주스를 마시기도 한다. 그들은 해독 및 정화작용의 1등공신인 섬유질을 쓰레기처럼 취급한다. 우리의 몸속에 있는 각종 불순물들은 섬유질 없이 해독할 수 없다는 사실을 어찌 모르는가 말이다. 하기야 나도 불과 몇 년 전만 해도 그들과 똑같았으니 비난할 생각은 전혀 없다.

건강한 지방 역시 균형 잡힌 식단의 중요한 부분이기 때문에 나는 매일 견과류와 씨앗을 한 주먹 정도 먹는다. 하루에 한 줌 정도의 견과류는 체중을 증가시키지 않는다. 견과류는 미네랄과 전해질의 훌륭한 공급원이 될 수 있다는 연구결과들이 있다. 그러나 살이 잘 찌는 경향이 있다면 견과류를 너무 많이 섭취하지 않도록 주의해야 한다. 극도로 지방이 적은 채식을 장려하는 많은 존경받는 전문가들이 있다. 콜드웰 에셀스틴 박사, 존 맥두걸 박사, 콜린 캠벨 박사 등이 그들이다. 이들은 모두 박사라고 불리기보다는 현자(賢者)라고 불리어야 마땅하다. 단순한 영양학이나 단순한 의학에 정통할 뿐만 아니라 그것을 통해 '인간은 무엇을 먹어야 하는 동물인가'를 갈파하기 때문이다. 그리고 그 사실을 통해 인간이라는 존재에 대한 깨달음을 전해주는 사람들이기 때문이다. 이 위대한 살아있는 스승들은 저지방 식단이 심장질환을 예방하거나 치료한다는 사실을 입증했다. 그들은 한결같이 지방이 많은 음식들이 혈관과 관련된 질병을 일으킨다고 주장한다. 그들은 견과류는 '칼로리 밀도'가 높기 때문에 최소화하거나 완전히 제외하라고 주장한다.

존 맥두걸 박사는 '지방을 먹으면 고스란히 몸속에 지방으로 쌓인다'라는 명언을 남겼다. 그의 말은 절대적으로 옳다. 먹은 후에 태워지거나 글리코겐으로 저장되는 탄수화물과 달리, 지방은 지방으로 쉽게 저장된다. 맥두걸 박사는 불과 18살의 나이에 뇌졸중(중풍)을 겪었다. 그리고 자신을 치료하기 위해 의대에 들어갔다. 그는 50여 년 가까이 음식과 질병의 관계를 연구한 우리 시대의 석학이다. 그는 이렇게 말한다. "내가 당신의 엉덩이에서 지방 한 덩어리를 떼어내 연구실로 보내면 당신이 무엇을 먹고 있는지 낱낱이 밝혀낼 수 있습니다."

나는 요리할 때 기름을 거의 사용하지 않는다. 모든 기름은 상당한 가공과정을 거친다. 마트 진열대에 있는 기름은 거의 대부분 공장음식이다. 가공식품은 모두 열처리를 하기 때문에 기름 또한 영양이 크게 손상된다. 하루 얼마의 칼로리 이하로 먹는다면서 그 음식을 요리하기 위해 사용된 기름의 칼로리를 망각하는 것이 우리 인간이다. 우리가 소비하는 과잉 칼로리의 상당부분은 요리에 사용하는 기름이다. 생선을 구울 때도 기름을 사용한다. 그러나 생선의 지방 속에 위험할 정도로 높은 농도의 중금속이 함유되어있다는 사실은 잊는다. 당신의 뱃살이 두꺼울수록 그 뱃살에 독성물질이 많은 것처럼, 크고 뚱뚱한 물고기일수록 수은을 비롯한 각종 중금속이 숨겨져있다. 내가 처음 채식으로 식단을 바꿨을 때는 여전히 생선을 먹었다. 그러나 자신만만했던 내가 몸속의 독성상태를 확인하고 화들짝 놀란 경험이 있다. 보상심리로 고기 대신 생선을 많이 먹은 결과였다. 나는 내 혈액에 높은 수치의 수은이 포함되어있다는 사실을 발견하고 충격을 받았다.

마트에서 구입하는 생선이나 식당에서 나오는 생선은 거의 양식 어류들이다. 물고기는 해조류를 먹음으로써 오메가-3를 얻는다. 더 큰 물고기는 오메가-3가 풍부한 작은 물고기를 통해서 오메가-3를 얻는다. 그러나 양식장 물고기는 해조류가 아니라 통곡물을 먹여 키운다는 사실을 아는 사람은 별로 없다. 따라서 생선을 좋아하는 당신은 생각보다 훨씬 적은 오메가-3를 가지고 있을 것이다. 양식어류도 축산 농장의 동물들처럼 비좁고 과밀한 환경으로 인해 질병에 걸리기 쉽다. 상품성(매끈하게 보이게 하려는) 때문에 항생제가 투하된다.

따라서 당신이 먹는 양식물고기의 몸은 그 악명 높은 PCB와 다이옥신으로 오염되어있다. 그래서 당신은 더 안전해 보이는 '캡슐에 담긴 물고기 기름'을 선택할 것이다. 그러나 그러한 상품들은 산화에

취약하다. 또한 전립선암을 증가시킬(Brasky, Darke, et al. 2013) 뿐 아니라 심장병 예방에 전혀 도움이 안 된다는 증거들이 산더미처럼 쌓여 있다.(Roncaglioni, Tombesi, et al. 2013)

견과류의 칼로리 밀도가 높은데도 불구하고 견과류를 먹는 사람들은 체중이 더 적게 나간다고 주장하는 연구도 있다.(Casas-Agustench, Bullo, et al. 2011; Flores-Mateo, Rojas-Rueda, et al. 2013) 견과류를 더 먹어도 체중을 유지할 수 있는 이유는 잘 알려져있지 않다. 물론 한 줌 정도로 적게 먹어야 한다. 폭식하면 안 된다. 또한 꿀을 넣거나 볶은 땅콩은 피하시라. 아몬드, 호두, 캐슈넛, 브라질넛, 마카다미아 견과류 등을 의미한다. 견과류는 세계에서 가장 건강한 식단에 대부분 포함되며, 만성질환의 감소와 관련이 있는 것으로 밝혀졌다.(Bao, Han, et al. 2013)

우리가 살펴봤듯이, 가장 건강한 사회는 모두 고탄수화물 음식습관을 가지고 있다. 현미밥과 감자는 내가 가장 좋아하는 탄수화물이다. 기억하시라. 감자는 우리에게 가장 포만감을 주는 음식 중 하나다.(Holt, Miller, et al. 1995) 나는 매우 건강한 이탈리아 사르디니아 사람들처럼 통곡물로 만든 빵과 파스타를 먹고 있다. 나는 환자들에게 통곡물에 대한 두려움을 이겨내고 나처럼 하도록 강력히 권장하고 있다. 문제는 가짜 탄수화물이지 진짜 탄수화물(과일, 채소, 통곡물)이 아니라는 점을 거듭 강조한다. 통곡물은 심장질환을 예방해주며 암과 당뇨병과 체중증가도 예방한다.(Mellen, Walsh, et al. 2008; Slavin 2003; Ye,

Chacko, et al. 2012) 대부분의 사람들은 지중해식단이 건강하다고 믿고 있다. 그러나 과일과 채소와 통곡물이 이들 식단의 대부분을 차지하고 있으며 고기는 1년에 몇 번 잔치에나 먹는다는 사실을 잊고 있다.(Gil, Ortega, et al. 2011)

인류는 수만 년 이상 통곡물을 먹으면서 생존해왔는데도 사람들은 갑자기 통곡물을 두려워한다. 통곡물을 먹는다는 것은 우리 장 속의 유익한 세균에게 섬유질과 과당류를 공급한다는 것을 의미한다. 당신은 밀가루가 썩지 않는다는 사실을 알고 있는가? 자연에서 나와서 가공하지 않은 것들은 공기와 접촉하여 상하고 썩기 마련이다. 그것이 자연현상이다. 그런데 어째서 밀가루는 공기에 노출해도 썩지 않는 것일까? 그렇다. 각종 보존제와 표백제를 투하했기 때문이다. 그 밀가루로 만든 음식을 당신은 먹고 있는 것이다. 그 밀가루로 만든 피자와 국수와 라면을 먹는 당신에게 '탄수화물은 살이 쪄서 안 됩니다'라고 충고하는 하얀 가운의 전문가들은 제정신인가? 그 음식은 독극물이지 순수 탄수화물도 아니고 진짜 탄수화물도 아니라는 말이다. 나는 음식을 바꾼 후에 '과민성 대장증후군'이 완전히 사라졌다. 나는 이제 닭고기와 고기가 많은 식단을 끊고 통밀이나 통곡물로 만든 음식을 먹는다.

이것만으로는 설득력이 부족한가? 통곡물에는 비타민 B, 미네랄, 오메가 지방 등이 풍부하다. 나는 탄수화물을 피하며 육식을 옹호하는 환자들에게서 비타민 B 수치가 심각하게 부족한 것을 발견하고 종종 충격을 받는다. 육식 옹호론자인 앳킨스 박사도 이 사실을 깨닫고 모든 환자에게 비타민을 복용하라고 충고했다. 그가 세운 앳킨스 그룹은 또다시 비타민을 팔아서 행복하게 돈을 벌었다. 통곡물을 고를 때는 최소한으로 가공된 음식을 선택하시라.

우리는 이 책에서 고단백 식단은 불필요할 뿐만 아니라 질병과 비만을 유발한다는 사실들을 접했다. 당신은 아직도 '단백질은 어디서 얻나요?'라는 질문을 하고 싶으신가? 육류업계와 식품업계가 만들어놓은 단백질 신화는 너무나 강력하고 전지전능하다. 당신이 또다시 이 질문을 반복한다고 해도 놀랍지 않다.

나는 단백질 중독에서 완전히 벗어나게 되자 더 이상 '단백질은 어디서 얻나요?'라는 질문이 필요 없어졌다. 나는 단지 다양한 식물을 먹을 뿐이다. 과일과 채소와 통곡물에는 단백질을 합성하는 아미노산이 차고도 넘친다. 앞에서 보았듯이 단백질을 가장 많이 필요로 하는 사람들은 지구력 운동선수들이다. 이제 나도 그들 중 한 명이다. 나는 끊임없이 철인3종경기와 마라톤을 위해 훈련하고 있고 100% 식물성 식단을 섭취하면서 기량을 향상시켰다.

나는 콩 종류에 크게 의존한다. 콩은 단백질도 풍부하지만 섬유질과 비타민, 그리고 마그네슘이나 철분 같은 미네랄이 풍부하기 때문이다. 당연히 맛도 좋다. 황제 다이어트 추종자들은 콩에는 렉틴Lectin이라는 독성물질이 들어있기 때문에 콩을 먹어서는 안 된다고 주장한다. 그러나 이것은 진실의 핵심을 벗어난 크나큰 착각이다. 렉틴은 방어 시스템의 일부로서, 식물 안에서 자랄 기회를 얻기 전에 동물들이 콩을 먹지 못하게 막아준다. 그러나 콩을 물에 담가 두거나 열로 가열해서 요리하면 렉틴은 쉽게 비활성화된다.(Cuadrado 2002) 콩이 그렇게 위험하다면 왜 많은 연구들이 콩이 건강한 식단의 필수적인 요소라는 사실을 증명해냈을까?

콩은 세계의 장수촌인 블루존에서 100세 노인들이 가장 즐겨 먹는 음식이었고 그들은 한결같이 장수의 요인으로 콩을 꼽았다.(Darmadi-Blackberry, Wahlqvist, et al. 2004; Menotti, Kromhout, et al. 1999) 실제로 콩이 부족한 식단은 대사질환을 증가시키고 수명을 단축시킬 수 있다는 연구결과도 있다.(Chang, Wahlqvist, et al. 2012)

나 역시 콩과 식물에 속하는 대두도 좋아한다. 사실 미국의 많은 대두는 유전적으로 변형되어있지만 유기농 대두는 그렇지 않으며 영양적인 가치가 매우 높다. 걱정 마시라. 이 책을 읽고 있는 당신(남자라면)의 유방은 커지지 않을 것이다. 만일 그게 사실이라면 나는 지금쯤 더블사이즈브라를 입고 있을 것이다! 수억 명의 아시아인들이 엄청난 양의 대두를 먹고 있지만 유방이 커지거나 유방암에 걸리지 않고 있다. 대두는 유방암을 유발하지 않을 뿐만 아니라 유방암의 발생률과 유방암으로 사망할 위험성도 감소시킨다. 대두는 오히려 유방암 환자들이 재발 방지를 위해 먹는 중요한 음식이다.(Nechuta, Caan, et al. 2012)

콩에 대한 이야기는 너무 그럴듯해서 솔깃할 정도다. 어떻게 전혀 과학적인 근거도 없이 그런 말들을 조작해낼 수 있었을까? 사람들은 내 딸들에게 콩을 먹이면 성조숙증이 올 것이라고 직설적으로 말했다. 그러나 사실은 정반대였다. 동물성 단백질을 많이 섭취할수록 생리도 빨리 시작한다.(Gunther, Karaolis-Danckert, et al. 2010) 또한 생리를 일찍 시작하면 유방암 위험이 증가한다.(Cheng, Buyken, et al. 2012) 콩에 들어있는 이소플라본soflavone은 사춘기의 지연과 관련이 있고 따라서 유방암의 평생 위험을 감소시킬 수 있는 것으로 밝혀졌다.(Cheng, Remer, et al. 2010)

마지막으로 달걀에 대해 얘기하지 않을 수 없다. 달걀은 최근 이상하게 갑자기 유명세를 타고 있다. 언론이 포화지방을 띄워주기 시작하면서 달걀이 '후광 효과'를 얻고 있다. 수십 년 동안 악마 취급을 받던 달걀이 이제는 우리 식단을 지배하고 있는 것이다. 달걀은 내 환자들의 식단에서 가장 흔한 음식이다. 달걀에 관한 과학문헌은 도처에 널려있는데, 어떤 연구는 달걀을 권장하고 또 어떤 연구는 달걀을 악마 취급한다. 한 가지 문제는 이러한 많은 연구는 양계협회로부터 재정적인 지원을 받고 있다는 사실이다.

그런데 논쟁이 되지 않는 한 가지 분명한 사실이 있다. 바로 달걀에는 콜레스테롤이 지나치게 많다는 점이다. 달걀을 권장한 연구들 중 일부는 건강한 사람들의 달걀 섭취만을 살펴보았다. 많은 연구들은 콜레스테롤이 높은 당뇨병 환자들에게 달걀은 매우 해로운 음식이라는 사실을 보여주었다. 달걀 섭취로 인한 부작용을 발견하지 못하는 연구진들은 일주일에 7개 이하의 달걀을 섭취할 경우를 연구했다. 내 환자들은 대부분 그것보다 훨씬 더 많이 먹는다. 달걀업계는 달걀이 단백질 함량이 높기 때문에 좋은 음식이라고 주장한다. 그러나 나는 이미 당신에게 단백질이 그렇게 많이 필요하지 않다는 사실을 보여주었다. 사실 미식품의약청인 FDA는 달걀이 건강한 식품이라고 광고하는 것을 허용하지 않고 있다. 왜냐하면 달걀 하나에 이미 하루권장량을 초과하는 콜레스테롤이 들어있으며, 달걀에는 인간에게 해로운 살모넬라균이 들어있기 때문이다.

달걀에는 카르니틴Carnitine이라는 성분이 있는데 이것은 심장질환을 유발하는 것으로 알려진 TMAO로 변형된다. TMAO는 몸냄새가 심한 사람들에게서 흔히 발견되는 물질이다. 달걀에는 또한 암세포를 증식시키는 아미노산 메티오닌Methionine이 많이 들어있다.(Spence, Jenkins, et al. 2010; Li, Zhou, et al. 2013; Nakamura, Okamura, et al. 2004; French, Jeffery, et al. 1994; Rong, Chen, et al. 2013; Djousse and Gaziano, 2008) 건강한 사람이라면 일주일에 달걀 몇 개 정도는 괜찮을 것이다. 그러나 나는 아예 완전히 끊었다.

미디어를 믿지 마시라

미디어에서 무어라 하면 철석같이 믿는 사람들은 끊임없이 새로운 다이어트에 도전한다. 그러나 거의 대부분은 실패한다. 당신도 그랬을 것이다. 나도 그랬었다. 물론 처음에는 살을 빼지만 결국 95%의 사람들이 원래 몸무게로 돌아간다. 그 이유는 수천수만 가지다. 대부분의 경우는 오래된 음식습관을 포기하지 못하기 때문이고 끊임없이 유혹하는 상업용 미디어 때문이다. 다이어트 종류는 수천수만 가지로 늘었는데 왜 거리에는 살찐 사람들로 넘쳐날까? 변화는 언제나 어렵다.

2009년 야구명문 뉴욕 양키스New York Yankees가 15억 달러(약 1조 7천억 원)를 들여 경기장을 리모델링했다. 가장 큰 이유가 무엇이었을까? 바로 엉덩이가 30%나 커진 미국인들이 100년 전에 만든 좌석 때문에 불편함을 호소했다는 것이 가장 큰 이유였다. 왜 의사들과 병원들이 엄청나게 늘어났는데 아픈 사람들은 천문학적으로 늘어날까? 왜 혈압약이 그렇게 효과가 좋다고 TV에서 그렇게 광고를 해대는데 고혈압 환자들은 천문학적으로 늘어나고 제약회사는 천문학적으로 돈을 벌고 있을까? 왜 다이어트 숫자는 수백수천 가지로 늘어났는데 뚱뚱한 사람들은 천문학적으로 늘어났을까? 당신은 의심해보지 않으셨는가? 그렇다. 효과가 없기 때문이다. 미디어는 당신의 주머니에서 돈을 훔친다. 나는 이 일련의 현상들이 '허가받은 보이스피싱'이라고 주장한다.

당신이 '다이어트 중'이라고 말할 때 당신의 마음가짐은 매우 중요하다. 당신은 '햄버거를 먹지 말아야지'라고 자기 스스로 다짐할 수도 있다. 그러나 다이어트 때문에 햄버거를 피해야 한다고 생각하면 결국 당신은 실패한다. 최근 인기를 끌고 있는 다이어트 용어 중에

'치팅데이'라는 말이 있다. 일주일 동안 과일과 채소 등 건강에 좋은 음식을 먹다가 토요일에만 보상으로 햄버거를 먹는 행위다. 당신이 토요일을 고대한다면 당신은 '100전 100패'다. 군침 도는 햄버거를 먹을 날만 기다린다면 그것이 어떻게 '지속가능한 음식습관'일 수 있겠는가 말이다.

햄버거를 먹지 않는 이유가 '가쓰 박사가 햄버거를 먹지 말라고 했어요'가 되면 안 된다. '가쓰 박사가 쓴 〈비만의 종말〉을 읽으니 햄버거를 먹지 말래요'가 되어서도 안 된다. 피를 흘리며 죽어가는 소를 생각하는 것이 좋다. 계속해서 채식(자연식물식)을 했더니 고기 냄새가 역겨워지는 경지에 가는 것이 좋다. 당신이 기독교인이라면 창세기 1장 29절을 항상 기억하는 것이 좋다. 당신의 아름다운 몸을 동물의 시체로 더럽히지 않고 싶다는 결심을 해야 한다는 말이다.

취향이나 선호도 같은 것조차도 미디어가 만들어준 것이라는 사실을 당신은 깨달아야 한다. 육류업계와 식품업계와 미디어의 합작품이라는 사실을 깨달아야 한다. 당신은 '나는 아이스크림을 좋아하도록 설계된 사람'이라고 말한다. 그러나 지금의 상업용 아이스크림은 1950년대 미국에 냉장고가 확산적으로 보급되면서 대량판매가 시작되었다는 사실을 알아야 한다. 인류의 역사 700만 년을 1년으로 축소한다면 아이스크림은 12월 31일 밤 11시 59분 59초에 탄생한 물건이라는 말이다.

당신은 '나는 운동을 싫어하도록 설계된 사람'이라고 말한다. 그러나 우리 호모 사피엔스는 700만 년 동안 끊임없이 몸을 움직이면서 살아왔다. 세상이 기계화되고 디지털화되어서 당신이 '몸을 움직이지 않아도 되는 사람'으로 변형된 것 또한 12월 31일 밤 11시 59분 59초가 지난 후의 사건이라는 말이다. 나는 당신이 편견과 통념을 버리기 바란다. 편견과 통념과 고정관념을 버리고 열린 마음을 갖길 바란다. 당신은 내가 그랬던 것처럼 인생을 송두리째 바꿀 수 있다. 지금의 나처럼 날씬해진 몸과 질병 없는 생활을 누리시길 바란다. 나는 이런 충고를 당신에게 함으로써 예전의 '비만수술 전문의사' 때처럼 많은 돈을 벌지 못한다. 내가 이런 충고를 당신에게 할 수 있는 것은 '돈 버는 의사'가 되는 것을 일찌감치 포기했기 때문이다.

목표를 기록하라

우선 우리가 앞서 논의한 '이유'들을 적어보자. 왜 변화하고 싶은가? 목표를 세우고 기록한다. 단순히 생각하는 것보다 글로 적는 것이 훨씬 더 강력하고 효과적이라는 증거는 많이 있다. 펜과 노트를 가지고 와서 지금 당장 적자. 자, 준비되었는가?

목표는 광범위하고 구체적으로 세우는 것이 좋다. 가족과 함께 건강하게 오래 살기, 아들딸이나 손주들의 결혼식에 참석할 때까지 살아남기 등 장기적인 목표를 적으시라. 또한 '특정 옷이나 바지가 맞을 정도로 살빼기'처럼 단기적인 목표도 좋다. 또는 우리의 먹거리가 환경에 미치는 영향을 걱정할 수도 있다. 그것도 적으시라. 그런 다음 이 목표들을 가지고 다녀라. 늘 마음속에서 최우선이 되어야 한다. 대부분의 사람들은 자신이 가진 잠재력을 최대한 발휘하지 못한다. 원동력이 되는 목표가 없기 때문이다.

목표는 자기 능력보다 높게 세우는 것이 좋다. 나는 항상 사람들이 자기의심과 자기혐오로 가득 차 있다는 사실에 놀란다. 하긴 나도 마찬가지였다. 우리는 실패를 두려워하고 가능한 한 위험으로부터 자유로운 '편안한' 삶에 안주한다. 우리는 새로운 것에 도전하지 않는다. 우리는 편견과 통념에 박힌 생활을 한다. 당신은 그 틀에 박힌 삶이 행복한가? 나는 확실히 그렇지 않았다. 나 자신에게 솔직해졌을 때 중요한 것이 빠진 것처럼 느껴졌다. 나는 더 높은 목적이 없어서 천천히 죽어가는, 그저 하루하루 살아가는 것 같은 느낌이 들었다.

내가 처음 환자들을 만났을 때 그들에게서 똑같은 느낌을 받았다. 몇 년 동안 그들은 같은 일을 하고 같은 결과를 얻어왔다. 그들은 항상 먹던 대로 먹었고 어떤 제안을 해도 불신의 표정으로 쳐다봤다. 그들은 영웅적이고, 강렬하고, 놀라운 삶을 살고 있는 자신들의 모습을 상상하지 못했다. 그들은 꿈을 꾸는 것은 고사하고 항상 부정적이었다. "나는 운동을 할 수 없어요.", "나는 과일과 채소를 좋아하지 않아요.", "나는 고기를 포기할 수 없어요."

당신은 자신을 '평범하다'고 생각할지도 모른다. 나는 평범한 사람도 비범해질 수 있다는 것을 알리기 위해 이 책을 쓰고 있다. 나는 이것을 매일 목격할 수 있어서 운이 좋은 사람이라고 생각한다. 나는 사람들이 몸무게부터 시작해서 인생이 완전히 뒤바뀌는 것을 수도 없이 목격했다. 나는 그들이 그저 견뎌내야 할, 틀에 박힌 삶을 사는 것을 보다가 완전히 새롭고 흥미진진한 사람으로 탈바꿈하는 것을 목격했다.

당신은 경외심과 영감을 주는 사람이 되고 싶으신가? 만일 그렇다면 철인 경기나 마라톤 경주를 관람해보라. 제일 먼저 초능력자들이 경기를 끝내는 것을 볼 수 있다. 그들은 당연히 놀라운 사람들이다. 그러나 당신에게 어떤 능력이 있는지 알고 싶다면 다른 사람들이 자신의 꿈을 완성하고 실현하는 것을 옆에서 지켜보시라. 낮에는 일하고 아이들을 돌보면서 운동도 하는 어머니 클라라^{Clara}, 장시간 일하면서도 인생 첫 마라톤을 완주한 아버지 제프리^{Jeffrey}, 45kg의 체중을 감량하고 소파에서 벗어나 철인3종경기를 완주한 여성 에블린 ^{Evelyn}…. 이렇게 많은 사람들이 자신의 능력에 대해 스스로 부여했던 한계를 극복하는 것을 지켜보는 것은 참으로 고무적인 일이다.

우상이 되는 역할 모델이 있는 것도 중요하다. 그러나 당신 역시 그런 사람이 되어야 한다. 시간을 갖고 끊임없이 자신이 발전해온 모습을 상기하시라. 자기 스스로에게 영감이 되시라. 사람들은 종종 자신을 과소평가한다. 내 환자들 중에서도 체중을 꽤 감량했는데도 불구하고 더 많이 빼지 못했다고 자책하는 사람들이 많다. 우리는 늘 자신을 다른 사람들과 비교하며 타인에게는 감탄하고 스스로는 폄하한다. 그런 시간에 자존감을 높이는 훈련을 하시라. 소파에서 벗어나서 5km를 걸었다면 '겨우 5km밖에 못 걸었네'라고 생각하지 말고 골방에 누워있다가 무덤 속의 나사로처럼 벌떡 일어선 스스로에게 경외심을 가지시라.

결승선은 중요하지 않다는 사실을 기억하시라. 인생은 하나의 여정이다. 목표도 중요하지만 '지금 여기'가 가장 중요하다. 나는 100세를 골골대며 사느니 80까지 팔팔하게 사는 것을 택하겠다. 나는 도전 자체에 흥미를 느낀다. 나 또한 100m조차 걷기를 싫어했고 조금만 걸으면 숨이 턱턱 막혀오는 뚱보의사였다. 그러나 나는 음식을 바꾸고 인생을 바꾸었다. 음식을 바꾸자 살이 빠지고 질병에서 벗어났다. 그 넘치는 활기를 긍정적인 곳에 쏟았다. 평생 한 번도 생각해보지 못했던, 절대로 불가능한 것처럼 보였던 철인3종경기에 등록했다. 나의 누나는 내게 '불가능한 것에 도전하라'라고 써져있는 T셔츠를 보냈다. 내가 할 수 있다면 당신도 할 수 있다. 해보자, Just Do It!!

냉장고에 2개의 콜라주를 붙여라

목표를 더욱 명확하게 하는 데 시각적인 것보다 좋은 것은 없다. 나는 환자들에게 콜라주를 만들어보라고 한다. 먼저 마음에 들지 않는 현재 자신의 모습을 사진으로 찍는다. 뚱뚱하고 약봉지를 들고 있는 부정적인 모습일 수 있다. 그런 다음 그 사진 아래에 피자와 햄버거와 아이스크림과 '동물들의 시체'를 놓는다. 혹은 당신을 뚫어져라 쳐다보는 생선의 얼굴을 놓아도 좋다. 그런 후에 당신이 원하는 건강한 사진을 그린 다음(혹은 연예인 사진을 동원해서) 마라톤 결승선을 통과하는 모습으로 만들어도 좋다. 여성이라면 많은 남자들이 쳐다보는 사진도 좋겠다. 그 사진 아래에 형형색색의 아름다운 과일과 채소와 통곡물을 놓아보자. 샐러드가 햄버거보다 더 아름답게 느껴질 것이다.

이 콜라주 2개를 냉장고에 붙여도 좋고 책상 앞에 붙여도 좋다. 이 2개의 사진은 당신의 잠재의식에 엄청난 영향력을 끼칠 것이다. 머리로만 생각하기보다는 그림과 각종 상상력을 동원하면 더 당신의 게으름을 채찍질하는 도구가 될 수 있다. 내가 좋아하는 말 중에 'You Deserve It'이라는 말이 있다. '당신은 그럴 만한 자격이 있다'라는 말이다. 앞에서 말한 'You Are What You Eat'이라는 말도 있다. '지금의 당신은 당신이 먹은 음식의 결과물이다'라는 뜻이다. 냉장고 벽에 붙일 말로 적극 추천한다.

또 하나의 효과적인 훈련은 식사일지를 쓰는 것이다. 우리 대부분은 일상이 너무 바쁜 나머지 무의식적으로 밥을 먹는다. 환자들에게 어제 무엇을 먹었는지 물어보면 대부분 기억하기 힘들어한다. 그래서 나는 환자들에게 일지를 주고 언제 무엇을 먹었는지 기록할 것을 요청한다. 그리고 식사 후에 느낌이 어떤지 기록하는 것도 빼놓지 말라고 얘기한다. 장수촌 오키나와 사람들은 일부러 배를 80%만 채우는 습관을 들인다. 그래서 밥을 먹기 전에 '하라 하치 부'(腹八分: 80%만 배를 채우자!)라 외치고 밥을 먹는 장수인들이 많다고 한다. 당신은 무의식적으로 너무 많이 먹어서, 배가 부르다는 사실조차 인식하지 못한다. 당신은 거의 항상 배가 꽉 차서 불편한 상태로 식탁에서 일어난다. 그러나 다음 식사 시간이 돌아오면 그때의 불편한 느낌을 망각해버린다. 핫도그를 먹으면 그 순간은 맛있어도 한 시간 후에 불편한 느낌을 준다는 사실은 금방 잊어버린다. 나는 환자들에게 이러한 느낌을 기록하라고 부탁한다. 케일 샐러드와는 다르게 피자를 먹고 나면 어떤 느낌이 드는지 구별해야 한다. 그 불편한 느낌을 식사일지에 기록하면 다음 식사 때는 속이 맑아지는 '청결한 음식'을 먹게 될 것이다. '하라 하치 부!' 냉장고에 붙일 또 하나의 금언으로 추천한다.

생각하고 먹자

건축학의 경구 중에 '집을 지을 때 가장 중요한 재료 2가지가 있는데 바로 생각과 시간이다'라는 말이 있다. 평생 살 집이나 후손에게 물려줄 집을 지을 때 허투루 뚝딱 지으면 반드시 낭패를 본다는 말이다. 하물며 집보다 100배는 중요한 우리 몸에 음식을 넣는 일은 말해서 무엇 하랴. 당신은 음식을 먹기 전에 그 음식이 어디서 왔는지 생각해보아야 한다. 신(자연)에게 감사기도를 올려도 좋다. 음식을 제공해준 사람들에게 감사를 표현해도 좋다. 나는 처음 음식을 바꾸고 비만과 질병에서 해방되기로 결심했을 때 요가 리조트 여행을 예약했다. 목적지에 도착하고 나서야 채식인들이 만든 곳이라는 사실을 알게 되었다. 나는 그 당시 대부분의 요가인들이 채식주의자인 경향이 있다는 사실도 알지 못했다. 나는 완전한 육식옹호론자였다. 그러나 여행 중에는 고기를 포기할 수밖에 없었다. 그때 나는 채식이 너무 맛있을 뿐만 아니라 기분을 좋게 해준다는 사실도 알게 되었다. 솔직히 말해볼까? 나는 음식을 생각하느라 명상과 요가 수행에 집중할 수가 없었다. '오늘 저녁메뉴는 뭐가 나올까? 에고, 먹는 생각 좀 그만해야지. 점심 때 참깨 드레싱은 정말 맛있던데…'

결국 나는 주방장에게 가서 음식을 어떻게 만들기에 배 속이 청결해지고 정신이 맑아지는지 물어보기로 결심했다. 주방에 들어갔다. 마치 영화 속의 한 장면에 들어온 것 같았다. 아름다운 채소와 과일이 곳곳에 놓여있었다. 새들이 지저귀는 소리가 들렸다. 주방장은 휘파람을 불며 즐겁게 재료를 썰고 있었다. 나는 주방장에게 당신의 음식을 먹으면 왜 정신이 맑아지는지 물었다. 그의 대답은 내 인생을 바꾸었다. "나는 요리하지 않는 요리사입니다. 요리는 자연이 만들지요."

나는 지금까지도 이 말을 잊을 수 없다. 식탁에 앉을 때마다 나는 음식이 어디서 왔는지를 생각한다. 나는 음식을 생산하고 운반하고 요리해서 내게 가져다주는 과정을 생각한다. 샐러드라면 채소를 마차에 싣는 아름다운 풍경을 그려본다. 이런 습관은 내 입맛을 완전히 바꾸어놓았다. 이제 나는 샐러드를 즐겨 먹는다. 나는 아름다운 자연으로 내 몸을 채우고 싶다.

예전에는 치즈버거를 즐겨 먹었다. 지금은 비좁은 방에서 불쌍한

소가 똥을 싸고 죽음의 공포에 질려있는 비참한 모습을 상상한다. 동물이 도살되는 장면이나 화학물질을 동물에게 투여하고 고기를 가공하는 데 사용하는 장면을 상상한다. 패스트푸드점에서 생기 없는 눈빛으로 땀을 뻘뻘 흘리면서 햄버거를 만드는 어린 종업원들을 상상한다. 최저임금을 받는 그들을 생각한다. 이제 나는 다시 햄버거를 먹는 나를 상상조차 할 수 없다. 내가 변해도 너무 변한 것일까?

음식습관을 고수하라

당신의 몸과 마음을 특정 음식습관에 단련시키는 것이 중요하다. 나는 칼로리 계산을 하지 않는다. 당신도 단백질, 탄수화물, 지방의 무게나 칼로리의 양을 계산하지 않기를 바란다. 나는 당신이 과일을 통째로 몇 개나 먹는지, 콩을 몇 알 먹는지 관심 없다. 그 대신 나는 당신이 만든 식사의 패턴에 맞게 실천하기 바란다. '하루 세 끼 골고루'라는 말은 미디어가 당신에게 심어준 고정관념일 뿐이다. 사무직이라면 아침을 건너뛰어도 좋다. 점심에 과일 몇 개를 먹고 저녁에 다른 음식을 먹어도 좋다.

그러나 당신이 어제 오후 5시쯤 저녁식사를 마쳤다면 아침에는 과일이나 과일주스만 먹는 것이 좋다. 오전에는 해독시간이므로 가능하면 안 먹거나 아주 간단하게 먹는 것이 좋다. 그러나 육체노동을 하는 사람이라면 패턴이 달라질 수도 있다. 환자들이 흔하게 저지르는 실수는 음식이 눈에 보일 때마다 무의식적으로 계속 먹는 행동이다. 특정 시간에만 음식을 먹도록 몸을 단련하시라. 예를 들어 오전 6시, 정오, 오후 3시, 오후 6시 등 시간을 맞추어 식사를 한다면, 몸이 곧 먹어야 할 시간이라는 것을 알게 될 것이다. 배고픔 패턴이 일정에 맞게 적응하기 때문에 그 사이에 간식이나 공장음식이 먹고 싶어지는 욕구가 사라질 것이다.

식사를 미리 계획하라

식사를 미리 계획하는 것은 너무도 중요하다. 무엇을 먹을 것인지 마지막 순간에 결정하면 안 된다. 무엇을 먹을지 결정하지 않았는데 누군가가 피자를 가지고 들어온다면 무의식적으로 피자에 손이 갈 것이다. 그러나 식사를 미리 계획해서 샐러드를 가져왔거나 샐러드 바에 가기로 정했다면 공장음식의 유혹에 저항하기가 훨씬 쉬워진다. 또한 유혹에 빠질 수 있는 상황에 미리 대비해야 한다. 직장에서 피자를 주문할 경우 어떻게 반응할지, 퇴근하는 길에 패스트푸드점을 지나다가 햄버거가 너무 먹고 싶다면 어떻게 행동할 것인지 메모하시라. 예를 들어, '햄버거가 너무 당기면 물을 마시고 사과를 먹은 다음 가볍게 산책을 할 것이다'라고 써놓은 작은 카드를 들고 다니면 아주 좋다.

어떤 사람들은 단칼에 담배를 끊는다. 그러나 대부분은 여러 번의 실패를 통해 완전금연을 완성한다. 그러나 어떤 사람은 보건소의 '금연프로그램'을 통해 금연을 완성한다. 나는 얼마 전 보건소 프로그램을 통해서 30년 흡연생활을 청산했다는 택시기사를 만난 적이 있다. 그는 10년째 금연 중이었다. '다시 담배를 피울 가능성이 제로'라고 자신 있게 말했다. 단번에 끊든지 여러 번에 걸쳐 끊든지, 보건소의 도움을 받든지 그건 중요하지 않다. 남에게 도움을 받든 스스로에게 도움을 받든 도움받는 것을 꺼려 마시라. 노자도 예수도 석가도 주위의 도움을 받았고 그 관계 속에서 성인이 되었다는 사실을 잊지 마시라.

식사를 계획할 때는 간단하게 하시라. 나는 기본적으로 식사를 비슷하게 하지만 약간씩 변형을 준다. 매번 새롭고 흥미로운 음식을 찾으러 다니는 것은 번거롭다. 매끼마다 정성스럽게 식사를 준비하는 것은 어렵다. 그렇다고 매일 똑같은 메뉴를 먹을 필요는 없다. 장을 보고 준비하는 것이 단순할수록 지속가능성은 높아진다. 그러나 지나치게 단순하면 초기에 흥미를 잃을 수도 있다.

나 같은 경우 아침은 주로 오트밀을 먹는다. 오트밀은 요리에 시간이 걸릴 수 있다. 그러나 하룻밤 푹 담가 두면 훨씬 더 빨리 요리할 수 있다. 가끔 유기농 아몬드 버터와 바나나를 넣기도 한다. 얇게 썬 아몬드와 딸기와 아마씨를 넣기도 한다. 그리고 꿀이나 단풍나무시럽으로 맛을 낸다. 나는 한 달 동안 매일 아침에 오트밀만 먹어도 상관없다. 그러나 지금 나는 메뉴에서 자유로워졌다. 식사가 가볍기만 하면 그것으로 족하다. 나는 매번 조금씩 변화를 주면서 식사시간을 즐기고 내 인생 또한 즐길 것이다.

점심에는 보통 샐러드를 먹는다. 시금치나 케일 같은 진한 색 채소 등 가지고 있는 모든 채소들을 투하한다. 그다음 콩을 넣고 식초 드레싱으로 마무리한다. 또한 냉장고에 남아있는 재료에 따라 고구마나 감자를 먹기도 하고 또는 렌틸콩으로 만든 수프를 곁들인다. 오후 간식으로는 사과나 바나나 같은 과일이나 견과류를 한 주먹 정도 먹기도 하고, 당근이나 셀러리를 디핑소스인 후무스^{Hummus}에 찍어 먹는 것도 좋아한다.

저녁식사는 좀 더 변화를 준다. 그러나 복잡하게 만들 필요는 없다. 나는 종종 아내가 해준 맛있는 음식을 사진 찍어서 페이스북에 올린다. 그러나 아내가 없을 때는 익힌 콩 한 주먹에 혼합채소 한 봉지에 약간의 소스를 넣어 먹는다. 만일 이탈리아 음식이 먹고 싶다면, 익힌 콩에 잘게 썬 토마토와 마늘과 채소를 넣고 익힌 다음 통밀 파스타 위에 얹는다. 이런 메뉴는 만들기 쉽고 비싸지 않으며 영양가가 높고 맛도 좋다.

좀 더 정규적인 식단을 원한다면 '책임 있는 의학을 위한 의사회'의 21일간의 채식주의 프로그램(Physicians Committee for Responsible Medicine's 21-Day Vegan Kickstart - www.21daykisckstart.org)에 등록할 것을 강력히 권장한다. 나는 사무실에서 요리수업을 하기도 하는데 이 식단들을 소개한다. 이 21일 프로그램을 마친 환자들은 모두 몸과 영혼이 쾌적했다고 이구동성으로 말했다. 그들은 또한 요리하기 쉽고 실제로 맛도 좋아서 놀랐다고 칭찬했다.

최근에는 외식하기도 훨씬 쉬워졌다. 거의 모든 도시에 채식식당이 생겨났기 때문이다. 그러나 당신이 일반식당에 가더라도 종업원에게 '고기는 빼주세요'라고 요청하시라. 채식의 우월함이 널리 알려져있어서 주방에서도 전혀 불평하지 않는다고 주방장에게 들은 적이 있다. 그러나 자신의 목표에 어긋나는 음식을 눈으로 보거나 냄새를 맡거나 유혹을 당하기 전에, 인터넷으로 메뉴를 찾아보고 식당에 가기 전에 미리 메뉴를 선택하는 것이 중요하다.

긍정적인 사람들과 어울려라

성공에 필수적인 전략이 있는데, 바로 당신의 목표를 공유하고 당신의 발전에 진정으로 축하해줄 수 있는 사람들과 어울리는 것이다. 부정적인 사람들과 일부러 아첨하듯 어울릴 필요가 없다는 말이다. 인생은 짧은데 사람의 종류와 취향은 너무도 많다. 앞서 말했듯이 나는 철인3종경기를 즐긴다. 나의 가장 친한 친구도 철인3종경기 선수인데, 우리는 가끔 함께 훈련하고 서로 경쟁하기도 한다. 그러나 아쉽게도 아직 나는 그를 이긴 적이 없다. 단 한 번도 없다. 아슬아슬했던 적도 없다. 그러나 언젠가 그런 날이 온다면 그는 진심으로 나를 위해 기뻐해줄 것이다. 그는 나와 동지이기 때문이다. 뜻이 같으니 질투할 일도 없고 비난할 일도 없다.

나는 요즘 채식과 건강에 관심이 높은 사람들을 친구로 사귀고 있다. 우리는 식당에 가면 치즈나 고기를 빼달라고 요구한다. 우리의 목표가 같기 때문에 서로 눈치를 볼 일도 없다. 몇 년 전에 나는 '뉴잉글랜드 의학저널'에서 흥미로운 기사를 읽었다. 특정 사회집단에 속한 사람들은 비슷한 몸무게를 가지는 경향이 있다는 것이다.(Christakis and Fowler 2007) 즉, 우리 호모 사피엔스는 동료 집단의 행동을 모방하는 경향이 있고, 그렇게 함으로써 그들의 성공과 실패를 공유한다는 것이다.

내가 이런 얘기를 하는 이유는 이렇다. 체중감량에 도전하는 사람들을 보면 그들이 어울리는 집단이 종종 걸림돌이 되기 때문이다. 환자들이 살이 빠지기 시작하면 친구들과 가족들이 그들을 질투하기 시작하기도 한다. 그들은 흔히 '살이 너무 빠졌다'든가 '너무 말랐다'는 말을 듣는다. 체중은 모든 사람들의 관심사인데, 배우자들은 자신의 파트너가 삶을 변화시키는 것을 보면 자신의 건강에 대해 걱정하게 된다. 배우자뿐만 아니라 친구와 직장 동료들이 당신의 변화를 방해하기도 한다. 그들은 당신에게 '에고, 먹자고 일하는 거야' 또는 '얼마나 오래 살려고 그래?'라고 조소할 수도 있다. 당신이 실제로 삶을 바꾸고 건강하고 행복해지면 주변 사람들이 무의식적으로 위협을 느낄 수도 있다.

안타까운 것은 이 질투라는 감정 때문에 실제로 이혼이나 집단 내에서의 고립으로 이어질 수 있다는 점이다. 내 환자들 중에는 실제로 친구들이 자신의 성공을 질투해서 햄버거나 다른 공장음식을 먹으라고 강요하는 경우도 있었다고 고백했다. 미국인의 절반 이상이 비만에 과체중이다. 당연히 당신의 친구와 가족도 과체중일 가능성이 높다. 만일 당신이 살을 빼면 그들은 당신이 비정상적인 행동을 하고 있으며 자신들의 안전지대를 위협하고 있다고 생각할 것이다.

　나는 지금 배우자나 친구들과 인연을 끊으라고 명령하는 것이 아니다. 당신이 밟고 있는 이 여정의 중요성에 대해 그들과 의논해야 한다는 뜻이다. 그들의 지지와 이해를 구하시라. 당신의 몸이 날씬해지고 질병에서 해방되더라도 그들에 대한 애정은 변치 않을 것임을 알려야 한다. 우리는 다행히도 수많은 방법으로 그룹을 만들어서 서로 의지할 수 있는 시대에 살고 있다. 페이스북에는 채식주의와 운동에 관련된 각종 동호회들이 많다. 헬스장이나 댄스 수업에 등록하는 것도 같은 목표를 가진 새로운 친구들을 만날 수 있는 기회다. 나는 개인적으로 마라톤 동호회와 채식(자연식물식) 동호회도 가입했다. 나는 많은 새로운 친구들을 사귀었고 훌륭한 네트워크도 구축했다. 내 친구들은 약간 광적으로 건강관리에 신경을 쓰는 면이 있기도 하다.

　그러나 나는 개의치 않는다. 그것이 내게 자극제가 되기도 하기 때문이다. 만일 내가 주말마다 맥주를 한 상자씩 마시면서 야구경기를 관람하는 동호회에 가입했다면, 그들과 똑같이 배가 나오고 매일 약봉지를 끼고 살았을 것이다. 나는 내 목표를 격려하고 힘을 주는 사회적 네트워크를 구축함으로써, 내게 유리한쪽으로 가능성을 이동시켰다. 내 친구들은 나에게 더 나아지고 건강해지라고 자극을 준다. 그리고 나는 그들의 성원 덕분에 성공할 수 있었다. 지금 누군가가 당신을 조롱하며 '고기를 먹어야 건강하다'고 한다면 마크 트웨인Mark Twain의 아래 명언을 꼭 기억하시기 바란다.

나는 이 책을 쓰기가 쉽지 않았다. 나 또한 당신처럼 거대한 병원 산업과 제약업계 카르텔의 부속품으로 살고 있기 때문이었다. 이제 그 카르텔을 뚫고 나가려 한다. 나는 진실이라는 한 방향으로 나갈 것이다. 당신 또한 나와 함께 진실이라는 방향으로 묵묵히 걸어 나가시길 바란다. 집(진실)을 향해 가는 길에 빵집도 있고 핫도그집도 있고 고깃집도 있을 것이다. 가끔 그곳에 들른다고 해서 자책하지 마시라. 당신은 집(진실)이라는 한 방향으로 가고 있기 때문이다.

뚱보에다 걸어 다니는 종합병원이던 내가 할 수 있었던 일이라면 당신도 할 수 있다. 날씬한 몸과 질병 없는 삶을 살기 위해 힘든 노동의 대가를 지불하고 이 책을 구입해서 마지막 장까지 읽어낸 당신은 당연히 위대하다.

"당신의 큰 뜻을 조롱하는 자들을 멀리하라.
당신을 얕잡아보는 자들은 모두 소인배들이다.
성자는, 당신이 자기처럼 성자가 되기를 바라는 사람이다."

Keep away from people who try to belittle your ambitions.

Small people always do that,

but the really great makes you feel that you, too,

can become great.

− 소설가, 마크 트웨인

대학 친구가 있었다. 나는 그 친구 집에 놀러 가기를 좋아했다. 성격이 시원시원한 여장부 스타일의 친구 어머님은, 키도 크고 몸집도 무척 크셔서 70~80kg 정도 나가지 않았나 싶다. 걸으실 때마다 거실 마루가 쿵쿵 울렸으니 말이다. 명절에 놀러 갔는데 아침부터 고기를 먹고 고스톱을 치고, 점심에는 옆에서 전을 부치면서 고스톱을 치고, 다시 저녁에는 기름진 고기와 술을 마시는 시간들이 이어졌다. 친구를 비롯해서 온 식구들의 몸집이 무척 컸던 기억이 새롭다. 힘이 부쳐 잘 못 먹는 내게 친구 어머님은 "야, 사내자식이 고기 팍팍 안 먹고 머 하노?" 하셨다.

오래전에 그 친구로부터 어머님의 입원 소식을 들었다. 그때 연세가 겨우 60대 초반이었다. 심장마비였다. 그러자 예전에 건강할 때

수억 원의 기부금을 구두로 약속해준 적이 있는 종교단체가 득달같이 병원으로 찾아와, 오늘내일하는 어머님께 '증서에 서명해 달라'며 애걸복걸했다는 웃지 못할 얘기도 전해 들었다. 병원 특실에 누워 각종 첨단 의료기기의 도움과 최고 의사들의 치료를 받았지만 소용이 없었다. 사업으로 많은 재산을 모았던 어머님이 갑자기 사망하시자 집안은 재산분배 문제로 풍비박산이 났다. 형제자매들은 서로 원수가 되었고 조카들까지 서로 만나지 않는 사이가 되어버렸다.

친구 어머님이 '고기 때문에 죽었다'라고 단정할 수는 없지만 '고기가 사람 잡았다'라고 나는 말할 수 있다. 모든 혈관병의 원인은 과도한 지방 섭취라는 사실을 이제는 아무도 부인하지 못한다. 그런데 '과도한 단백질 섭취가 문제'라고 주장하는 1인이 있으니 이 책의 저자 가쓰 데이비스 박사다. 육류는 '지방과 단백질이 합쳐진 한 몸'이기 때문이다. 이 무식하고 용감한 형제들이 문제다. 최근 10여 년 동안 양심 의사들의 모임인 '베지닥터'를 비롯한 각종 채식 단체와 비건 모임들이 활발히 활동해왔다. 그 결과로 '고기를 먹어야 힘이 난다'에서, '골고루 먹어야 되는 거 아닌가요?'로 갔다가, 이제는 '채식이 좋은 줄은 알겠는데' 정도가 되었다.

진실은 숨겨지기도 하지만 과학은 끊임없이 진실을 향한다고 나는 생각한다. 돌아보면 '우량아로 키우려면 분유를 먹여야 한다'던 시절도 있었다. 그러나 지금은 누구나 '모유가 최고'라고 생각하게 되었다. 편도선은 '신의 실패작'이었다가 지금은 '외부의 독성물질을 걸러내고 치료하는 대표적인 림프 주머니'로 제자리를 찾게 되었다. 맹장은 '불필요한 장기'였다가 '소장과 대장 사이의 중요한 필터'로 수정되었다. 남성의 귀두 포피는 '불결하고 불필요한 것'이었다가 '성기를 보호해주고 성감을 올려주는 신의 한 수'로 제자리를 찾았다. 이제 누구도 분유가 아이에게 좋다거나, 편도선 수술과 맹장 수술과 포경 수술을 당연한 것으로 생각하지 않게 되었다.

과학이 이렇게 진실로 향하는 지금 또 다른 곳에서는 새로운 상품들이 쏟아진다. 자석팔찌가 사라지자 티타늄팔찌가 나타났고, 육각수가 사라지자 미네랄워터가 나타났다. 지금도 무슨 마그네슘제와 프리바이오틱스로 계속 서민들의 주머니를 털어가고 있다. 속았다 싶은 생각이 드는 순간 또다시 새로운 것이 나타나 현란한 말솜씨로 우리를 속이기 시작하는 것이다. 어느 날 '광우병 미국 소보다 우리 것이 좋은 것'이라며 한우협회가 나타났다가 또 한돈협회가 나타나 위세를 자랑하기 시작하더니….

얼마 전 TV를 보다가 깜짝 놀랐다. '안전한 우리 광어를 먹자'는 광고였는데 그 광고의 스폰서가 한국광어양식협회였다. 한우협회도 있고 한돈협회도 있는데 광어협회가 무슨 문제냐고 할 수도 있다. 그러나 '각종 육류와 해산물 협회'들이 마구잡이로 광고를 해대는 것은 문제가 많다. 신문과 방송과 각종 매스컴이 진실을 얘기할 수 없는 환경이 조성되기 때문이다. 과수원 주인과 채소가게 주인이 어떻게 대자본의 광고와 홍보를 맞받아칠 수 있겠는가.

당신은 당신에게 매달 생활비를 주는 사람에게 '나쁜 놈'이라고 공개적으로 말할 수 있는가? 방송국은 광고를 통해서 자사에 자금을 대주는 각종 협회의 이익에 반하는 이야기를 공개적으로 할 수 있을까? 절대 할 수 없다. 미디어가 진실을 말할 수 없는 환경이 되어버렸다는 말이다. 나는 음식을 바꾸어서 몸도 바꾸었고 생활도 바꾸었고 인생도 바꾸었다. 그래서 나는 지금 행복을 찾았고 그것이 진실이라고 믿게 되었다. 그런데 방송국은 나를 초청해서 그 진실된 이야기를 방송에 내보낼 수 있을까? 절대 그럴 수 없다.

10여 년 전에 MBC에서 '목숨 걸고 편식하다'라는 프로를 방영해서 세상을 놀라게 했던 적이 있다. 황성수 박사님과 이태근 선생님을 비롯한 채식인들이 나와서 채식(편식)으로 새 생명을 되찾아가는 이야기였다. 나는 또한 KBS의 '생로병사의 비밀'을 즐겨 보던 1인이었다. 이 프로그램에서는 채식으로 살이 빠지고 생리통이 사라졌으며 흰 머리가 검은 머리로 변한 놀라운 사례들을 소개했었다. 그러나 나는 지금 이 프로그램을 거의 보지 않는다. '무슨무슨 성분을 먹으라든가, 위 수술 전문의를 소개한다든가, 대장암에 유명한 병원을 소개한다든가'로 바뀌었기 때문이다. 용기 있게 진실을 알리기보다는 돈이 되는 프로그램으로 바뀌었다는 말이다.

이 책의 저자 가쓰 데이비스 박사는 비만 수술로 돈을 벌었고 그 분야에서 명성을 얻었던 사람이다. 그는 왜 그 따뜻한 온실을 박차고 진실이라는 야생으로 뛰쳐나간 것일까? 그는 왜 정신 나간 사람들 사이에서 벗어나 내부 고발자가 되었을까? 진실을 깨닫자 새로운 세상이 열렸기 때문이다. 나는 미국에서 날아온 귀한 소식을 헉헉거리며 달려와 전하는 통신연락병으로서, '돈으로 진실을 얻을 수는 없다'는 그의 목소리를 전달하는 일에 또 한 번의 큰 보람을 느낀다.

"인생의 참된 목적은

다수의 편에 서는 것이 아니라

정신 나간 사람들 사이에서 벗어나는 것이다."

The object of life is not to be on the side of the majority,

but to escape finding oneself in the ranks of the insane.

— 로마 황제, 마르쿠스 아우렐리우스

— 강신원

Abelow, B. J., Holford, T. R., & Insogna, K. L. (1992). Cross-cultural association between dietary animal protein and hip fracture:a hypothesis. Calcif Tissue Int, 50(1), 14–.18.

Acheson, K. J., Schutz, Y., Bessard, T., Anantharaman, K., Flatt, J. P., & Jequier, E. (1988). Glycogen storage capacity and de novo lipogenesis during massive carbohydrate overfeeding in man. Am J Clin Nutr, 48(2), 240–.247.

Adam, O., Beringer, C., Kless, T., Lemmen, C., Adam, A., Wiseman, M., . . . Forth, W. (2003). Anti-inflammatory effects of a low arachidonic acid diet and fish oil in patients with rheumatoid arthritis. Rheumatol Int, 23(1), 27–.36. doi:10.1007/s00296-002-0234-7

Adam, T. C., Hasson, R. E., Ventura, E. E., Toledo-Corral, C., Le, K. A., Mahurkar, S., . . . Goran, M. I. (2010). Cortisol is negatively associated with insulin sensitivity in overweight Latino youth. J Clin Endocrinol Metab, 95(10), 4729–.4735. doi:10.1210/jc.2010-0322

Adeva, M. M., & Souto, G. (2011). Diet-induced metabolic acidosis. Clin Nutr, 30(4), 416–. 421. doi:10.1016/j.clnu.2011.03.008

Appleby, P. N., Key, T. J., Thorogood, M., Burr, M. L., & Mann, J. (2002). Mortality in British vegetarians. Public Health Nutr, 5(1), 29–.36. doi:10.1079/PHN2001248

Appleby, P. N., Thorogood, M., Mann, J. I., & Key, T. J. (1999). The Oxford Vegetarian Study: an overview. Am J Clin Nutr, 70(3 Suppl), 525S–.531S.

Appleby, P. N., Thorogood, M., McPherson, K., & Mann, J. (1995). Associations between plasma lipid concentrations and dietary, lifestyle and physical factors in the Oxford Vegetarian Study. J Hum Nutri Diet, 8(5), 305–.314.

Arts, I. C., & Hollman, P. C. (2005). Polyphenols and disease risk in epidemiologic studies. Am J Clin Nutr, 81(1 Suppl), 317S–.325S.

Arya, F., Egger, S., Colquhoun, D., Sullivan, D., Pal, S., & Egger, G. (2010). Differences in postprandial inflammatory responses to a "modern" v. traditional meat meal: A preliminary study. Br J Nutr, 104(5), 724–28. doi:10.1017/S0007114510001042

Association, A. D., & Canada, D. O. (2003). Position of the American Dietetic Association and Dietitians of Canada: Vegetarian diets. J Am Diet Assoc, 103(6), 748–65. doi:10.1053/ jada.2003.50142

Astrup, A., Dyerberg, J., Elwood, P., Hermansen, K., Hu, F. B., Jakobsen, M. U., . . . Willett, W. C. (2011). The role of reducing intakes of saturated fat in the prevention of cardiovascular disease: Where does the evidence stand in 2010? Am J Clin Nutr, 93(4), 684–88. doi:10.3945/ajcn.110.004622

Beeson, W. L., Mills, P. K., Phillips, R. L., Andress, M., & Fraser, G. E. (1989). Chronic disease among Seventh-day Adventists, a low-risk group: Rationale, methodology, and description of the population. Cancer, 64(3), 570–81.

Beezhold, B. L., & Johnston, C. S. (2012). Restriction of meat, fish, and poultry in omnivores improves mood: A pilot randomized controlled trial. Nutr J, 11, 9. doi:10.1186/1475-2891- 11-9

Beier, K., Eppanapally, S., Bazick, H. S., Chang, D., Mahadevappa, K., Gibbons, F. K., & Christopher, K. B. (2011). Elevation of blood urea nitrogen is predictive of long-term mortality in critically ill patients independent of "normal" creatinine. Crit Care Med, 39(2), 305–13. doi:10.1097/CCM.0b013e3181ffe22a

Bell, R. A., Mayer-Davis, E. J., Jackson, Y., & Dresser, C. (1997). An epidemiologic review of dietary intake studies among American Indians and Alaska Natives: Implications for heart disease and cancer risk. Ann Epidemiol, 7(4), 229–40.

Benzie, I. F., & Wachtel-Galor, S. (2009). Biomarkers in long-term vegetarian diets. Adv Clin Chem, 47, 171–22.

Bergen, W. G., & Wu, G. (2009). Intestinal nitrogen recycling and utilization in health and disease. J Nutr, 139(5), 821–25. doi:10.3945/jn.109.104497

Berkemeyer, S. (2009). Acid-base balance and weight gain: Are there crucial links via protein and organic acids in understanding obesity? Med Hypotheses, 73(3), 347–56. doi:10.1016/

j.mehy.2008.09.059

Berkow, S. E., Barnard, N., Eckart, J., & Katcher, H. (2010). Four therapeutic diets: Adherence and acceptability. Can J Diet Pract Res, 71(4), 199–04.

Boyce, V. L., & Swinburn, B. A. (1993). The traditional Pima Indian diet. Composition and adaptation for use in a dietary intervention study. Diabetes Care, 16(1), 369–71.

Boyd, N. F., Stone, J., Vogt, K. N., Connelly, B. S., Martin, L. J., & Minkin, S. (2003). Dietary fat and breast cancer risk revisited: A meta-analysis of the published literature. Br J Cancer, 89(9), 1672–685. doi:10.1038/sj.bjc.6601314

Brand-Miller, J., Hayne, S., Petocz, P., & Colagiuri, S. (2003). Low-glycemic index diets in the management of diabetes: A meta-analysis of randomized controlled trials. Diabetes Care, 26(8), 2261–267.

Brasky, T. M., Darke, A. K., Song, X., Tangen, C. M., Goodman, P. J., Thompson, I. M., . . . Kristal, A. R. (2013). Plasma phospholipid fatty acids and prostate cancer risk in the SELECT trial. J Natl Cancer Inst, 105(15), 1132–141. doi:10.1093/jnci/djt174

Bravata, D. M., Sanders, L., Huang, J., Krumholz, H. M., Olkin, I., & Gardner, C. D. (2003). Efficacy and safety of low-carbohydrate diets: a systematic review. JAMA, 289(14), 1837–2 1850. doi:10.1001/jama.289.14.1837

Bray, G. A., & Popkin, B. M. (1998). Dietary fat intake does affect obesity! Am J Clin Nutr, 68(6), 1157–173.

Bray, G. A., Smith, S. R., de Jonge, L., Xie, H., Rood, J., Martin, C. K., . . . Redman, L. M. (2012). Effect of dietary protein content on weight gain, energy expenditure, and body composition during overeating: A randomized controlled

Cerqueira, M. T., Fry, M. M., & Connor, W. E. (1979). The food and nutrient intakes of the Tarahumara Indians of Mexico. Am J Clin Nutr, 32(4), 905–15.

Chagas, P., Caramori, P., Galdino, T. P., Barcellos, C. a. S., Gomes, I., & Schwanke, C. H. (2013). Egg consumption and coronary atherosclerotic burden. Atherosclerosis, 229(2), 381–84. doi:10.1016/j.atherosclerosis.2013.05.008

Chan, D. S., Lau, R., Aune, D., Vieira, R., Greenwood, D. C., Kampman, E., & Norat, T. (2011). Red and processed meat and colorectal cancer incidence: Meta-analysis of prospective studies. PLoS One, 6(6), e20456. doi:10.1371/journal. pone.0020456

Chan, J., Jaceldo-Siegl, K., & Fraser, G. E. (2009). Serum 25-hydroxyvitamin D status of vegetarians, partial vegetarians, and nonvegetarians: The Adventist Health Study-2. Am J Clin Nutr, 89(5), 1686S–692S. doi:10.3945/ajcn.2009.26736X

Chan, J. M., Stampfer, M. J., Giovannucci, E., Gann, P. H., Ma, J., Wilkinson, P., . . . Pollak, M.(1998). Plasma insulin-like growth factor-I and prostate cancer risk: A prospective study. Science, 279(5350), 563–66.

Chandalia, M., Garg, A., Lutjohann, D., von Bergmann, K., Grundy, S. M., & Brinkley, L. J. (2000). Beneficial effects of high dietary fiber intake in patients with type 2 diabetes mellitus. N Engl J Med, 342(19), 1392–398. doi:10.1056/NEJM200005113421903

Chang, W. C., Wahlqvist, M. L., Chang, H. Y., Hsu, C. C., Lee, M. S., Wang, W. S., & Hsiung, C. A. (2012). A bean-free diet increases the risk of all-cause mortality among Taiwanese women: The role of the metabolic syndrome. Public Health Nutr, 15(4), 663–72. doi:10.1017/S1368980011002151

Chang-Claude, J., Frentzel-Beyme, R., & Eilber, U. (1992). Mortality pattern of German vegetarians after 11 years of follow-up. Epidemiology, 3(5), 395–01.

Consortium, I. (2013). Association between dietary meat consumption and incident type 2 diabetes: The EPIC-InterAct study. Diabetologia, 56(1), 47–.59. doi:10.1007/s00125-012-2718-7

Consortium, I. (2014). Adherence to predefined dietary patterns and incident type 2 diabetes in European populations: EPIC-InterAct Study. Diabetologia, 57(2), 321–.333. doi:10.1007/s00125-013-3092-9

Cooper, A. J., Sharp, S. J., Lentjes, M. A., Luben, R. N., Khaw, K. T., Wareham, N. J., & Forouhi, N. G. (2012). A prospective study of the association between quantity and variety of fruit and vegetable intake and incident type 2 diabetes. Diabetes Care, 35(6), 1293–.1300. doi:10.2337/dc11-2388

Corti, M. C., Guralnik, J. M., Salive, M. E., Harris, T., Ferrucci, L., Glynn, R. J., & Havlik, R. J. (1997). Clarifying the direct relation between total cholesterol levels and death from coronary heart disease in older persons. Ann Intern Med, 126(10), 753–.760.

Cozma, A. I., Sievenpiper, J. L., de Souza, R. J., Chiavaroli, L., Ha, V., Wang, D. D., . . . Jenkins, D. J. (2012). Effect of fructose on glycemic control in diabetes: A systematic review and meta-analysis of controlled feeding trials. Diabetes Care, 35(7), 1611–.1620. doi:10.2337/dc12-0073

Craig, W. J., Mangels, A. R., & Association, A. D. (2009). Position of the American Dietetic Association: Vegetarian diets. J Am Diet Assoc, 109(7), 1266–.1282.

Cross, A. J., Leitzmann, M. F., Gail, M. H., Hollenbeck, A. R., Schatzkin, A., & Sinha, R. (2007). A prospective study of red and processed meat intake in relation to cancer risk. PLoS Med, 4(12), e325. doi:10.1371/journal.pmed.0040325

Dancause, K. N., Vilar, M., Wilson, M., Soloway, L. E., DeHuff, C., Chan, C., . . . Garruto, R. M. (2013). Behavioral risk factors for obesity during health transition in Vanuatu, South Pacific. Obesity (Silver Spring), 21(1), E98–.E104. doi:10.1002/

oby.20082

de Koning, L., Malik, V. S., Kellogg, M. D., Rimm, E. B., Willett, W. C., & Hu, F. B. (2012). Proteinaholic_4p.indd 342 8/7/15 10:55 AM Sweetened beverage consumption, incident coronary heart disease, and biomarkers of risk in men. Circulation, 125(14), 1735–.1741, S1731. doi:10.1161/CIRCULATIONAHA. 111.067017

de Lorgeril, M., Salen, P., Martin, J. L., Monjaud, I., Delaye, J., & Mamelle, N. (1999). Mediterranean diet, traditional risk factors, and the rate of cardiovascular complications after myocardial infarction: Final report of the Lyon Diet Heart Study. Circulation, 99(6), 779–85.

de Nadai, T. R., de Nadai, M. N., Albuquerque, A. A., de Carvalho, M. T., Celotto, A. C., & Evora, P. R. (2013). Metabolic acidosis treatment as part of a strategy to curb inflammation. Int J Inflam, 2013, 601424. doi:10.1155/2013/601424

de Silva, P. S., Olsen, A., Christensen, J., Schmidt, E. B., Overvaad, K., Tjonneland, A., & Hart, A. R. (2010). An association between dietary arachidonic acid, measured in adipose tissue, and ulcerative colitis. Gastroenterology, 139(6), 1912–917. doi:10.1053/j.gastro. 2010.07.065

de Souza, R. J., Bray, G. A., Carey, V. J., Hall, K. D., LeBoff, M. S., Loria, C. M., . . . Smith, S. R. (2012). Effects of 4 weight-loss diets differing in fat, protein, and carbohydrate on fat mass, lean mass, visceral adipose tissue, and hepatic fat: Results from the POUNDS LOST trial. Am J Clin Nutr, 95(3), 614–25. doi:10.3945/ajcn.111.026328

Deapen, D., Liu, L., Perkins, C., Bernstein, L., & Ross, R. K. (2002). Rapidly rising breast cancer incidence rates among Asian-American women. Int J Cancer, 99(5), 747–50. doi:10.1002/ijc.10415

Deopurkar, R., Ghanim, H., Friedman, J., Abuaysheh, S., Sia, C. L., Mohanty, P., . . . Dandona, P. (2010). Differential effects of cream, glucose, and orange juice on inflammation, endotoxin, and the expression of Toll-like receptor-4 and suppressor of cytokine signaling-3. Diabetes Care, 33(5), 991–97. doi:10.2337/dc09-1630

Dewailly, E., Blanchet, C., Lemieux, S., Sauve, L., Gingras, S., Ayotte, P., & Holub, B. J. (2001). n-3 Fatty acids and cardiovascular disease risk factors among the Inuit of Nunavik. Am J Clin Nutr, 74(4), 464–73.

Dewell, A., Weidner, G., Sumner, M. D., Chi, C. S., & Ornish, D. (2008). A very-low-fat vegan diet increases intake of protective dietary factors and decreases intake of pathogenic dietary factors. J Am Diet Assoc, 108(2), 347–56. doi:10.1016/j.jada.2007.10.044

Epstein, S. S. (2001). Re: Role of the insulin-like growth factors in cancer development and progression. J Natl Cancer Inst, 93(3),

238.

Ericson, U., Hellstrand, S., Brunkwall, L., Schulz, C. A., Sonestedt, E., Wallstrom, P., . . .Orho-Melander, M. (2015). Food sources of fat may clarify the inconsistent role of dietary fat intake for incidence of type 2 diabetes. Am J Clin Nutr. doi:10.3945/ajcn.114.103010

Erridge, C., Attina, T., Spickett, C. M., & Webb, D. J. (2007). A high-fat meal induces low-grade endotoxemia: Evidence of a novel mechanism of postprandial inflammation. Am J Clin Nutr, 86(5), 1286–292.

Esmarck, B., Andersen, J. L., Olsen, S., Richter, E. A., Mizuno, M., & Kjaer, M. (2001). Timing of postexercise protein intake is important for muscle hypertrophy with resistance training in elderly humans. J Physiol, 535(Pt 1), 301–11.

Esposito, K., & Giugliano, D. (2006). Diet and inflammation: A link to metabolic and cardiovascular diseases. Eur Heart J, 27(1), 15–0. doi:10.1093/eurheartj/ehi605

Esposito, K., Nappo, F., Giugliano, F., Di Palo, C., Ciotola, M., Barbieri, M., . . . Giugliano, D. (2003). Meal modulation of circulating interleukin 18 and adiponectin concentrations in healthy subjects and in patients with type 2 diabetes mellitus. Am J Clin Nutr, 78(6), 1135–140.

Fraser, G. E. (2005). A comparison of first event coronary heart disease rates in two contrasting California populations. J Nutr

Health Aging, 9(1), 53–8.

Fraser, G. E. (2009). Vegetarian diets: What do we know of their effects on common chronic diseases? Am J Clin Nutr, 89(5), 1607S–612S. doi:10.3945/ajcn.2009.26736K

Fraser, G. E., & Shavlik, D. J. (2001). Ten years of life: Is it a matter of choice? Arch Intern Med, 161(13), 1645–652.

Frassetto, L., Morris, R. C., Sellmeyer, D. E., Todd, K., & Sebastian, A. (2001). Diet, evolution and aging—he pathophysiologic effects of the post-agricultural inversion of the potassium-to-sodium and base-to-chloride ratios in the human diet. Eur J Nutr, 40(5), 200–13.

Freedman, M. R., King, J., & Kennedy, E. (2001). Popular diets: A scientific review. Obes Res, 9(Suppl 1), 1S–0S. doi:10.1038/oby.2001.113

French, S. A., Jeffery, R. W., Forster, J. L., McGovern, P. G., Kelder, S. H., & Baxter, J. E. (1994). Predictors of weight change over two years among a population of working adults: the Healthy Worker Project. Int J Obes Relat Metab Disord, 18(3), 145–54.

Freudenberg, N. (2014). Lethal but legal: Corporations, consumption, and protecting public health. New York: Oxford University Press.

Gonzalez, C. A. (2006b). Nutrition and cancer: The current epidemiological evidence. Br J Nutr, 96(1 Suppl), S42–45.

Gonzalez, C. A., Jakszyn, P., Pera, G., Agudo, A., Bingham, S., Palli,

D., . . . Riboli, E. (2006). Meat intake and risk of stomach and esophageal adenocarcinoma within the European Prospective Investigation into Cancer and Nutrition (EPIC). J Natl Cancer Inst, 98(5), 345–54. doi:10.1093/jnci/djj071

Grant, W. (2014). A multicountry ecological study of cancer incidence rates in 2008 with respect to various risk-modifying factors. Nutrients, 6(1), 163–89. doi:10.339/nu6010163

Greco, A. V., Mingrone, G., Giancaterini, A., Manco, M., Morroni, M., Cinti, S., . . . Ferrannini, E. (2002). Insulin resistance in morbid obesity: reversal with intramyocellular fat depletion. Diabetes, 51(1), 144–51.

Groen, J. J., Balogh, M., Levy, M., & Yaron, E., Zemach, R., & Benaderet, S. (1964). Nutrition of the Bedouins in the Negev Desert. Am J Clin Nutr, 14(1), 37–6.

Grun, F., & Blumberg, B. (2006). Environmental obesogens: organotins and endocrine disruption via nuclear receptor signaling. Endocrinology, 147(6 Suppl), S50–55. doi:10.1210/en.2005-1129

Gunther, A. L., Karaolis-Danckert, N., Kroke, A., Remer, T., & Buyken, A. E. (2010). Dietary protein intake throughout childhood is associated with the timing of puberty. J Nutr, 140(3), 565–71. doi:10.3945/jn.109.114934

Hooper, L., Summerbell, C. D., Thompson, R., Sills, D., Roberts, F. G., Moore, H., & Davey Smith, G. (2011). Reduced or modified dietary fat for preventing cardiovascular disease. Cochrane Database Syst Rev(7), CD002137. doi:10.1002/14651858. CD002137.pub2

Horton, T. J., Drougas, H., Brachey, A., Reed, G. W., Peters, J. C., & Hill, J. O. (1995). Fat and carbohydrate overfeeding in humans: different effects on energy storage. Am J Clin Nutr, 62(1), 19–9.

Howard, B. V., Manson, J. E., Stefanick, M. L., Beresford, S. A., Frank, G., Jones, B., . . .Prentice, R. (2006). Low-fat dietary pattern and weight change over 7 years: The Women's Health Initiative Dietary Modification Trial. JAMA, 295(1), 39–9. doi:10.1001/jama.295.1.39

Howie, B. J., & Shultz, T. D. (1985). Dietary and hormonal interrelationships among vegetarian Seventh-Day Adventists and nonvegetarian men. Am J Clin Nutr, 42(1), 127–34.

Hu, F. B. (2003). Plant-based foods and prevention of cardiovascular disease: An overview. Am J Clin Nutr, 78(3 Suppl), 544S–51S.

Hu, F. B. (2005). Protein, body weight, and cardiovascular health. Am J Clin Nutr, 82(1Suppl), 242S–47S.

Hu, F. B., Rimm, E. B., Stampfer, M. J., Ascherio, A., Spiegelman, D., & Willett, W. C. (2000). Prospective study of major dietary patterns and risk of coronary heart disease in men. Am J Clin Nutr, 72(4), 912–21.

Hu, F. B., Stampfer, M. J., Manson, J. E., Ascherio, A., Colditz, G. A.,

Speizer, F. E., . . . Willett, W. C. (1999). Dietary saturated fats and their food sources in relation to the risk of coronary heart disease in women. Am J Clin Nutr, 70(6), 1001–008.

Jarvisalo, M. J., Harmoinen, A., Hakanen, M., Paakkunainen, U., Viikari, J., Hartiala, J., . . . Raitakari, O. T. (2002). Elevated serum C-reactive protein levels and early arterial changes in healthy children. Arterioscler Thromb Vasc Biol, 22(8), 1323–328.

Jemal, A., Center, M. M., DeSantis, C., & Ward, E. M. (2010). Global patterns of cancer incidence and mortality rates and trends. Cancer Epidemiol Biomarkers Prev, 19(8), 1893–907. doi:10.1158/1055-9965. EPI-10-0437

Jenkins, D. J., Kendall, C. W., Faulkner, D., Vidgen, E., Trautwein, E. A., Parker, T. L., . . . Connelly, P. W. (2002). A dietary portfolio approach to cholesterol reduction: Combined effects of plant sterols, vegetable proteins, and viscous fibers in hypercholesterolemia. Metabolism, 51(12), 1596–604. doi:10.1053/meta.2002.35578

Jenkins, D. J., Kendall, C. W., Marchie, A., Faulkner, D. A., Wong, J. M., de Souza, R., . . . Connelly, P. W. (2003). Effects of a dietary portfolio of cholesterol-lowering foods vs lovastatin on serum lipids and C-reactive protein. JAMA, 290(4), 502–10. doi:10.1001/jama.290.4.502

Jenkins, D. J., Kendall, C. W., Marchie, A., Jenkins, A. L., Augustin, L.

S., Ludwig, D. S., . . . Anderson, J. W. (2003). Type 2 diabetes and the vegetarian diet. Am J Clin Nutr, 78(3 Suppl), 610S–16S.

Jenkins, P. J. (2006). Cancers associated with acromegaly. Neuroendocrinology, 83(3-4), 218-8 223. doi:10.1159/000095531

Jiang, R., Manson, J. E., Meigs, J. B., Ma, J., Rifai, N., & Hu, F. B. (2004). Body iron stores in relation to risk of type 2 diabetes in apparently healthy women. JAMA, 291(6), 711–17. doi:10.1001/jama.291.6.711

Jiao, L., Kramer, J. R., Rugge, M., Parente, P., Verstovsek, G., Alsarraj, A., & El-Serag, H. B. (2013). Dietary intake of vegetables, folate, and antioxidants and the risk of Barrett's esophagus. Cancer Causes Control, 24(5), 1005–014. doi:10.1007/s10552-013-0175-3

Key, T. J., Appleby, P. N., Crowe, F. L., Bradbury, K. E., Schmidt, J. A., & Travis, R. C. (2014). Cancer in British vegetarians: Updated analyses of 4998 incident cancers in a cohort of 32,491 meat eaters, 8612 fish eaters, 18,298 vegetarians, and 2246 vegans. Am J Clin Nutr, 100(1 Suppl), 378S–85S. doi:10.3945/ajcn.113.071266

Key, T. J., Appleby, P. N., Davey, G. K., Allen, N. E., Spencer, E. A., & Travis, R. C. (2003). Mortality in British vegetarians: Review and preliminary results from EPIC-Oxford. Am J Clin Nutr, 78(3 Suppl), 533S–38S.

Key, T. J., Appleby, P. N., Reeves, G. K., Roddam, A. W., &
Endogenous Hormones and Breast Cancer Collaborative
Group. (2010). Insulin-like growth factor 1 (IGF1), IGF
binding protein 3 (IGFBP3), and breast cancer risk: Pooled
individual data analysis of 17 prospective studies. Lancet Oncol,
11(6), 530–42. doi:10.1016/S1470-2045(10)70095-4

Key, T. J., Appleby, P. N., & Rosell, M. S. (2006). Health effects of
vegetarian and vegan diets. Proc Nutr Soc, 65(1), 35–1.

Key, T. J., Appleby, P. N., Spencer, E. A., Travis, R. C., Allen, N. E.,
Thorogood, M., & Mann, J. I. (2009a). Cancer incidence in
British vegetarians. Br J Cancer, 101(1), 192–97. doi:10.1038/
sj.bjc.6605098

Key, T. J., Appleby, P. N., Spencer, E. A., Travis, R. C., Roddam, A. W.,
& Allen, N. E. (2009b). Mortality in British vegetarians: Results
from the European Prospective Investigation into Cancer and
Nutrition (EPIC-Oxford). Am J Clin Nutr, 89(5), 1613S–619S.
doi:10.3945/ajcn.2009.26736L

Key, T. J., Appleby, P. N., Spencer, E. A., Travis, R. C., Roddam, A. W.,
& Allen, N. E. (2009). Cancer incidence in vegetarians: Results
from the European Prospective Investigation into Cancer and
Nutrition (EPIC-Oxford). Am J Clin Nutr, 89(5), 1620S–626S.
doi:10.3945/ajcn.2009.26736M

Lagiou, P., Sandin, S., Lof, M., Trichopoulos, D., Adami, H. O., &
Weiderpass, E. (2012). Low carbohydrate-high protein diet

and incidence of cardiovascular diseases in Swedish women: Prospective cohort study. BMJ, 344, e4026.

Lagiou, P., Sandin, S., Weiderpass, E., Lagiou, A., Mucci, L., Trichopoulos, D., & Adami, H. O. (2007). Low carbohydrate-high protein diet and mortality in a cohort of Swedish women. J Intern Med, 261(4), 366–74. doi:10.1111/j.1365-2796.2007.01774.x

Lampe, J. W. (1999). Health effects of vegetables and fruit: assessing mechanisms of action in human experimental studies. Am J Clin Nutr, 70(3 Suppl), 475S–90S.

Lappe, F. M. (1985). Diet for a Small Planet. New York: Ballantine Books.

Lara-Castro, C., & Garvey, W. T. (2004). Diet, insulin resistance, and obesity: Zoning in on data for Atkins dieters living in South Beach. J Clin Endocrinol Metab, 89(9), 4197–205. doi:10.1210/jc.2004-0683

Lara-Castro, C., & Garvey, W. T. (2008). Intracellular lipid accumulation in liver and muscle and the insulin resistance syndrome. Endocrinol Metab Clin North Am, 37(4), 841–56. doi:10.1016/j.ecl.2008.09.002

Larsson, S. C., Kumlin, M., Ingelman-Sundberg, M., & Wolk, A. (2004). Dietary long-chain n-3 fatty acids for the prevention of cancer: a review of potential mechanisms. Am J Clin Nutr, 79(6), 935–45.

Larsson, S. C., & Orsini, N. (2013). Red meat and processed meat consumption and all-cause mortality: A meta-analysis. Am J Epidemiol. doi:10.1093/aje/kwt261

Lowndes, J., Kawiecki, D., Pardo, S., Nguyen, V., Melanson, K. J., Yu, Z., & Rippe, J. M. (2012). The effects of four hypocaloric diets containing different levels of sucrose or high fructose corn syrup on weight loss and related parameters. Nutr J, 11, 55. doi:10.1186/1475-2891-11-55

Lu, S. C., Wu, W. H., Lee, C. A., Chou, H. F., Lee, H. R., & Huang, P. C. (2000). LDL of Taiwanese vegetarians are less oxidizable than those of omnivores. J Nutr, 130(6), 1591–596.

Mann, G. V., Spoerry, A., Gray, M., & Jarashow, D. (1972). Atherosclerosis in the Masai. Am J Epidemiol, 95(1), 26–7.

Margetts, B. M., Beilin, L. J., Vandongen, R., & Armstrong, B. K. (1986). Vegetarian diet in mild hypertension: A randomised controlled trial. Br Med J (Clin Res Ed), 293(6560), 1468–471.

Margetts, B. M., & Jackson, A. A. (1993). Vegetarians and longevity. Epidemiology, 4(3), 278–4279.

Marmot, M. G., Syme, S. L., Kagan, A., Kato, H., Cohen, J. B., & Belsky, J. (1975). Epidemiologic studies of coronary heart disease and stroke in Japanese men living in Japan, Hawaii and California: Prevalence of coronary and hypertensive heart disease and associated risk factors. Am J Epidemiol, 102(6), 514–25.

Martens, E. A., Lemmens, S. G., & Westerterp-Plantenga, M. S. (2013). Protein leverage affects energy intake of high-protein diets in humans. Am J Clin Nutr, 97(1), 86–3. doi:10.3945/ ajcn.112.046540

Martin, L. J., Li, Q., Melnichouk, O., Greenberg, C., Minkin, S., Hislop, G., & Boyd, N. F. (2011). A randomized trial of dietary intervention for breast cancer prevention. Cancer Res, 71(1), 123-133. doi:10.1158/0008-5472. CAN-10-1436

Montonen, J., Boeing, H., Fritsche, A., Schleicher, E., Joost, H. G., Schulze, M. B., . . . Pischon, . (2013). Consumption of red meat and whole-grainbead in relation to biomarkers of besity, inflammation, glucose metabolism and oxidative stress. Eur J Nutr, 52(1), 337–1 45. doi:10.1007/s00394-012-0340-6

Moore, D. R., Robinson, M. J., Fry, J. L., Tang, J. E., Glover, E. I., Wilkinson, S. B., . . . Phillips, . M. (2009). Ingested protein dose response of muscle and albumin protein synthesis fter resistance exercise in young men. Am J Clin Nutr, 89(1), 161– 68. doi:10.3945/ajcn.2008.26401

Morimoto, A. (2010). Trends in the epidemiology of patients with diabetes in Japan. JMAJ,53, 36–0.

Mozaffarian, D., Hao, T., Rimm, E. B., Willett, W. C., & Hu, F. B. (2011). Changes in diet and lifestyle and long-term weight gain in women and men. N Engl J Med, 364(25), 2392–404. doi:10.1056/NEJMoa1014296

Mozaffarian, D., Micha, R., & Wallace, S. (2010). Effects on coronary heart disease of increasing polyunsaturated fat in place of saturated fat: A systematic review and meta-analysis of randomized controlled trials. PLoS Med, 7(3), e1000252. doi:10.1371/journal. pmed.1000252 Mozaffarian, D., & Rimm, E. B. (2006). Fish intake, contaminants, and human health: evaluating the risks and the benefits. JAMA, 296(15), 1885–899. doi:10.1001/jama.296.15.1885

Ornish, D., Lin, J., Chan, J., Epel, E., Kemp, C., Weidner, G., Marlin, R., . . . Blackburn, E. (2013). Effect of comprehensive lifestyle changes on telomerase activity and telomere length in men with biopsy-proven low-risk prostate cancer: 5-year follow-up of a descriptive pilot study. Lancet Oncol, 14(11), 1112–120.

Ornish, D., Lin, J., Daubenmier, J., Weidner, G., Epel, E., Kemp, C., . . . Blackburn, E. H. (2008). Increased telomerase activity and comprehensive lifestyle changes: A pilot study. Lancet Oncol, 9(11), 1048–057. doi:10.1016/S1470-2045(08)70234-1

Ornish, D., Scherwitz, L. W., Billings, J. H., Brown, S. E., Gould, K. L., Merritt, T. A., . . . Brand, R. J. (1998). Intensive lifestyle changes for reversal of coronary heart disease. JAMA, 280(23), 2001–007.

Ornish, D., Weidner, G., Fair, W. R., Marlin, R., Pettengill, E. B., Raisin, C. J., . . . Carroll, P. R. (2005). Intensive lifestyle changes may affect the progression of prostate cancer. J

Urol, 174(3), 1065–069; discussion 1069–070. doi:10.1097/01.
ju.0000169487.49018.73

**Osler, M., Heitmann, B. L., Gerdes, L. U., Jørgensen, L. M., &
Schroll, M. (2001).** Dietary patterns and mortality in Danish
men and women: a prospective observational study. Br J Nutr,
85(2), 219–25.

Otten, J., Hellwig, J., & Meyers, L. (Eds.). (2006). Dietary reference
intakes:The essential guide to nutrient requirements.
Washington, DC: National Academies Press. Padler-Karavani,

**Poddar, K., Kolge, S., Bezman, L., Mullin, G. E., & Cheskin,
L. J. (2011).** Nutraceuticalsupplements for weight loss:
A systematic review. Nutr Clin Pract, 26(5), 539–52.
doi:10.1177/0884533611419859

Pollak, M. N. (1998). Endocrine effects of IGF-I on normal and
transformed breast epithelial cells: Potential relevance to
strategies for breast cancer treatment and prevention. Breast
Cancer Res Treat, 47(3), 209–17.

**Poulain, M., Pes, G. M., Grasland, C., Carru, C., Ferrucci, L., Baggio,
G., . . . Deiana, L.(2004).** Identification of a geographic area
characterized by extreme longevity in the Sardinia island: The
AKEA study. Exp Gerontol, 39(9), 1423–429. doi:10.1016/j.
exger.2004.06.016

Powell, J. J., Tucker, L., Fisher, A. G., & Wilcox, K. (1994). The effects
of different percentages of dietary fat intake, exercise, and

calorie restriction on body composition and body weight in obese females. Am J Health Promot, 8(6), 442–48.

Preis, S. R., Stampfer, M. J., Spiegelman, D., Willett, W. C., & Rimm, E. B. (2010). Lack of association between dietary protein intake and risk of stroke among middle-aged men. Am J Clin Nutr, 91(1), 39–5. doi:10.3945/ajcn.2009.28060

Preis, S. R., Stampfer, M. J., Spiegelman, D., Willett, W. C., & Rimm, E. B. (2010). Dietary protein and risk of ischemic heart disease in middle-aged men. Am J Clin Nutr, 92(5), 1265–272. doi:10.3945/ajcn.2010.29626

Qiao, L., & Feng, Y. (2013). Intakes of heme iron and zinc and colorectal cancer incidence: A meta-analysis of prospective studies. Cancer Causes Control, 24(6), 1175–183. doi:10.1007/s10552-013-0197-x

Reddy, S. T., Wang, C. Y., Sakhaee, K., Brinkley, L., & Pak, C. Y. (2002). Effect of low-carbohydrate high-protein diets on acid-base balance, stone-forming propensity, and calcium metabolism. Am J Kidney Dis, 40(2), 265–74. doi:10.1053/ajkd.2002.34504

Rolls, B. J., & Bell, E. A. (1999). Intake of fat and carbohydrate: Role of energy density. Eur J Clin Nutr, 53, Suppl 1, S166–173.

Rolls, B. J., Ello-Martin, J. A., & Tohill, B. C. (2004). What can intervention studies tell us about the relationship between fruit and vegetable consumption and weight management? Nutr Rev, 62(1), 1–7.

Romaguera, D., Norat, T., Vergnaud, A. C., Mouw, T., May, A. M., Agudo, A., . . . Peeters, P. H. (2010). Mediterranean dietary patterns and prospective weight change in participants of the EPIC-PANACEA project. Am J Clin Nutr, 92(4), 912–21. doi:10.3945/ajcn.2010.29482

Romeu, M., Aranda, N., Giralt, M., Ribot, B., Nogues, M. R., & Arija, V. (2013). Diet, iron biomarkers and oxidative stress in a representative sample of Mediterranean population. Nutr J, 12(1), 102. doi:10.1186/1475-2891-12-102

Romon, M., Lebel, P., Velly, C., Marecaux, N., Fruchart, J. C., & Dallongeville, J. (1999). Leptin response to carbohydrate or fat meal and association with subsequent satiety and energy intake. Am J Physiol, 277(5 Pt 1), E855–861.

Roncaglioni, M. C., Tombesi, M., Avanzini, F., Barlera, S., Caimi, V., Longoni, P., . . . Risk and Prevention Study Collaborative Group. (2013). n-3 fatty acids in patients with multiple cardiovascular risk factors. N Engl J Med, 368(19), 1800–808. doi:10.1056/NEJMoa1205409

Sacks, F. M., Bray, G. A., Carey, V. J., Smith, S. R., Ryan, D. H., Anton, S. D., . . . Williamson, D. A. (2009). Comparison of weight-loss diets with different compositions of fat, protein, and carbohydrates. N Engl J Med, 360(9), 859–73. doi:10.1056/ NEJMoa0804748 Sacks, F. M., Rosner, B., & Kass, E. H. (1974). Blood pressure in vegetarians. Am J Epidemiol, 100(5), 390–98.

Select Committee on Nutrition and Human Needs. (1977). Dietary goals for the United States. Washington, DC: U.S. Government Printing Office

Sellmeyer, D. E., Stone, K. L., Sebastian, A., & Cummings, S. R. (2001). A high ratio of dietary animal to vegetable protein increases the rate of bone loss and the risk of fracture in postmenopausal women. Study of Osteoporotic Fractures Research Group. Am J Clin Nutr, 73(1), 118–22.

Shah, S., Casas, J. P., Drenos, F., Whittaker, J., Deanfield, J., Swerdlow, D. I., . . . Hingorani, A. D. (2013). Causal relevance of blood lipid fractions in the development of carotid atherosclerosis: Mendelian randomization analysis. Circ Cardiovasc Genet, 6(1), 63–2. doi:10.1161/CIRCGENETICS.112.963140

Shai, I., Schwarzfuchs, D., Henkin, Y., Shahar, D. R., Witkow, S., Greenberg, I., . . . Group, D. I. R. C. T. D. (2008). Weight loss with a low-carbohydrate, Mediterranean, or low-fat diet. N Engl J Med, 359(3), 229–41. doi:10.1056/NEJMoa0708681

Sharman, M. J., Gomez, A. L., Kraemer, W. J., & Volek, J. S. (2004). Very low-carbohydrate and low-fat diets affect fasting lipids and postprandial lipemia differently in overweight men. J Nutr, 134(4), 880–85.

Shick, S. M., Wing, R. R., Klem, M. L., McGuire, M. T., Hill, J. O., & Seagle, H. (1998). Persons successful at long-term weight loss and maintenance continue to consume a low-energy, low-fat diet. J Am Diet Assoc, 98(4), 408-413. doi:10.1016/S0002-8223(98)00093-5

Spencer, E. A., Appleby, P. N., Davey, G. K., & Key, T. J. (2003). Diet and body mass index in 38000 EPIC-Oxford meat-eaters, fish-eaters, vegetarians and vegans. Int J Obes Relat Metab Disord, 27(6), 728-34. doi:10.1038/sj.ijo.0802300

St Jeor, S. T., Howard, B. V., Prewitt, T. E., Bovee, V., Bazzarre, T., Eckel, R. H., & Nutrition Committee of the Council on Nutrition, P. y. A., and Metabolism of the American Heart Association. (2001). Dietary protein and weight reduction: A statement for healthcare professionals from the Nutrition Committee of the Council on Nutrition, Physical Activity, and Metabolism of the American Heart Association. Circulation, 104(15), 1869-874.

Stamler, J. (2010). Diet-heart: A problematic revisit. Am J Clin Nutr, 91(3), 497-99. doi:10.3945/ajcn.2010.29216

Stamler, J., Brown, I. J., Daviglus, M. L., Chan, Q., Kesteloot, H., Ueshima, H., . . . INTERMAP Research Group. (2009). Glutamic acid, the main dietary amino acid, and blood pressure: the INTERMAP Study (International Collaborative Study of Macronutrients, Micronutrients and Blood Pressure). Circulation, 120(3), 221-28. doi:10.1161/CIRCULATIONAHA.108.839241

Stamler, J., & Dolecek, T. A. (1997). Relation of food and nutrient intakes to body mass in the special intervention and usual care groups in the Multiple Risk Factor Intervention Trial. Am J Clin Nutr, 65(1 Suppl), 366S–73S. Stamler, J., Liu, K., Ruth, K. J., Pryer, J., & Greenland, P. (2002). Eight-year blood pressure change in middle-aged men: Relationship to multiple nutrients. Hypertension, 39(5), 1000–006.

Thomas, D. E., Elliott, E. J., & Baur, L. (2007). Low glycaemic index or low glycaemic load diets for overweight and obesity. Cochrane Database Syst Rev(3), CD005105. doi:10.1002/14651858.CD005105.pub2

Thomas, W. A., Davies, J. N., O'Neal, R. M., & Dimakulangan, A. A. (1960). Incidence of myocardial infarction correlated with venous and pulmonary thrombosis and embolism. A geographic study based on autopsies in Uganda. East Africa and St. Louis, U.S.A. Am J Cardiol, 5, 41–7. Thompson, R. C., Allam, A. H., Lombardi, G. P., Wann, L. S., Sutherland, M. L., Sutherland, J. D., . . . Thomas, G. S. (2013). Atherosclerosis across 4000 years of human history: The Horus study of four ancient populations. Lancet, 381(9873), 1211–222. doi:10.1016/S0140-6736(13)60598-X

Thorogood, M., Carter, R., Benfield, L., McPherson, K., & Mann, J. I. (1987). Plasma lipids and lipoprotein cholesterol concentrations in people with different diets in Britain. Br Med

J (Clin Res Ed), 295(6594), 351–53.

Tieland, M., Dirks, M. L., van der Zwaluw, N., Verdijk, L. B., van de Rest, O., de Groot, L. C., & van Loon, L. J. (2012). Protein supplementation increases muscle mass gain during prolonged resistance-type exercise training in frail elderly people: A randomized, double-blind, placebo-controlled trial. J Am Med Dir Assoc, 13(8), 713–19. doi:10.1016/j. jamda.2012.05.020

Tipton, K. D., & Wolfe, R. R. (2001). Exercise, protein metabolism, and muscle growth. Int J Sport Nutr Exerc Metab, 11(1), 109–32.

Vergnaud, A. C., Romaguera, D., Peeters, P. H., van Gils, C. H., Chan, D. S., Romieu, I., . . .Norat, T. (2013). Adherence to the World Cancer Research Fund/American Institute for Cancer Research guidelines and risk of death in Europe: Results from the European Prospective Investigation into Nutrition and Cancer cohort study 1,4. Am J Clin Nutr, 97(5), 1107–120. doi:10.3945/ajcn.112.049569 Verhoef, P., van Vliet, T., Olthof, M. R., & Katan, M. B. (2005). A high-protein diet increases postprandial but not fasting plasma total homocysteine concentrations: a dietary controlled, crossover trial in healthy volunteers. Am J Clin Nutr, 82(3), 553–58.

Vogel, R. A., Corretti, M. C., & Plotnick, G. D. (1997). Effect of a single high-fat meal on endothelial function in healthy subjects. Am J Cardiol, 79(3), 350–54.

Vogelzangs, N., Beekman, A. T., Milaneschi, Y., Bandinelli, S., Ferrucci, L., & Penninx, B. W. (2010). Urinary cortisol and six-year risk of all-cause and cardiovascular mortality. J Clin Endocrinol Metab, 95(11), 4959–964. doi:10.1210/jc.2010-0192

Voight, B. F., Peloso, G. M., Orho-Melander, M., Frikke-Schmidt, R., Barbalic, M., Jensen, M. K., . . . Kathiresan, S. (2012). Plasma HDL cholesterol and risk of myocardial infarction: A mendelian randomisation study. Lancet, 380(9841), 572–80. doi:10.1016/S0140-6736(12)60312-2

Walrand, S., Short, K. R., Bigelow, M. L., Sweatt, A. J., Hutson, S. M., & Nair, K. S. (2008). Functional impact of high protein intake on healthy elderly people. Am J Physiol Endocrinol Metab, 295(4), E921–928. doi:10.1152/ajpendo.90536.2008

Young, V. R. (1991). Soy protein in relation to human protein and amino acid nutrition. J Am Diet Assoc, 91(7), 828–35.

Young, V. R., & Borgonha, S. (2000). Nitrogen and amino acid requirements: The Massachusetts Institute of Technology amino acid requirement pattern. J Nutr, 130(7), 1841S–849S.

Young, V. R., El-Khoury, A. E., Raguso, C. A., Forslund, A. H., & Hambraeus, L. (2000). Rates of urea production and hydrolysis and leucine oxidation change linearly over widely varying protein intakes in healthy adults. J Nutr, 130(4), 761–66.

Young, V. R., & Pellett, P. L. (1994). Plant proteins in relation to human protein and amino acid nutrition. Am J Clin Nutr, 59(5

Suppl), 1203S–212S.

Zamora-Ros, R., Agudo, A., Lujan-Barroso, L., Romieu, I., Ferrari, P., Knaze, V., . . . Gonzalez, C. A. (2012). Dietary flavonoid and lignan intake and gastric adenocarcinoma risk in the European Prospective Investigation into Cancer and Nutrition (EPIC) study. Am J Clin Nutr, 96(6), 1398–408. doi:10.3945/ajcn.112.037358

Zhang, C., Schulze, M. B., Solomon, C. G., & Hu, F. B. (2006). A prospective study of dietary patterns, meat intake and the risk of gestational diabetes mellitus. Diabetologia, 49(11), 2604–613. doi:10.1007/s00125-006-0422-1

Zimmerman, M. R. (1977). An experimental study of mummification pertinent to the antiquity of cancer. Cancer, 40(3), 1358–362. zur Hausen, H. (2012). Red meat consumption and cancer: Reasons to suspect involvement of bovine infectious factors in colorectal cancer. Int J Cancer, 130(11), 2475–483. doi:10.1002/ijc.27413

(편집사정상 원서에 게재된 참고 문헌의 20%만 실었음을 알려드립니다.)